职业技能等级认定培训教材

保健调理师

（砭术）

保健调理师职业技能等级认定培训教材编审委员会　组织编写

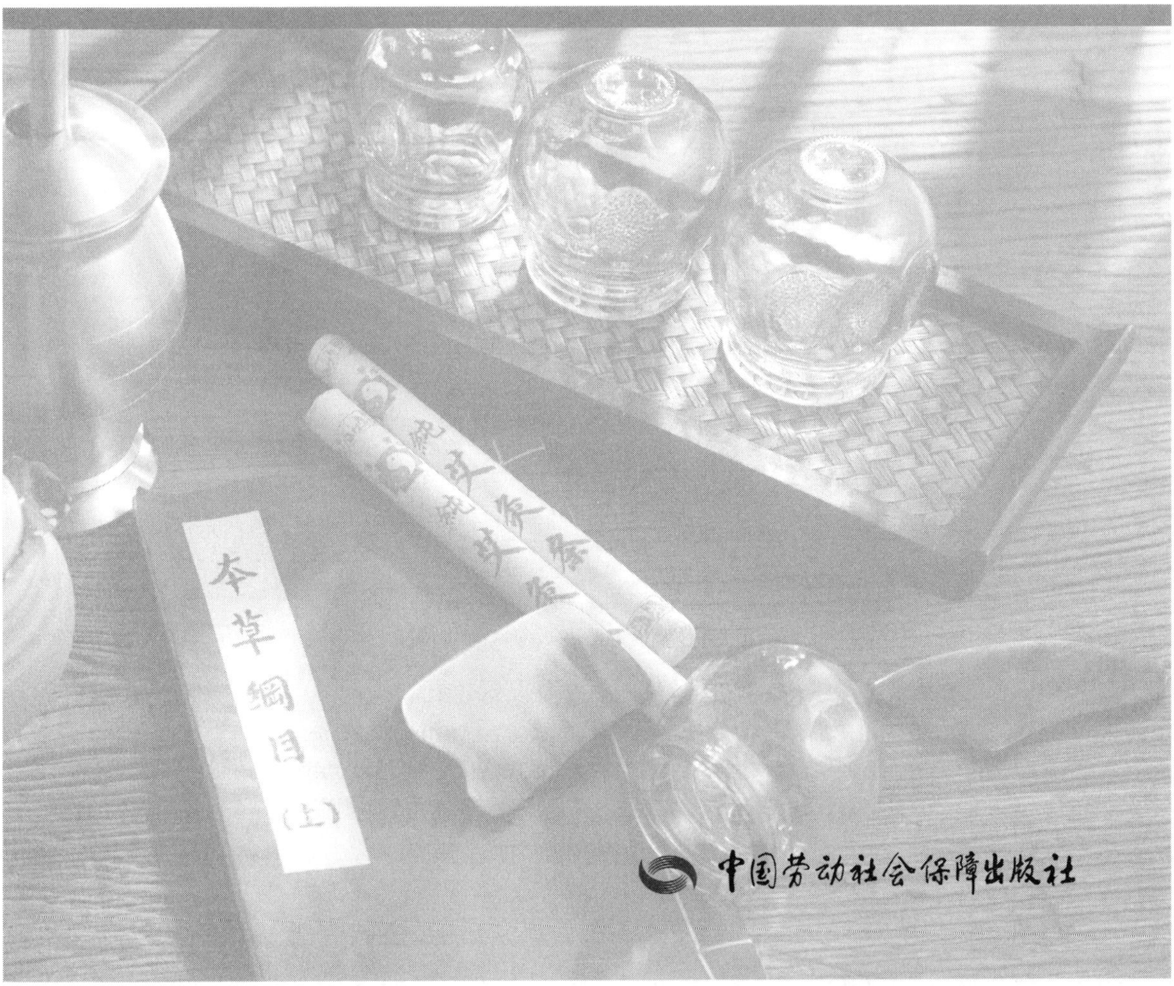

中国劳动社会保障出版社

图书在版编目（CIP）数据

保健调理师．砭术 / 保健调理师职业技能等级认定培训教材编审委员会组织编写．-- 北京：中国劳动社会保障出版社，2024．--（职业技能等级认定培训教材）．

ISBN 978-7-5167-5342-2

Ⅰ. R212

中国国家版本馆 CIP 数据核字第 2024E4J780 号

中国劳动社会保障出版社出版发行

（北京市惠新东街 1 号　邮政编码：100029）

*

北京市科星印刷有限责任公司印刷装订　　新华书店经销

787 毫米 ×1092 毫米　16 开本　15.75 印张　270 千字

2024 年 11 月第 1 版　　2024 年 11 月第 1 次印刷

定价：39.00 元

营销中心电话：400-606-6496

出版社网址：https://www.class.com.cn

保健调理师职业技能等级认定培训教材编审委员会

总主编 韦莉萍 李义凯

总秘书 钟伟兴

本书编审人员

主　编 姚　斐

副主编 侯中伟 黄伟萍 尤艳利 郭光昕

编　委 盛　锋 李蔚江 张　静 肖　彬 安光辉 吴志伟 张星贺 李莹莹

前　言

为加快建立劳动者终身职业技能培训制度，全面推行职业技能等级制度，推进技能人才评价制度改革，进一步规范培训管理，提高培训质量，我们组织有关专家编写了保健调理师职业技能等级认定培训教材（以下简称等级教材）。

保健调理师等级教材在内容上突出职业能力优先的编写原则，结构上按照职业功能模块分级别编写。该等级教材共包括《保健调理师（基础知识）》《保健调理师（刮痧）》《保健调理师（拔罐）》《保健调理师（艾灸）》《保健调理师（砭术）》5本。《保健调理师（基础知识）》是各级别保健调理师均需掌握的基础知识。

本书是职业技能等级认定推荐教材，也是职业技能等级认定题库开发的重要依据，适用于职业技能等级认定培训和中短期职业技能培训。

本书在编写过程中得到广州南医营养与健康研究院、广东南大职业培训学院、广州新伟健康职业技能培训学校、中国医药教育协会健康与职业能力评价中心等单位的大力支持与协助，在此一并表示衷心感谢。

保健调理师职业技能等级认定培训教材

编审委员会

目 录 CONTENTS

初 级

中　级

高　级

技 师

高级技师

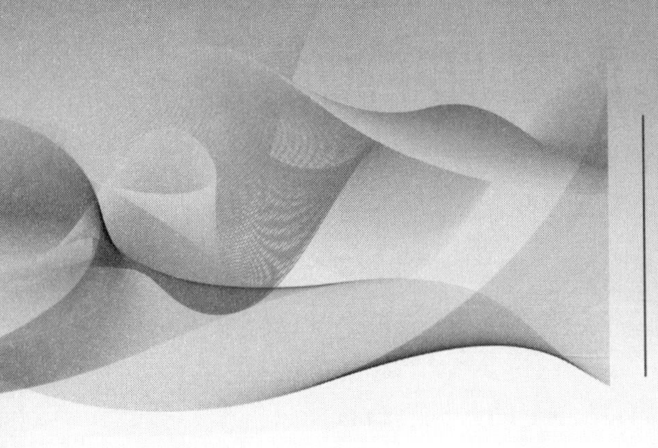

初　　级

职业模块 1 砭术保健调理准备

培训课程 1　砭术保健调理概述

一、概述

1. 概念

砭术，又称砭石疗法，是指采用石制或以石制为主的器械进行按摩、温熨、拔罐等操作的养生保健技术，其在中医经络腧穴理论指导下，采用压、刮、擦、滚等手法或技法作用于经穴或特定部位。砭术作为中医传统外治法之一，具有以下特点：无创低痛，操作安全，易于接受；适用面广，适用于对众多身体不适症状进行保健调理；操作简便，易于学习应用。

砭石疗法历史悠久，其确切的产生年代及发明人尚无公论。在远古时期，人类没有有效的方法治疗疾病，但后来发现被石头划伤后自己原来的疾病症状会减轻或消失，于是口口相传。但是划破皮肤毕竟要忍受疼痛，于是有人尝试用石头按压疼痛部位，发现也有效果，自此这种治病方法便流传下来。

到了铜器时代，铜钱、汤匙等金属器具开始被用来刮拭皮肤穴位治病，这使砭术在民间广为流传。明代张鹤腾（字元汉，号凤逵）《伤暑全书》、清代郭志邃（字右陶）《痧胀玉衡》也对砭石疗法进行了描述，这更加促进了砭石疗法在民间的流行。直到19世纪50年代，铜钱砭术治疗咽喉痛、颈肩痛等方法都还在家庭使用。后来，石头、玉、牛角、陶瓷等材质，以及半圆形、鱼形、肾形、椭圆形、方形等形状的砭板纷纷出现，极大丰富了砭具的种类和适用部位。现在砭石疗法仍是家庭保健的常用方法之一。

2. 作用

砭术能够改善人体体质，增强人体正气，提高人体对外界环境的适应能力及对不良刺激的耐受能力，使机体的生命活动处于阴阳调和、身心健康的最佳状态。

砭术一词最早见于中医经典著作《黄帝内经》，且被列为古代中医六艺（砭、针、灸、药、导引和按跷）之首，是中医学不可或缺的一部分。砭术疗法可追溯至石器时代，先民抓握石头在患处压、刮、擦、滚，以缓解疼痛不适。《五十二病方》中记载了采用将石头火烤后热熨的方式治疗身体疾病，以及用锋利石头切开脓肿治疗痈疡的案例。

砭术所用石制或以石制为主的器械称为砭具，制作砭具的特定石材称为砭石。由于砭石匮乏、冶金技术快速发展等各种原因，东汉之后砭术应用逐渐减少并最终失传。直至 20 世纪 90 年代，随着泗滨浮石的重新发掘和砭术应用的良好疗效，砭术被重新认识并得到推广，诞生出众多新型砭具及砭术。

3. 砭术手法

砭术手法即调理师在中医理论指导下进行砭术调理时所使用的各种操作手法。不同的砭术手法配合相应的砭具能够充分发挥砭术的作用，达到治病防病、保健调理的目的。常见的砭术手法分为 12 类，即刮、推、擦、揉、滚、拨、点、振、拍、熨、感（守）、拔，可在经络、经筋、皮部、穴位处进行操作。

（1）刮法

刮法即使用适宜的力度按压砭具，使砭具边缘棱部与体表皮肤成 45° ~ 90° 夹角，做单方向刮拭皮肤的运动，如图 1–1 所示。

【砭具】砭板、砭砧、砭尺、砭刺、砭石梳。

【动作要领】用力均匀，力量由轻到重逐渐加大并以顾客耐受为度，做单方向匀速刮动。

【应用部位】十二皮部、络脉，全身大部。

【功效】通经活血、松解粘连、散瘀止痛。

【注意事项】刮动时可配合润滑介质使用，避免损伤皮肤。刮动力量要以顾客的耐受为度，不可为追求出痧而过度用力，不可来回往复刮动。

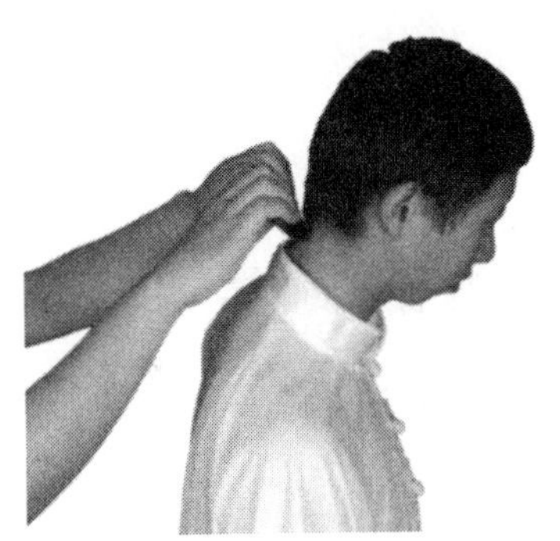
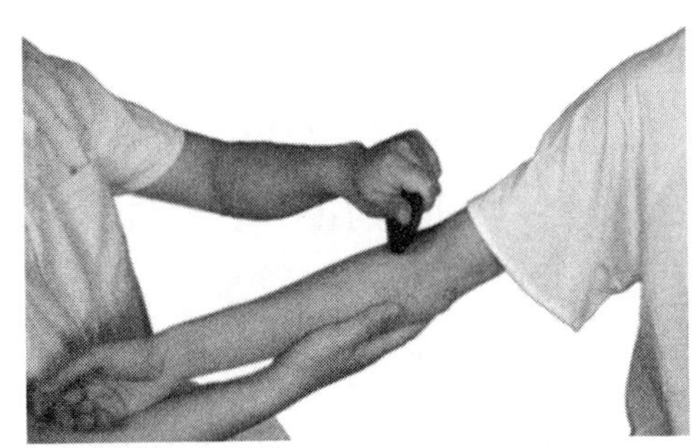

图 1–1 刮法

（2）推法

推法即使砭具的平面着力，紧贴于体表受术部位，做单方向直线推动，如图 1–2 所示。

【砭具】砭砧、砭砣、砭板。

【动作要领】向下的压力要均匀适中，动作连贯，沿一条直线单方向推动，不可歪斜。

【应用部位】膀胱经、夹脊穴及八髎穴。

【功效】行气活血、温经通络、缓急止痛。

【注意事项】在推动时不可使皮肤出现褶皱。不宜久推，以受术部位皮肤充血潮红为度。

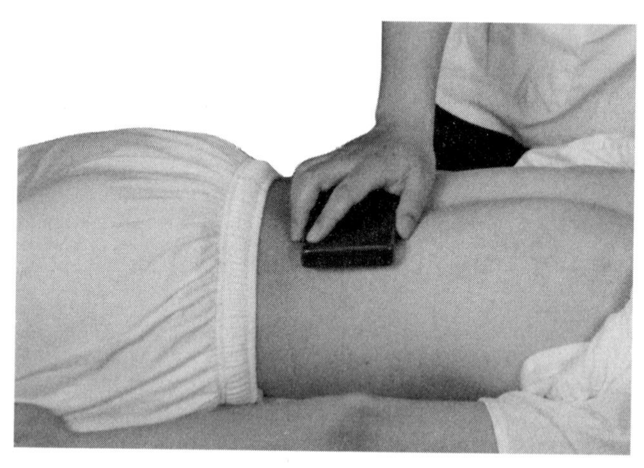

图 1–2　推法

（3）擦法

擦法即使砭具的平面着力，紧贴于体表受术部位，做往返的直线摩擦运动，如图 1–3 所示。

【砭具】砭砧、砭砣、砭板。

【动作要领】向下的压力要均匀适中，动作连贯，摩擦方向呈一条直线，不可歪斜。

【应用部位】膀胱经、夹脊穴及八髎穴。

【功效】行气活血、温经通络、缓急止痛。

【注意事项】在擦动时不可使皮肤出现褶皱。不宜久擦，以受术部位皮肤充血潮红为度。

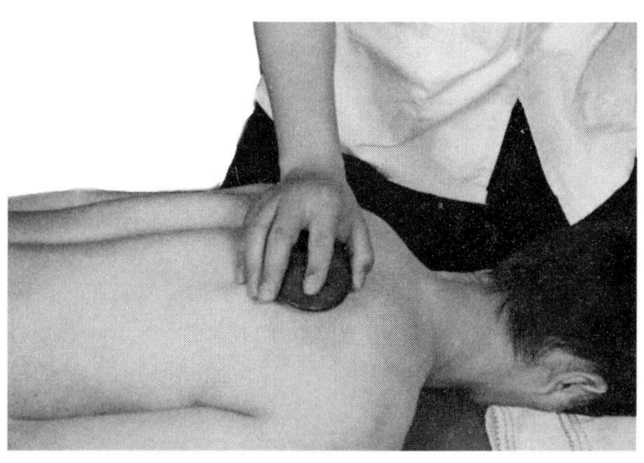

图 1–3　擦法

（4）揉法

揉法即使砭具的凸起部位下压于受术部位，并进行圆形或螺旋形摆动，以使皮下组织随砭具的揉动而滑动，如图 1–4 所示。

【砭具】砭砣、砭板。

【动作要领】将砭具轻轻按压于受术部位，以手腕带动砭具做小幅度旋转。下压力度因人而异，以顾客耐受为度，转动节奏应均匀且连贯。

【应用部位】背部膀胱经及夹脊穴、腹部、四肢关节。

【功效】活血祛瘀、行气导滞、消肿止痛。

【注意事项】力度应由轻到重，频率由慢到快；揉动时不要在皮肤上摩擦，移动操作时砭具不离开体表。

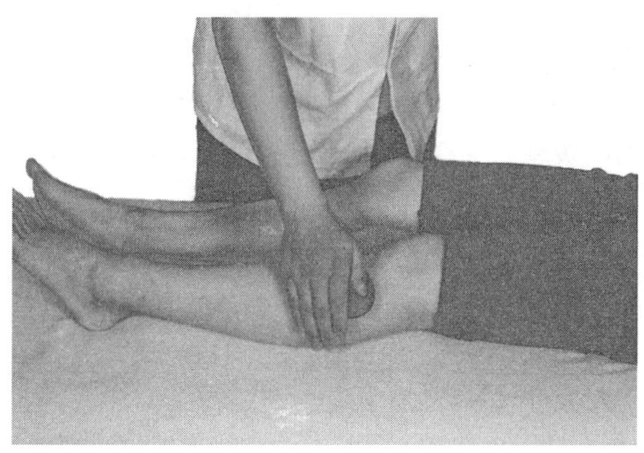

图 1–4　揉法

（5）滚法

滚法即使用圆滑的砭具在体表受术部位进行单方向或往返的滚动运动，如

图 1–5 所示。

【砭具】砭锥、砭棒、砭球。

【动作要领】以手掌或手指（四指并拢）按压砭具，在腧穴上或沿经络循行方向滚动砭具，动作节奏均匀且连贯。

【应用部位】肩部、背部、四肢关节处和两胁部。

【功效】舒筋活络、缓解疼痛、调和气血。

【注意事项】按压要持久，力度要均匀。

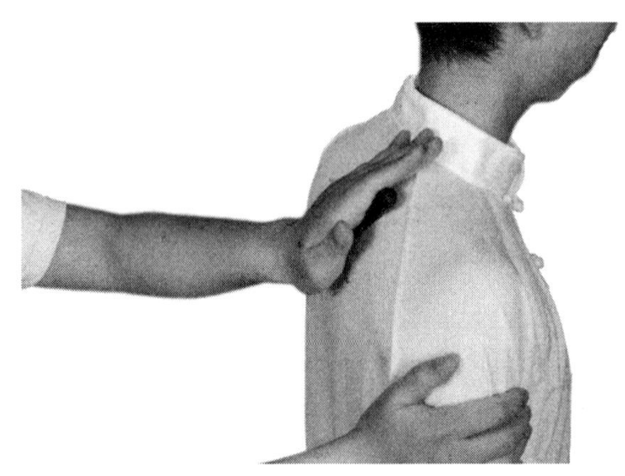

图 1–5　滚法

（6）拨法

拨法即使砭具的尖部或棱部垂直于肌肉条索、肌腱等部位做来回拨动动作，如图 1–6 所示。

【砭具】砭板、砭锥、羊角锥。

【动作要领】砭具尖部或棱部要重按于受术部位一侧，在与经筋走向垂直的方向做来回拨动动作，如同拨琴弦一样。施力均匀并以顾客耐受为度，拨动频率为 60 ~ 150 次 /min。

【应用部位】肌肉条索、肌腱。

【功效】舒筋理肌、分解粘连、解痉止痛。

【注意事项】对陈旧的条索结节，应分次施术，循序渐进，不可强求一次治愈。

（7）点法

点法即使砭具尖端作用于受术部位，进行有节奏的垂直下压刺激，包含点刺和点压两种类型。

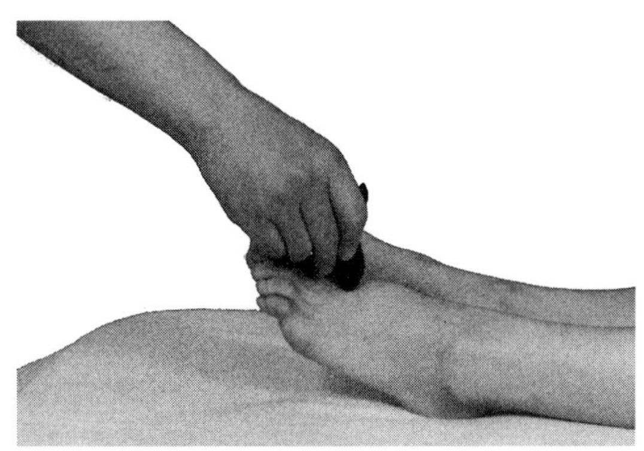

图 1–6　拨法

1）点刺法（见图 1–7）

【砭具】砭板、砭锥、羊角锥、砭刺。

【动作要领】砭具尖端要垂直于受术部位，逐渐加力，以酸麻胀痛为度。点刺后轻揉局部以缓解不适感。

【应用部位】人体各部位腧穴、耳穴、手掌和足底反射区，以及骨缝处。

【功效】醒神开窍、行气通络、防止粘连。

【注意事项】点刺时间不宜过长，方向不宜偏斜，不可突然用力。

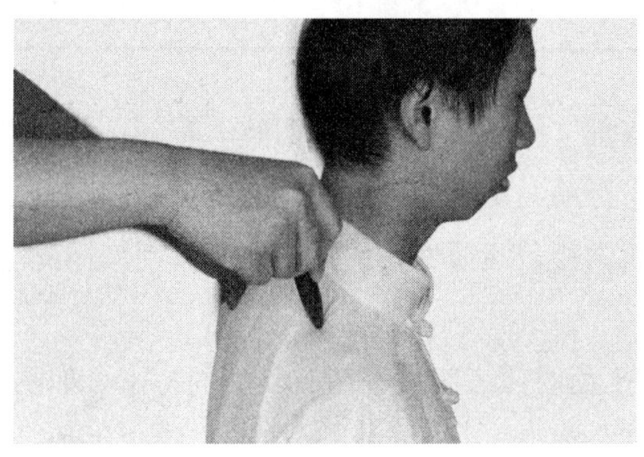

图 1–7　点刺法

2）点压法（见图 1–8）

【砭具】砭球、砭砣。

【动作要领】砭具用力方向要垂直于受术部位，逐渐加力，以酸麻胀痛的“得气”为度，点压时间以 1 ~ 3 min 为宜。

【应用部位】膀胱经第一、第二侧线穴位，夹脊穴及肌肉丰厚部位。

【功效】行气活血、舒筋通络、消肿止痛。

【注意事项】点压方向不宜偏斜。

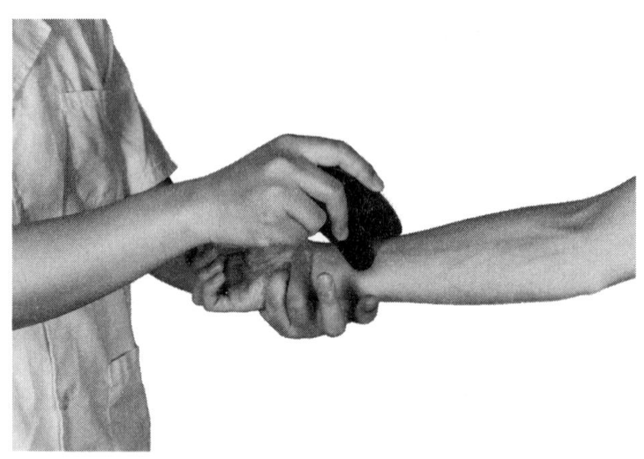

图 1–8　点压法

（8）振法

振法即将砭具或砭石振动理疗仪按压于体表受术部位，通过调理师前臂的振动或砭石振动理疗仪自身的振动带动砭具振动。

【砭具】砭板、砭石振动理疗仪。

【动作要领】振动方向垂直于受术部位，砭具操作顺经而行，振动速度由慢到快，力度由弱到强。

【应用部位】十二皮部、络脉及夹脊穴，四肢、臀部、背部、脘腹、胁肋部。

【功效】活血化瘀、舒筋通络、散寒止痛、软坚散结。

【注意事项】体表肌肉覆盖浅薄处禁用此法，妊娠期禁用此法。

（9）拍法

拍法即使用砭具的平面对体表部位进行有节奏的打击，如图 1–9 所示。

【砭具】砭板、砭砧、砭尺。

【动作要领】腕部放松，有节奏地施以轻巧而有弹性的打击，操作方向顺经而行。

【应用部位】十二皮部、络脉及深层腧穴，四肢及臀部。

【功效】行气活血、舒筋展肌。

【注意事项】体表肌肉覆盖浅薄处禁用此法。单一受术部位拍击次数不宜过多，以受术部位皮下出现瘀血点为度。

（10）熨法

熨法即将砭具加热或降温至适宜的温度，按照经脉、肌肉走向放置在腧穴或不适部位。此法根据所用砭具温度的不同分为温、灸、凉、冰四类。

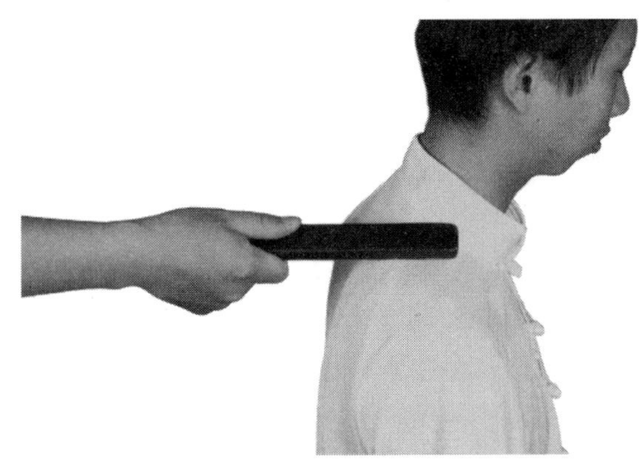

图 1–9 拍法

1）温法（见图 1–10）

【砭具】砭砧、砭板、砭砣、砭石热疗垫、砭石枕垫。

【动作要领】将砭具加热至 38 ℃左右（不超过 40 ℃），平铺于相应腧穴或其他受术部位，保持 15 ~ 30 min，以温热感消失为度。

【应用部位】背部膀胱经，四肢、肩背部、腹部。

【功效】温中散寒、舒筋通络、活血化瘀、镇痛消肿、调理脏腑。

【注意事项】砭具温度不宜过高或过低。注意操作时的室温，防止受凉。

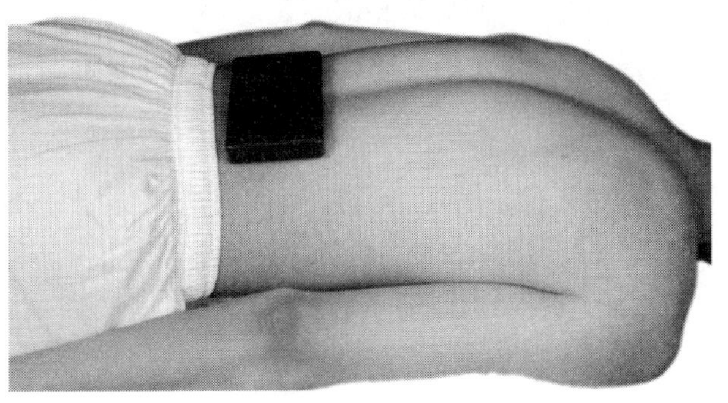

图 1–10 温法

2）灸法

【砭具】砭石灸盒、砭石负压灸罐。

【动作要领】艾条点燃后将砭具温度调整到 40 ~ 60 ℃，待温度稳定后放置于相应腧穴或其他受术部位。

【应用部位】背部膀胱经，颈部、腰部、腹部。

【功效】温阳益气、舒筋通络、活血化瘀、消肿止痛。

【注意事项】砭具温度不宜过高，以免烫伤。

3）凉法

【砭具】【应用部位】同温法。

【动作要领】取常温砭具平铺于相应腧穴或其他受术部位。

【功效】清热泻火、凉血止血。

【注意事项】寒冷季节慎用，操作时间不宜过长。

4）冰法

【砭具】【应用部位】同温法。

【动作要领】采用冷水浸泡或冰箱冷藏的方法将砭具温度调整到 4 ～ 15 ℃。用薄毛巾或治疗巾等织物包裹后放置于相应腧穴或其他受术部位。

【功效】清热解毒、凉血止血。

【注意事项】寒冷季节忌用，如果必须使用，则操作时间不宜过长。

（11）感法

感法即将尺寸较小的佩戴类砭具放置或戴于体表腧穴、不适部位，利用人体与砭具之间的相互作用进行治疗。感法即感受之法，又称守法，有固守、守卫之意。

【砭具】砭石饰品、砭石腰带等。

【动作要领】砭石饰品应尽量贴近皮肤，保持长时间佩戴。

【应用部位】颈、腰等可佩戴饰品的部位。

【功效】调理阴阳、行气血、平衡脏腑。

【注意事项】砭石能够促进人体气血运行，部分顾客佩戴后可能出现不适应的症状，如心跳加速、恶心、头痛等。出现不适症状后可适当休息，不适症状减轻可继续佩戴，佩戴时长可缩短，待不适症状完全消失后再逐渐延长时间。若不适症状未减轻，则说明不适宜佩戴砭石饰品。

（12）拔罐法

拔罐法即采用砭石负压罐进行拔罐。拔罐法可分为火罐法和抽气法。拔罐的手法有闪罐、推罐、留罐。

【砭具】砭石负压罐。

【动作要领】

闪罐：采用火罐法在体表做快吸快拔的动作，反复操作直至皮肤变红。

推罐：在作用于大面积体表时，于罐口涂抹润滑介质，将罐体吸附于体表后，手握罐体，轻推后半部分，使前半部分微微翘起，缓慢前推然后返回，直至皮肤变红。

留罐：将砭石负压罐吸附在选定位置，并留置一定的时间。

【应用部位】背部膀胱经，肌肉丰厚处。

【功效】行气活血、祛风逐湿、消肿止痛。

【注意事项】留罐时间不宜过长，以 5 ~ 10 min 为宜。火罐法注意不要长时间灼烧罐口，以免烫伤。推罐不宜在骨骼隆起部位（如脊柱）进行操作。

二、适应证与禁忌证

人体在亚健康或患病情况下，阴阳失调，经络气血壅滞不通，脏腑失调，砭术能够起到调和阴阳、疏通气血经络、协调脏腑的作用。但是，包括砭术在内的任何疗法都不是万能的，不能包治百病。单独使用砭术进行调理保健或治疗部分疾病时可能有较好的效果；而对某些病症，砭术只能起到辅助调理的作用；在砭术调理无效时应改用其他疗法施治，以免贻误病情，造成纠纷。因此，在砭术的调理应用中，调理师应熟练掌握砭术的适应证及禁忌证。

1. 适应证

砭术不仅可用于众多疾病的调理及辅助治疗，还可用于日常的保健调理。

经众多科学研究及实践检验，砭术被证明可以用于内、外、妇、儿、五官等众多疾病的调理及辅助治疗。内科疾病如感冒、哮喘、腹痛、呕吐、便秘、腹泻、糖尿病、眩晕、失眠、头痛、水肿、痹证、中风后遗症、内伤发热及虚劳等，外科疾病如颈椎病、肩周炎、腰椎间盘突出、骨质增生、风湿性关节炎、急性腰扭伤、慢性腰肌劳损、腿疼等，妇科疾病如月经不调、痛经、带下病、乳腺增生、产后疾病及更年期综合征等，儿科疾病如感冒、厌食、发育迟缓、夜啼、便秘、泄泻等，五官科疾病如鼻炎、鼻窦炎、鼻息肉、弱视、耳聋、耳鸣、牙痛等，均可受益于砭术的治疗。

砭术保健调理亦可应用于日常亚健康调理、美容养颜、减肥等。亚健康状态包括失眠、无力、食欲不振、便溏、头昏沉重、性功能减退、易感冒、眼部干涩、情绪低落、焦虑、注意力不集中、记忆力下降、反应迟钝、肌肉酸痛、人际交往频率降低或关系紧张等。砭术应用于美容养颜领域时不仅可以改善面部血液的微循环，还可以促进局部淋巴、体液的流动，使皮肤中的各种细胞得到充足的营养和氧气，最终增强皮肤细胞的新陈代谢，促进衰老细胞的脱落，维护纤维的弹性状态，起到益气消斑、收缩毛孔、排毒养颜、舒缓皱纹的功效。

2. 禁忌证

砭术虽然在保健调理中应用十分广泛，但亦有相应的局限性和禁忌证，在进行砭术调理前应详细观察并询问顾客是否存在以下情况。

（1）危重病症，如中风、心肌梗死、心搏骤停、高热惊厥等。如遇此类情况应立即拨打 120 将患者送往具备急救条件的医院进行处理，在到达医院前应采用正确的急救方式进行应急处理（若无相应的急救设备或技术，可采用砭术强刺激人中穴、内关），以争取更多的治疗机会及时间。

（2）有出血倾向的疾病，忌用砭术，如血小板减少性疾病、白血病、过敏性紫癜等。

（3）传染性疾病，如麻疹、手足口病、水痘、传染性软疣、手足癣、带状疱疹、猩红热、梅毒、尖锐湿疣等。

（4）化脓性、破溃性皮肤病，如湿疹、疱疹、痈疮、疖、疔等皮肤病或不明原因的皮肤包块等，不宜直接在患病部位上行砭术。

（5）恶性肿瘤上不宜行砭术。

（6）对刮痛恐惧或过敏者。

（7）妊娠期下腹部及三阴交、合谷等穴位禁行砭术，经期下腹部慎行砭术。

（8）骨折愈合期、急性软组织损伤者禁用。

（9）过饥过饱，情绪不稳定。

（10）剧烈运动后。

3. 砭术保健调理人员的基本要求

中医养生保健服务人员应当具有中医养生保健类相关专业背景，或者取得保健调理师等中医养生保健类职业资格，或者接受过较为系统的中医养生保健专业培训，遵守卫生健康和中医药相关法律法规，遵守职业道德规范。

患有传染性疾病、精神疾病等不适宜从事中医养生保健服务工作的人员，不得提供中医养生保健服务。

中医养生保健服务人员应当具备以下基础知识和技能。

（1）掌握中医基本理论，能够运用中医基本理论开展中医养生保健服务。

（2）掌握中医养生保健技术的基础理论、知识及操作规范、操作流程、禁忌证、技术风险防控措施等。

（3）掌握与中医养生保健服务相关的卫生消毒知识和方法措施。

（4）掌握卫生健康、中医药等相关法律法规基本知识。

（5）具备良好的职业道德、服务理念和行为规范。

（6）在接待及服务时讲普通话，对于熟悉的顾客可讲顾客所用方言，以示亲切。

（7）在接待及服务时保持良好的心态与微笑，耐心与顾客交流。

（8）主动介绍砭术保健调理的功效、适用范围、禁忌事项。

（9）提前调整好环境温度，准备好砭具及其他相关物品。

（10）叮嘱顾客接受砭术前排便，以免砭术调理时引起不适感。

（11）服务热情、周到，不空岗，不串岗，耐心操作，随叫随应。

培训课程 2　服务准备与环境准备

一、砭术调理方法

实施砭术前要全面、客观地了解顾客的整体状况，明确判断，做到个体化、有针对性地解决关键问题，满足顾客的诉求。

砭术可应用于人体大部分部位，但根据顾客疾病或不适的不同，应选用不同的砭具在不同的部位进行操作。如需进行颈肩部的保健调理，应选取颈后两侧及肩部的斜方肌、肩胛提肌部位进行操作。颈前血管汇聚处有压力感受器，刺激该部位会引起血压的变化，应避免在此部位进行砭术调理。如需进行背腰部的保健调理，应以背部肌肉丰厚的部位为主，如膀胱经第一、第二侧线。如需进行胸腹部的保健调理，应以任脉、肚脐周围作为主要操作部位。如需进行四肢部调理，应以四肢肌肉丰厚部位为主。

体位的选择以顾客无不适感且能有效暴露施术部位，同时方便调理师进行操作且减轻体力消耗为原则。颈肩部保健调理常用体位有端坐位、伏坐位；背腰部保健调理常用体位有俯卧位、侧卧位；胸腹部保健调理常用体位为仰卧位；四肢部保健调理常用体位有仰卧位、俯卧位、侧卧位、端坐位。

二、环境准备

砭术保健调理室应当大小适宜，有 2 ~ 3 张治疗床，中间以隔帘或屏风阻隔，以保护顾客隐私。室内应配套有空调（具有清洁过滤功能的更佳）、风扇、取暖炉等温度调节设备，冬季室温保持在 20 ℃左右，夏季室温保持在 26 ℃左右，以顾客感觉舒适为佳；同时保持空气流通，但应注意空调出风口、风扇风向不可直对顾客。室内湿度以 50% 为宜，加湿器不宜直接添加含较多杂质的自来水，以纯净水或其他过滤水为佳。室内光线适宜，不宜明亮刺眼，亦不宜昏暗无光。

国家中医药管理局制定的《中医养生保健服务规范（试行）》于 2023 年 4 月 26 日颁布，其中第八条规定：提供中医养生保健服务的机构应当配备与所提供的服务项目相适应的设施设备包括必要的急救设备。中医养生保健服务用品用具参照医疗机构消毒技术规范、中医医疗技术相关性感染防控指南等规定执行。第九条规定：提供中医养生保健服务的机构场所应当保持室内清洁，空气流通，符合环保、消防的相关规定。服务环境参照《室内空气质量标准》等有关规定执行。第十条规定：提供中医养生保健服务的机构场所应当按照功能与用途，对区域进行合理划分，并满足服务项目、设备与功能需要。咨询指导类和操作类服务区域应当独立设置，注重保护服务对象的隐私。

1. 空气消毒

（1）通风

早上上班前、中午、下午下班后各通风 0.5 ～ 1 h。

（2）消毒

方法一：紫外线消毒，每日下班后使用紫外线灯消毒 1 h。

方法二：空气动态消毒，采用多功能动态杀菌机进行空气动态消毒。

2. 地面消毒

（1）当地面无明显污染时，采用湿式清扫，用清水或含清洁剂的水拖地，每天 2 次（早上、中午各 1 次）。

（2）有传染病流行时改为第一遍用 250 ～ 500 mg/L 含氯消毒液拖地，第二遍用清水拖地。

3. 办公物品表面消毒

工作人员手接触的地方（如电话拨键、计算机键盘、鼠标等）每日用 75% 酒精清洁擦拭消毒至少一次；或者用避污薄膜纸覆盖，薄膜有破损的地方用中效消毒液擦拭；或每天下班后用 250 ～ 500 mg/L 含氯消毒液擦拭，停留 10 ～ 30 min 后用清水擦拭、清洁。注意，酒精与含氯消毒液不可混用。

4. 治疗床周围消毒

治疗床、床桌、门把手等坚硬物品表面应使用 75% 酒精擦拭，每天至少 1 次。有传染病暴发或流行时对治疗床周围进行清洁和消毒，每天至少 2 次。治疗床所用床单、枕巾、毛巾、治疗巾的洗涤时间是 30 ～ 40 min，洗涤温度在 90 ℃以上；沾染唾液等体液的布类物品需用 500 mg/L 的含氯消毒液浸泡 30 min 进行消毒。

5. 注意事项

诊室提倡多通风换气。紫外线消毒要注意环境评估及使用注意事项，室内保持清洁干燥，当温度低于 20 ℃高于 0 ℃、相对湿度大于 60% 时，应适当延长照射时间。紫外线灯管距地面 2 m，用于物体表面消毒时，灯管距物体表面不超过 1 m，消毒时间从灯亮 5 min 后开始计时，持续时间为 0.5 ~ 1 h。紫外线灯累计使用时间不应超过 1 000 h，使用中强度不低于 70 μW/cm^2，新灯强度不低于 90 μW/cm^2。紫外线强度计至少一年标定 1 次。消毒完毕，打开门窗通风换气之后方可入室。不得使紫外线光源照射到人，以免引起损伤。紫外线灯管每周用 95% 酒精棉球擦拭 1 次，如有灰尘、油污，应随时擦拭。诊室地面不提倡使用常规的化学性消毒液。

培训课程 3　器械准备与消毒准备

学习单元 1　砭具的分类和使用

随着泗滨浮石的重新发掘及砭术的不断发展，砭具也在不断地改革发展。根据结构及使用方法的不同，砭具可分为常用砭具、电动砭具、佩戴砭具及其他砭具。

一、砭板

砭板是保健调理最常用的板状砭具，根据调理师手掌大小及受术部位的不同，砭板分为大号、中号、小号、特小号等各种型号。

【结构】砭板主要结构包括板头、板身、板尾，板身分为钝凹边、弓背边，板尾分为尖尾、钝尾、尾中凹。

【应用】板头用于刮擦头面、颈项、腋窝、腘窝、手足掌心。钝凹边用于刮头面、颈项、四肢、胁肋。弓背边用于刮揉头面、背部、胸脘腹部、四肢。尖尾用于点刺腧穴。钝尾用于点压腧穴、拨筋肉。尾中凹用于刮擦指趾关节等小关节。板面可用于熨法、拍法、擦法。

【使用方法】操作砭板时蓄力于腕部，手臂放松，用手腕来控制力量大小。砭板持法可分为扣握法及藏指法。扣握法是拇指扣板头，小指扣尾中凹，其余三指扣钝凹边或弓背边的方法，如图 1–11 所示。藏指法是拇指抵板身，其余四指扣板身的方法。

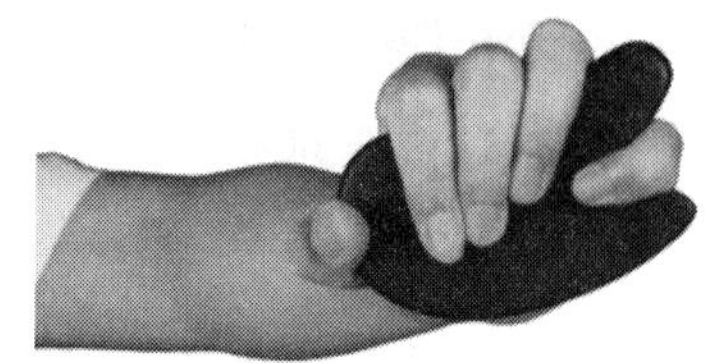

图 1–11　扣握法

二、砭砧

砭砧为方形、圆形或椭圆形砭具，根据受术部位的不同，砭砧分为大号、中号、小号等各种型号。

【结构】砭砧主要结构包括阔面、侧面、棱。

【应用】阔面用于熨法、拍法、擦法、振法。侧面用于擦法、刮法。棱用于刮法。

【使用方法】操作方形砭砧时一般采用扣握法握持，拇指、中指两指扣砭砧中下部进行操作，如图 1–12 所示。操作圆形、椭圆形砭砧时一般使用绑带或胶带将砭砧贴于受术部位进行操作。

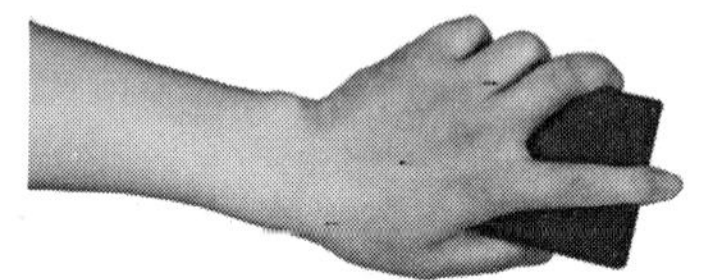

图 1–12　方形砭扣握法

三、砭尺

砭尺为长条形砭具，多用于拍法，根据受术部位的不同，砭尺分为大号、中号、小号等各种型号。

【结构】砭尺主要结构包括尺面、尺边、尺端、尺尖。

【应用】尺面用于拍法。尺边用于刮法、擦法。尺端用于拨法。尺尖用于点刺法。

【使用方法】操作砭尺时一般采用扣握法，用拇指、食指夹持砭尺中下部两侧，中指、无名指托砭尺，手臂放松进行砭术操作，如图 1–13 所示。

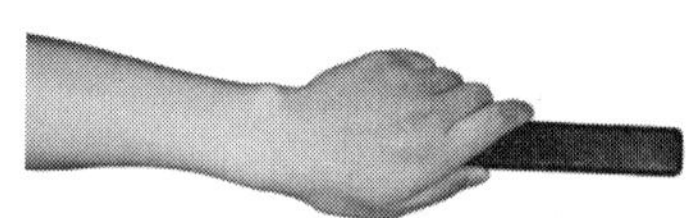

图 1–13　砭尺扣握法

四、砭锥

砭锥为子弹状砭具，锥体为圆柱形，一端为平面，另一端为尖角。

【结构】砭锥主要结构包括锥体、端面、锥尖。

【应用】锥体用于滚法。端面用于揉法。锥尖用于点刺法。

【使用方法】操作砭锥可采用执笔法或直握法。执笔法是以拇指、食指、中指三指捏锥体进行砭术操作的方法。直握法是以拇指、食指捏锥体，手掌抵锥尾部端面进行砭术操作的方法，如图 1–14 所示。

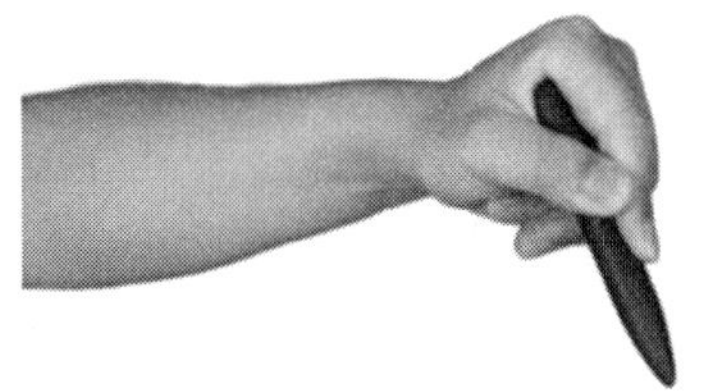
图 1–14 砭锥直握法

五、羊角锥

羊角锥为 T 字形砭具，锥体、锥尖似砭锥，顶端有端边及端角，因形似羊角而得名。

【结构】羊角锥主要结构包括锥体、锥尖、端边、端角。

【应用】锥尖用于点刺法。端边用于刮法。端角用于拨法。锥体较为少用。

【使用方法】羊角锥主要采用直握法进行操作，以拇指、食指捏住一边端角，中指、无名指夹锥体根部，无名指和小拇指扣另一端角，手掌抵端边进行操作，如图 1–15 所示。

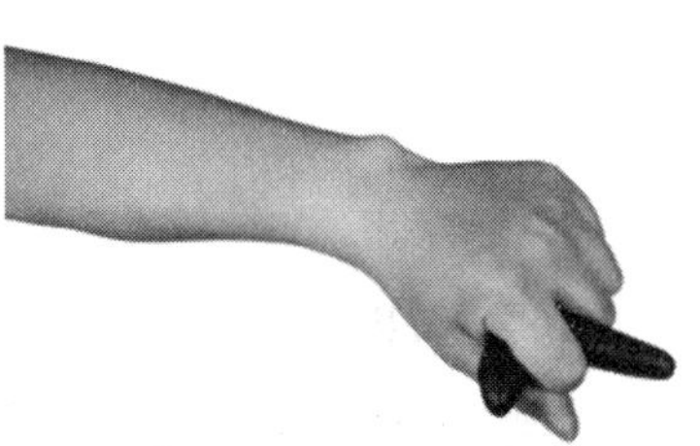
图 1–15 羊角锥直握法

六、砭棒

砭棒为圆柱状砭具，多用于滚法。

【结构】砭棒主要结构包括棒体、端面。

【应用】棒体用于滚法。端面用于点压法。

【使用方法】砭棒一般采用掌推法进行操作，四指并拢与手掌呈一条直线，掌指按压棒体进行滚动。

七、砭球

砭球为球状砭具，多用于滚法、点压法，根据体积，砭球可分为大号、中号、小号等各种型号。

【结构】砭球主要结构为球体。

【应用】滚法、点压法、点刺法。

【使用方法】砭球一般采用掌抵法、指捏法进行操作。掌抵法是手掌抵砭球在受术部位进行滚动的方法，如图 1–16 所示。指捏法是拇指、食指、中指三指捏中号或小号砭球

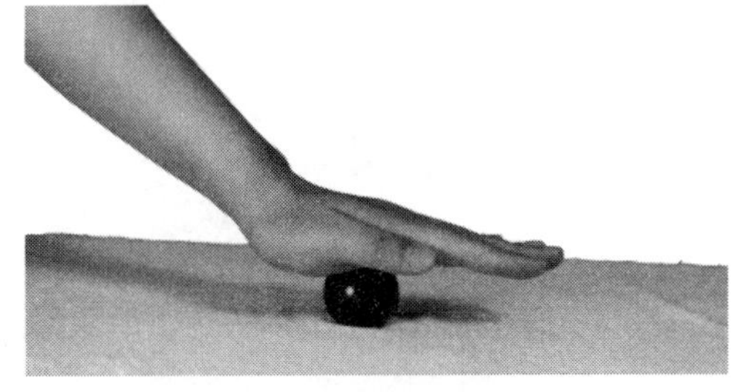
图 1–16 砭球掌抵法

抵于受术部位进行点压或点刺的方法。

八、砭砣

砭砣为表面光滑的跎状砭具，主要用于擦法、熨法、揉法、刮法。

【结构】砭砣主要由砣面、弓背、砣边组成。砣面略凹，前宽后窄，而背面呈弓形。

【应用】砣面用于擦法、熨法。弓背用于揉法。砣边用于刮法。

【使用方法】砭砣一般采用扣握法进行操作，掌根抵砣面凹槽，四指扣砭砣上端进行砭术操作。

九、砭石梳

砭石梳为梳子状砭石，根据体积可分为大号、中号、小号等各种型号。

【结构】砭石梳主要结构包括梳背、梳齿、云头。

【应用】梳背用于擦法。梳齿用于刮法。云头用于拨法。

【使用方法】砭石梳一般采用持握法，以拇指、食指、中指三指扣砭石梳中下部进行砭术操作，如图 1–17 所示。

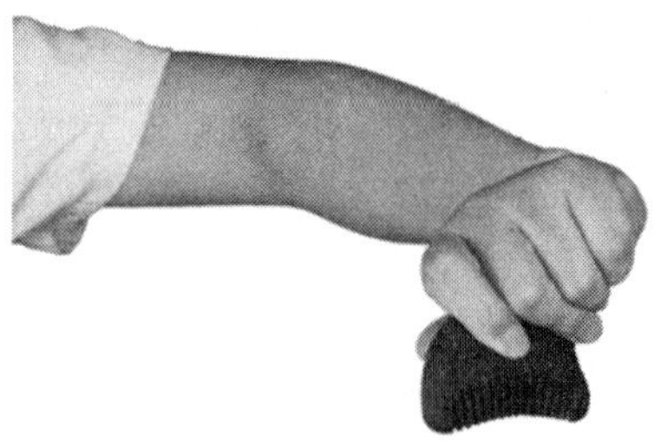

图 1–17　砭石梳持握法

十、砭石负压罐

砭石负压罐为圆柱状空心罐体砭具，主要用于拔罐。根据体积，砭石负压罐可分为大号、中号、小号等各种型号。

【结构】砭石负压罐主要结构包括罐体、气阀。

【应用】拔罐、走罐。

【使用方法】根据受术部位选取不同型号的负压罐，抽气时罐内气压不宜过低，以免引起疼痛。

十一、砭石仪器

砭石仪器是指通过振动、加热、电刺激等方式增强砭石理化特性进行砭术调理的砭具。常见的砭石仪器有砭石电动治疗仪、砭石电热疗垫、砭石电针仪。

砭石电动治疗仪利用电机进行有节奏的振动，着力集中，渗透力强，适用于长期伏案工作导致的颈肩部位肌肉僵硬、疼痛、慢性腰肌劳损、四肢肌肉酸痛等症状，具有疏经通络、活血化瘀、散寒止痛、软坚散结的作用。

砭石电热疗垫利用电加热的方式使砭石升温，使用方便，温度持久，适用于虚寒体质的保健调理，宫寒痛经，长期伏案工作导致的颈肩部位肌肉僵硬、疼痛、慢性腰肌劳损、四肢麻木酸困等，具有温经散寒、行气活血、通络止痛的作用。

砭石电针仪利用低频脉冲电流介导砭石触头进行电刺激，适用于中风后遗症，偏瘫，长期伏案工作导致的颈肩部位肌肉僵硬、疼痛、慢性腰肌劳损、四肢麻木酸困等，具有益气散结、活血化瘀、通络止痛的作用。

十二、砭石饰品

砭石饰品是指可穿戴式的砭石制品，如砭石腰带、砭石佩、砭石手串、砭石帽、砭石护膝、砭石袜等。此类物品需在日常生活中长时间佩戴，方可发挥砭石的感法作用。

将砭石腰带围在腰部能够改善腹部胀满不适、腹泻、便秘及腰部酸软、疼痛等症状，具有活血化瘀、通络止痛、调理脏腑的作用。

砭石佩即砭石制作的小饰品，可缓解佩戴部位的疼痛不适，如佩戴于膻中穴可缓解胸闷不适、心悸等症状，具有调理气血、养心安神的作用；悬于上腹部可缓解恶心、胃胀、呕吐等症状，具有益气和胃的作用。

佩戴砭石手串并配合滚法、擦法、压法等手法，可以促进腕部的经气传导，调理肺经、大肠经、心经、小肠经、心包经、三焦经的气血运行，可辅助治疗或预防颈椎病、咳嗽、哮喘、便秘、腱鞘炎、心悸等多种疾病，具有行气活血、通络止痛等作用。

砭石帽可加快头部血液循环，改善大脑血氧供应状态，促进脑部新陈代谢，缓解眩晕头痛的症状，防止脑血栓的形成，缓解高血压症状，预防中风，促进中风后遗症的康复。

砭石护膝、砭石袜均是砭石粉纤维纺织品，可穿戴于膝部和足部，作为下肢静脉曲张、风湿性关节炎、关节肿胀、半月板损伤等疾病的预防及辅助治疗措施，具有促进血液循环、温经散寒、通络镇痛等作用。

十三、砭磬

砭磬是指可敲击发声的砭石所制磬器，根据造型、组合及尺寸可分为虎纹磬、编磬、磬琴。可通过敲击使其发声，用于演奏乐曲，调节心情，舒展身心。

学习单元 2　砭术介质的种类、作用与使用注意事项

砭术介质是指在进行砭术操作时涂抹在受术部位的具有润滑及治疗作用的物质。在进行砭术操作时，为减轻顾客的疼痛感及阻力感，避免皮肤损伤，增强疗效，一般需在受术部位涂上适宜的砭术介质。随着近年来砭术疗法的不断进步，砭术介质也得到了长足发展。砭术介质既有市售的产品（如砭术油），也有根据不同病情或调理师经验而自制的产品。就砭术介质的发展来看，砭术介质的润滑度越来越高，对皮肤的伤害越来越小。

一、砭术介质的种类

1. 液体介质

常用的液体介质主要有凉开水、植物油（如香油、橄榄油、茶籽油、大豆油、花生油等）、药油（如砭术油、红花油、跌打损伤油、风湿油）等。此外，还可根据病情或调理需求选用具有相应作用的中草药，煎煮浓缩制成汤液作为砭术介质。

2. 膏状介质

膏状介质是指质地细腻滑润的膏状物质，如医用凡士林、面霜、蛇油润肤霜、润肤露、雪花膏、蛇油膏、扶他林乳膏等；亦可根据病情或调理需求在上述膏体中掺入相应的中药粉末，再制作成简单的中药膏；还可提取中药有效成分并结合现代制剂工艺制作中药乳膏等。

二、砭术介质的作用

砭术介质无论市售或自制，主要作用均为润滑保护皮肤、开泄毛孔、促进渗透，根据介质成分的不同，可分别发挥活血化瘀、疏经通络、散寒除湿、强筋健骨、排毒祛瘀、消肿止痛、平衡阴阳、调理脏腑等作用。

1. 润滑、保护皮肤

人体皮肤的角质层由多层角化细胞组成，可以抵抗摩擦、防止体液外渗和化学物质内侵。砭术直接作用在皮肤角质层，容易破坏皮肤的表层结构，而砭术介质的使用避免了砭具对皮肤的直接伤害，起到了润滑及保护的作用。古代砭术最开始时未配合使用介质，以“小伤皮肤为佳”或“令血出”为度，易对皮肤造成较大损伤；为避免这种损伤，砭术也做出了改进，“但用苎麻蘸水于颈项、两肘臂、两膝腕等处戛掠”，自此便可在娇嫩皮肤部位施以砭术调理；再到后来逐渐运用润滑效果更佳的油脂作为

砭术介质。砭术调理结束后，受术部位的皮肤表面会残留一层砭术介质，如挥发较慢的香油、菜籽油，可在损伤的皮肤与空气之间形成一定的间隔，避免了皮肤与空气的直接接触，在一定程度上起到了保湿、抗感染的作用。

2. 增强皮肤渗透作用

砭术介质的使用能够使皮肤角质层深层结构发生改变，如角质浅层疏松、角质细胞间裂隙增大，最终使皮肤的渗透性得到增强。由此可见，砭术对皮肤的破坏作用可与砭术介质对皮肤的浸润作用互相结合促进，共同增强砭术介质中有效成分的渗透，加快机体对其的吸收。

3. 含药砭术介质的药物作用

含药砭术介质与单纯的水、植物油、凡士林等介质相比，除了具有润滑保护、增强渗透作用外，药物本身的功效也能够得到较大的发挥。

三、使用砭术介质的使用注意事项

砭术介质如砭术油、红花油、跌打损伤油、风湿油、中药药液、凡士林、润肤露、雪花膏、蛇油膏、扶他林乳膏等可能对皮肤产生刺激，敏感皮肤慎用。皮肤过敏者、外伤、溃疡、瘢痕、恶性肿瘤局部不可使用。砭术介质注意在避光、阴凉干燥处保存；油类液体介质宜避火使用和保存。

学习单元3 消 毒 准 备

一、器具消毒

符合规范的清洁、消毒、灭菌是保证砭术疗效、预防交叉感染的必要步骤。在进行砭术操作前后都应进行相应的清洁及消毒处理。需定期检查砭具及其他辅助物品的储存及包装情况、消毒装载的规范性、灭菌物品的质量。在灭菌方面需要完善质量评价体系，每隔 7 天安排消毒组成员进行砭具及其他辅助物品的检查，总结内部存在的问题，立即制定整改、维修策略，每次检查的结果都需要以书面形式记载，每月定期总结。

清洁消毒基本原则如下。

1. 重复使用的砭具及其他辅助物品，使用后应先清洁，再进行消毒或灭菌。

2. 被朊病毒、气性坏疽及突发不明原因传染病病原体污染的砭具及其他辅助物品，应按照医用级清洁消毒规定进行处理。

3. 耐热、耐湿的砭具及其他辅助物品，应首选压力蒸汽灭菌，无条件者可采用化学消毒剂浸泡灭菌。

4. 环境与物体表面，一般情况下先清洁、再消毒；当受到血液、体液等污染时，应首先去除污染物，再清洁与消毒。

5. 砭具及其他辅助物品消毒工作中使用的消毒产品应经卫生行政部门批准或符合相应标准和技术规范，并应遵循批准使用的范围、方法和注意事项。

二、保健调理室清洁和消毒

根据砭具及其他辅助物品材质选择合适的消毒灭菌方式，耐湿、耐高温的器械首选压力蒸汽灭菌，不耐湿、不耐高温的器械可采用低温或化学消毒剂浸泡灭菌（250 ~ 500 mg/L 含氯消毒液浸泡 30 min 再清洁干净，晾干备用）。储存发放复用砭具及其他辅助物品需由专人负责，将砭具及其他辅助物品分类储存，灭菌物品与消毒类物品分架放置，按先进先出原则摆放，发放砭具及其他辅助物品时应核对灭菌的有效性。

砭具及其他辅助物品做到一人一用，在使用完毕后应及时清洗消毒，消毒完毕后应妥善保管，使用清洁包布或者容器进行保存，避免裸露放置。

对于保健调理室，如遇到有污染或传染病流行时，则应用 500 mg/L 含氯消毒液拖地。

三、保健调理师自身消毒

保健调理师工作期间应衣帽整洁，操作时需戴口罩，严格遵守操作规范；双手保持清洁、温暖，指甲应修剪，指上不戴任何装饰品，以免损伤顾客皮肤。

在下列情况下应当洗手：直接接触顾客前后，接触不同顾客之间，从同一顾客身体的污染部位移动到清洁部位时，接触特殊易感顾客前后，接触顾客破损皮肤或伤口前后，接触顾客的血液、体液、分泌物、排泄物、伤口敷料之后，当调理师的手有可见的污染物或被顾客的血液、体液污染后。

保健调理师洗手的方法可参照如下步骤。

1. 采用流动水洗手，使双手充分浸湿。

2. 取适量肥皂或皂液，均匀涂抹至整个手背、手掌、手指和指缝。

3. 认真揉搓双手至少 15 s，应注意清洗双手所有皮肤，包括指背、指尖和指缝，具体揉搓步骤为掌心相对，手指并拢，相互揉搓；手心对手背沿指缝相互揉搓，双手交换进行；掌心相对，双手交叉指缝相互揉搓；右手握住左手大拇指旋转揉搓，双手交换进行；弯曲手指使关节在另一手掌心旋转揉搓，双手交换进行；将五个手指尖并放在另一手掌心旋转揉，双手交换进行。

4. 必要时增加对手腕的清洗。

5. 在流动水下彻底冲净双手，擦干，取适量护手霜护肤。

洗手时应当彻底清洗容易沾染微生物的部位，如指甲、指尖、指甲缝、指关节及佩戴饰物的部位等。当调理师手无可见污染物时，可用速干手消毒剂消毒双手代替洗手。具体方法：取适量的速干手消毒剂置于掌心；严格按照洗手的揉搓步骤进行揉搓；揉搓时保证速干手消毒剂完全覆盖手部皮肤，直至手部干燥，使双手达到消毒目的。

保健调理师同时应注重提高自身综合素质。首先是积极开展自学，查找资料，掌握砭术最新进展及工作方法，学习有关规定、规范、制度等，熟练掌握本专业的知识；其次是积极进行各种操作的训练，提高熟练程度，并尽可能降低危害因素的风险；最后是要注意增强自我防护意识，在工作中不可大意，同时提高自身认知水平等。

四、保健调理部位消毒

在进行砭术操作前应嘱咐顾客进行砭术操作部位的自我清洁，保健调理师也可用温水浸湿毛巾进行受术部位的清洁。如需消毒，可用碘伏或 75% 酒精，亦可采用消毒喷雾进行受术部位的消毒。

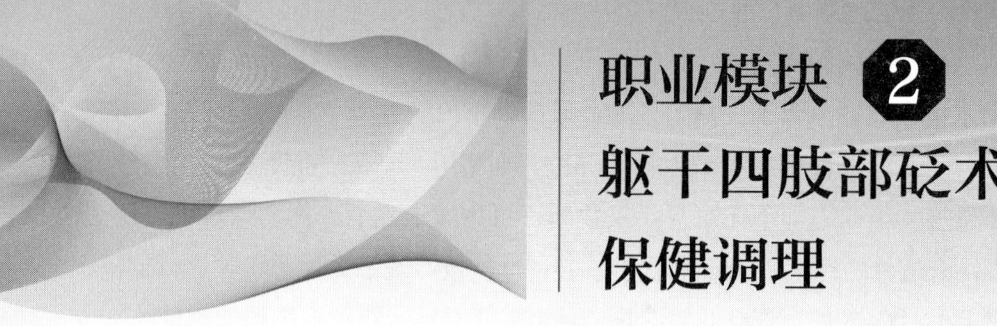

职业模块 2 躯干四肢部砭术保健调理

培训课程 1　颈肩部砭术保健调理

一、颈肩部经脉循行部位、常用穴位定位

1. 颈肩部经脉循行部位

循行颈肩部的经脉主要有手太阳小肠经、足太阳膀胱经、督脉三条，常用的穴位有风池、大椎、天宗、肩井、肩髃、肩髎、肩贞等。

（1）手太阳小肠经

手太阳小肠经的循行路线可以参考《灵枢·经脉》中的描述："小肠手太阳之脉，起于小指之端，循手外侧上腕，出踝中，直上循臂骨下廉，出肘内侧两筋之间，上循臑外后廉，出肩解，绕肩胛，交肩上，入缺盆，络心，循咽下膈，抵胃，属小肠；其支者，从缺盆循颈上颊，至目锐眦，却入耳中；其支者，别颊上䪼，抵鼻，至目内眦，斜络于颧。"

主干体表投影：小指尺侧端—尺骨头—前臂后面尺侧—尺骨鹰嘴与肱骨内上髁之间—臂后外侧—腋后皱襞—肩胛冈内侧端—大椎—锁骨上窝。

缺盆部支脉体表投影：锁骨上窝—下颌角—耳中。

颊部支脉体表投影：面颊—额弓—目内眦。

（2）足太阳膀胱经

足太阳膀胱经的循行路线可以参考《灵枢·经脉》中的描述："膀胱足太阳之脉，起于目内眦，上额，交巅。其支者，从巅至耳上角。其直者，从巅入络脑，还出别下项，循肩髆内，夹脊，抵腰中，入循膂，络肾，属膀胱。其支者，从腰中，下夹脊，贯臀，入腘中。其支者，从髆内左右别下贯胛，夹脊内，过髀枢，循髀外后廉下合腘中，以下贯踹内，出外踝之后，循京骨至小趾外侧。"

主干体表投影：目内眦—眶上切迹—颅顶正中—斜方肌外侧缘—竖脊肌—骶后孔—臀沟中点—腘窝中点—腓肠肌两肌腹之间—外踝与跟腱之间—足外侧缘—小趾外侧端。

（3）督脉

《难经·二十八难》提到：督脉者，起于下极之输，并于脊里，上至风府，入属于脑。

主干体表投影：会阴—尾骨—背部后正中线—枕外隆凸—颅顶—前额—鼻—上唇。

2. 颈肩部常用穴位定位

风池：在颈后区，枕骨之下，胸锁乳突肌上端与斜方肌上端之间的凹陷中。

大椎：在脊柱区，第 7 颈椎棘突下凹陷中，后正中线上。

天宗：在肩胛区，肩胛冈中点与肩胛骨下角连线的上 1/3 与下 2/3 交点凹陷中。

肩井：在肩胛区，第 7 颈椎棘突与肩峰最外侧点连线的中点。

肩髃：在三角肌区，肩峰外侧缘前端与肱骨大结节两骨间凹陷中。

肩髎：在三角肌区，肩峰角与肱骨大结节两骨间凹陷中。

肩贞：在肩胛区，肩关节后下方，腋后纹头直上 1 寸。

二、颈肩部砭术操作的正确体位

顾客取正坐位或俯卧位，调理师立于顾客的一侧，先在顾客项部两侧涂抹砭术介质，然后一手固定顾客项部，另一手握持砭具进行砭术操作。

三、颈肩部经脉循行部位的砭术操作方法和流程

1. 颈部

首先用直线轻刮法从后发际正中哑门开始，向下刮至大椎，即沿督脉的循行方向刮拭。然后用直线刮法从项部脊柱两侧的天柱向下刮至风门，即沿足太阳膀胱经循行的方向刮拭。最后用直线刮法从风池开始，向下沿肩上经过肩井刮至肩髎，即沿足少阳胆经的循行方向刮拭。可在风池和肩井处用点压法重点刮拭，刮拭力度可由轻到重，均匀用力，刮拭 10 ~ 20 次即可。

2. 肩部

用直线刮法从风池开始，向下沿肩上经过肩井刮至肩髎，即沿足少阳胆经的循行方向刮拭。可在风池和肩井处用点压法重点刮拭，刮拭力度可由轻到重，均匀用力。然后采用直线重刮法先从身柱开始，沿脊柱正中向下刮至至阳，即沿督脉进行刮拭。然后再沿与身柱平齐的两侧足太阳膀胱经刮至膈俞，采用直线轻刮法由内向外刮拭肩胛冈上下。然后用弧线刮法刮拭肩关节后缘的腋后线，采用弧线刮法刮拭腋前线，每侧从上向下，用直线重刮法刮拭肩关节外侧的三角肌正中及两侧缘，刮拭 10 ~ 20 次即可。

四、颈肩部常用穴位的砭术操作方法和流程

用直线刮法从风池开始，向下沿肩上经过肩井刮至肩髎、肩髃、肩贞，刮拭力

度可由轻到重，均匀用力，刮拭 10 ~ 20 次即可；用直线轻刮法从后发际正中哑门开始，向下刮至大椎，即沿督脉循行的方向刮拭，刮拭力度可由轻到重，均匀用力，刮拭 10 ~ 20 次即可；用直线轻刮法由内向外刮拭肩胛冈上下，经过天宗、秉风等穴位，刮拭力度可由轻到重，均匀用力，刮拭 10 ~ 20 次即可。

颈肩部常用穴位的其他砭术操作法如下。

1. 使用砭尺在肩井做隔衣拍法。

2. 以大椎为中心，做圆周擦法。

3. 天宗、风池、肩井点压。

4. 大椎点刺。

5. 夹脊拨法。

五、注意事项

1. 刮拭颈两侧至肩上时，一般应尽量拉长刮拭距离，中途不能停顿。

2. 刮拭颈部时用力宜轻柔，如果顾客的棘突突出，也可以用砭具棱角点按在棘突之间进行刮拭。

3. 刮拭肩胛骨时用力宜轻柔，不宜采用重刮法，刮拭肩部遇骨骼突出时应轻刮或避开。

4. 颈肩部砭术操作可不严格按照顺序进行，重点在阿是穴和“咔咔”作响的部位进行操作，如此效果更佳。

5. 倘若刮法、拨法、揉法等颈肩部砭术效果不佳，则可能是积病日久，机体已虚，此时当采用熨法、灸法补虚。

培训课程 2　背腰部砭术保健调理

一、背腰部经脉循行部位、常用穴位定位

循行背腰部的经脉主要有足太阳膀胱经及督脉，较为常用的穴位有背俞穴如肺俞、心俞、督俞、膈俞、肝俞、胆俞、脾俞、胃俞、肾俞、大肠俞、腰阳关等，如图 2–1 和图 2–2 所示。

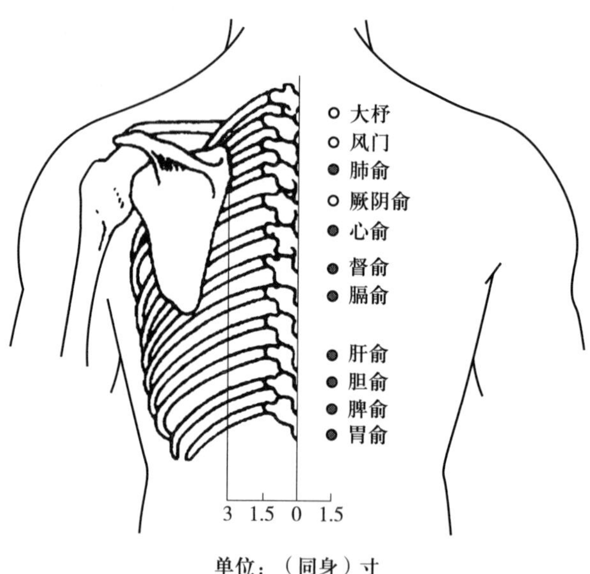

图 2–1　背腰部经脉循行

背腰部常用穴位的定位如下。

肺俞：在脊柱区，第 3 胸椎棘突下，后正中线旁开 1.5 寸。

心俞：在脊柱区，第 5 胸椎棘突下，后正中线旁开 1.5 寸。

督俞：在脊柱区，第 6 胸椎棘突下，后正中线旁开 1.5 寸。

膈俞：在脊柱区，第 7 胸椎棘突下，后正中线旁开 1.5 寸。

肝俞：在脊柱区，第 9 胸椎棘突下，后正中线旁开 1.5 寸。

胆俞：在脊柱区，第 10 胸椎棘突下，后正中线旁开 1.5 寸。

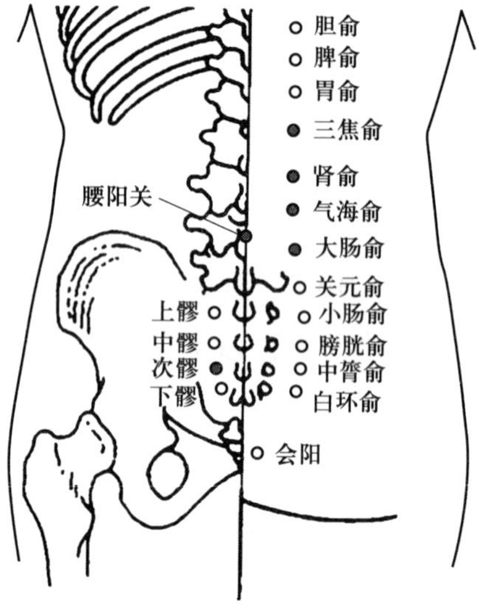

图 2–2　背腰部常用穴位

脾俞：在脊柱区，第 11 胸椎棘突下，后正中线旁开 1.5 寸。

胃俞：在脊柱区，第 12 胸椎棘突下，后正中线旁开 1.5 寸。

三焦俞：在脊柱区，第 1 腰椎棘突下，后正中线旁开 1.5 寸。

肾俞：在脊柱区，第 2 腰椎棘突下，后正中线旁开 1.5 寸。

气海俞：在脊柱区，第 3 腰椎棘突下，后正中线旁开 1.5 寸。

大肠俞：在脊柱区，第 4 腰椎棘突下，后正中线旁开 1.5 寸。

腰阳关：在脊柱区，第 4 腰椎棘突下凹陷中，后正中线上。

二、背腰部砭术操作的正确体位

顾客取俯卧位，两手放于身体两侧或交叉放于胸前部，调理师立于顾客的一侧，先在顾客背腰部脊柱两侧涂抹砭术介质，然后一手固定顾客背部，一手握持砭具进行砭术操作。

三、背腰部经脉循行部位的砭术操作方法和流程

1. 背腰部正中

采用直线轻刮法从大椎开始，沿脊柱正中督脉向下刮至长强，可分三段刮拭，第一段从大椎至至阳，第二段从至阳至悬枢，第三段从悬枢至长强，刮拭 10 ~ 20 次为宜。身体消瘦、椎体棘突明显突出者宜用砭具的边角，由上向下依次点压按揉每一个椎间隙 3 ~ 5 次，以局部有酸胀感为宜。

2. 背腰部脊柱两侧

采用直线重刮法刮拭背部两侧足太阳膀胱经第一侧线和第二侧线之间的区域，也可以分为 3 段来操作，与刮拭背腰部正中分段方法相同，每侧刮拭 20 ~ 30 次为宜。

四、背腰部常用穴位的砭术操作方法和流程

采用直线重刮法刮拭背部两侧足太阳膀胱经第一侧线，经过肺俞、心俞、督俞、膈俞、肝俞、胆俞、脾俞、胃俞、肾俞、大肠俞等穴位，采用点压按揉法重点刺激 20 ~ 30 次为宜；沿脊柱正中督脉向下刮至腰阳关等穴位，刮拭 10 ~ 20 次为宜。

背腰部常用穴位的其他砭术操作方法：横擦肾俞、腰阳关；肺俞、心俞所在双侧膀胱经宜用熨法；在背腰部采用拍法、振法刺激肾俞、大肠俞、腰阳关；腰背部肾俞、大肠俞宜用砭球滚法；下腰部腰阳关宜用振法。

五、注意事项

背腰部正中刮拭手法应轻柔，不可用力过大，以免伤及脊椎。背腰部砭术可以调理全身五脏六腑的病证，调理某一病证时可在相应疾病的背俞穴处采用点压按揉法进行重点刮拭。由于腰背部位面积大，从上向下的距离比较长，刮拭时如果中间不停顿会导致用力不均匀，因此可分段操作。在背腰部进行砭术操作不但可以调理疾病，还可以诊断疾病。如果刮拭时在某一部位出现阳性反应，如出现压痛或大量瘀斑，则提

示此处对应的脏腑有可能出现了问题。在进行砭术调理前需先仔细检查背腰部脊柱两侧肌肉是否紧张或呈条索状，两侧是否一边高、一边低、不对称，该类现象均是异常表现，可在该部位加强调理。肋骨上方附着肌肉较少，皮肤肌肉浅薄，在该部位行砭术疗法时，力量不可过大，以免造成皮肤及肋骨损伤。除刮法外，还可根据情况选用揉法、拨法、熨法等在背腰部进行砭术操作。

培训课程 3　胸腹部砭术保健调理

一、胸腹部经脉循行部位、常用穴位定位

胸腹部是人体脏腑的外廓，内应五脏六腑，五脏六腑之气汇聚于胸腹相应的部位。胸腹部又有任脉、肾经、胃经、脾经、肝经、胆经的循行。根据中医经络学说，任脉有统领全身阴经的作用，其余各经脉与相对应脏腑的生理、病理关系密切。在胸腹部进行砭术调理，可疏通经络、运行气血、促进新陈代谢、加速代谢产物的外排，对五脏六腑的病变有预防和调理作用。另外，对该部进行砭术调理，可健胃养胃，增进食欲，强健心肺。女性每天坚持进行胸腹部砭术，可起到丰乳瘦身、减肥美体的功效。在进行砭术调理时，要注意根据顾客的身体状况采用不同的补泻方法，对女性顾客应注意避开胸部等敏感部位，做好隐私保护等。

1. 胸腹部经脉循行部位

循行于胸腹部的主要经脉有手三阴、足三阴以及任脉，它们在胸腹部的主要循行部位如下。

（1）手太阴肺经

手太阴肺经的循行路线可以参考《灵枢·经脉》中的描述："肺手太阴之脉，起于中焦，下络大肠，还循胃口，上膈属肺，从肺系横出腋下，下循臑内，行少阴心主之前，下肘中，循臂内上骨下廉，入寸口，上鱼，循鱼际，出大指之端；其支者，从腕后直出次指内廉出其端。"

可以理解为：手太阴肺经从中焦起始，向下联络大肠，再上行沿着胃的上口穿过膈肌，归属于肺脏，然后横向从气管和喉咙处出胸壁外上方，沿上肢内侧前缘下行至

拇指末端。同时，还有一条分支路径从手腕后方分出，沿着食指桡侧直行至食指前端。

（2）足太阴脾经

足太阴脾经的循行路线可以参考《灵枢・经脉》中的描述："脾足太阴之脉，起于大趾之端，循趾内侧白肉际，过核骨后，上内踝前廉，上踹内，循胫骨后，交出厥阴之前，上膝股内前廉，入腹，属脾，络胃，上膈，挟咽，连舌本，散舌下；其支者，复从胃，别上膈，注心中。"

可以理解为：足太阴脾经从足大趾内侧端开始，沿足大趾内侧赤白肉际，上行内踝的前缘，沿小腿内侧正中线上行，在内踝上 8 寸处交出足厥阴肝经之前，上行沿大腿内侧前缘，进入腹部，属脾，络胃，向上穿过膈肌，沿食道两旁，连舌本，散舌下。同时，还有一条分支路径从胃分出，上行通过膈肌，注入心中。

足太阴脾经在中医理论中具有重要的地位，与脾胃的运化功能密切相关。通过刺激脾经上的特定穴位，可以调理脾胃功能，促进气血的生成和运行，从而达到治疗疾病和保健养生的目的。

（3）手少阴心经

手少阴心经的循行路线可以参考《灵枢・经脉》的描述："心手少阴之脉，起于心中，出属心系，下膈，络小肠。其支者，从心系，上挟咽，系目系。其直者，复从心系，却上肺，下出腋下，下循臑内后廉，行太阴、心主之后，下肘内，循臂内后廉，抵掌后锐骨之端，入掌内后廉，循小指之内，出其端。"

可以理解为：手少阴心经从心中起始，向外联络心系（心脏周围的组织），向下穿过膈肌，联络小肠。它有一条分支从心系向上，夹食管两旁上行，连接于眼后部的组织；另一条主干则从心系上行至肺部，再向下出于腋下，沿着上臂内侧后缘，行于手太阴经和手厥阴经的后面，进入肘内，沿着前臂内侧后缘，到达掌后豌豆骨部，进入掌内后边，最后沿小指的桡侧出于末端。

此外，手少阴心经在中医理论中有着重要的应用，与心的功能和状况密切相关。通过对手少阴心经进行刺激和调理，可以达到治疗某些心脏疾病的目的。

（4）足少阴肾经

足少阴肾经的循行路线可以参考《灵枢・经脉》中的描述："肾足少阴之脉，起于小指之下，邪走足心，出于然谷之下，循内踝之后，别入跟中，以上腨内，出腘内廉，上股内后廉，贯脊属肾，络膀胱。其直者，从肾上贯肝膈，入肺中，循喉咙，挟舌本。其支者，从肺出络心，注胸中。"

可以理解为：足少阴肾经从足小趾下方开始，斜行向足心，经过舟骨粗隆下方，沿内踝后方，进入足跟，再向上沿小腿内侧、腘窝内侧，到达大腿内侧后缘，贯穿脊柱，连接肾脏，联络膀胱。此外，还有一条直行经脉从肾脏向上穿过肝脏和膈肌，进入肺脏，沿着喉咙，挟持舌根。还有一条支脉从肺脏发出，联络心脏，注入胸中。

（5）手厥阴心包经

手厥阴心包经的循行路线可以参考《灵枢·经脉》中的描述："心主手厥阴心包络之脉，起于胸中，出属心包络，下膈，历络三焦；其支者，循胸出胁，下腋三寸，上抵腋下，循臑内，行太阴、少阴之间，入肘中，下臂，行两筋之间，入掌中，循中指，出其端；其支者，别掌中，循小指次指出其端。"

可以理解为：手厥阴心包经从胸中起始，向外连属于心包络，向下贯穿膈肌，联络上、中、下三焦。它有两条分支，一条从胸部走胁部，在腋下 3 寸处向上至腋窝下，再沿上臂内侧，行于手太阴和手少阴经之间，进入肘中，下行前臂两筋之间，进入掌中，沿中指至指端；另一条分支从掌中分出，沿无名指至指端。

在中医理论中，手厥阴心包经与心脏的功能和状况密切相关，通过刺激心包经上的特定穴位，可以调理心脏功能、促进血液循环等。

（6）足厥阴肝经

足厥阴肝经的循行路线可以参考《灵枢·经脉》中的描述："肝足厥阴之脉，起于大指丛毛之际，上循足跗上廉，去内踝一寸，上踝八寸，交出太阴之后，上腘内廉，循股阴，入毛中，环阴器，抵小腹，挟胃，属肝，络胆，上贯膈，布胁肋，循喉咙之后，上入颃颡，连目系，上出额，与督脉会于巅。其支者，从目系下颊里，环唇内。其支者，复从肝别贯膈，上注肺。"

可以理解为：足厥阴肝经从足大趾背毫毛部（大敦）开始，沿足背内侧（行间、太冲），在离内踝一寸处上行小腿内侧，在内踝上 8 寸处交出足太阴脾经之后，上行膝腘内侧（曲泉），沿着大腿内侧进入阴毛中，环绕阴部，至小腹（急脉；会冲门、府舍、曲骨、中极、关元），夹胃旁边，属于肝，联络胆（章门、期门）；再向上通过膈肌，分布胁肋部，沿气管之后，向上进入颃颡（喉头部），连接目系（眼球后的脉络联系），上行出于额部，与督脉交会于头顶。

足厥阴肝经是人体十二经脉之一，主要治疗肝胆病症、泌尿生殖系统疾病、神经系统疾病、眼科疾病和本经经脉所过部位的疾病。同时，它也与多种生理和病理过程密切相关，对全身的气血运行和脏腑功能有着重要的调节作用。

（7）任脉

任脉起于胞中，出小腹内，下出会阴部，向上行于阴毛部，沿着腹内向上经过关元等穴，经过面部进入目眶下。

2. 胸腹部常用穴位定位

膻中：前正中线上，平第 4 肋间隙，两乳头连线中点，如图 2–3 所示。

上脘：前正中线上，脐上 5 寸，如图 2–4 所示。

中脘：前正中线上，脐上 4 寸，如图 2–4 所示。

下脘：前正中线上，脐上 2 寸，如图 2–4 所示。

天枢：脐旁 2 寸，如图 2–5 所示。

气海：前正中线上，脐下 1.5 寸，如图 2–6 所示。

关元：前正中线上，脐下 3 寸，如图 2–6 所示。

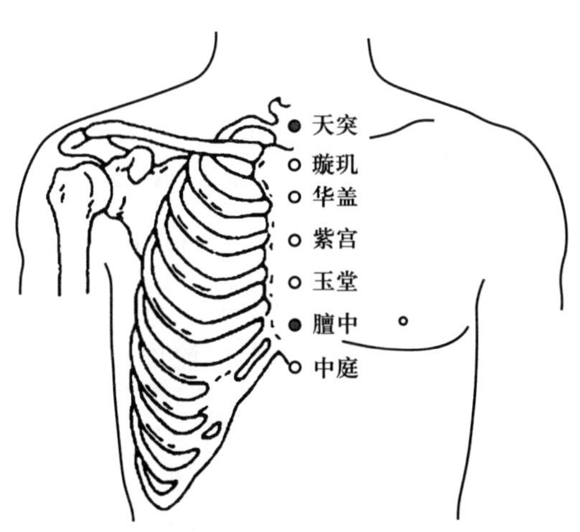

图 2–3 膻中

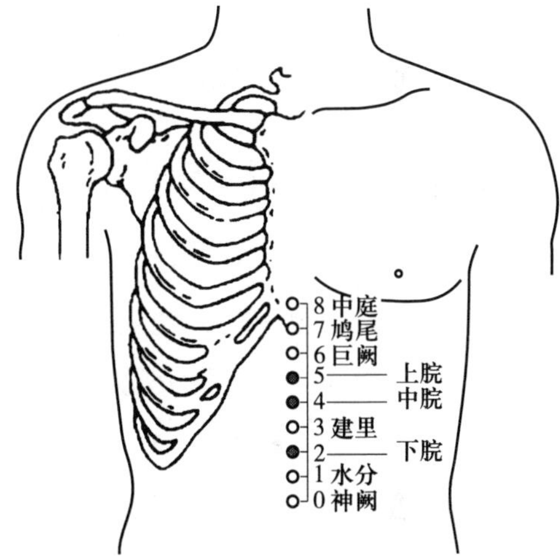

图 2–4 上脘、中脘、下脘

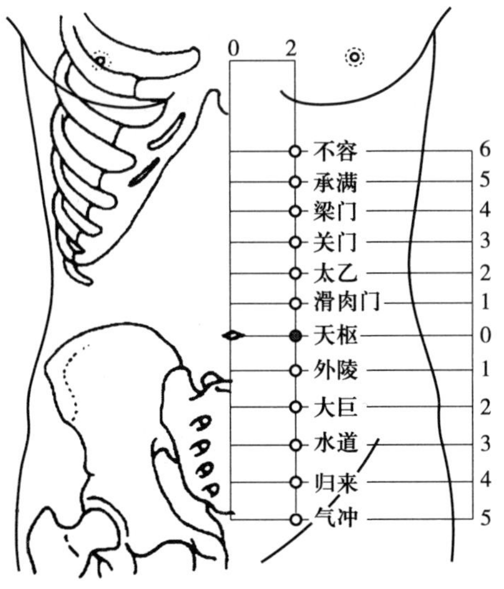

图 2–5 天枢

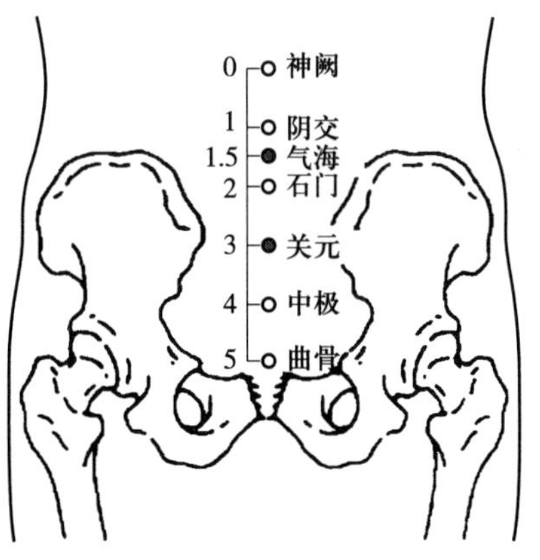

图 2–6 气海、关元

二、胸腹部砭术操作的正确体位

顾客常取仰卧位，双手放于身体两侧，调理师站于一侧。

三、胸腹部经脉循行部位的砭术操作方法和流程

取适量砭术介质涂抹于施术部位，一手固定顾客，另一手拿砭板，沿任脉自上而下，从天突经膻中至中脘，使用砭板板头做擦法 30 次。用砭砣自上而下，从中脘擦至曲骨 30 次，中途跳开肚脐（禁擦）。以任脉为起点，沿胸肋骨间隙由内向外，从第 1、第 2 肋骨间隙至第 7、第 8 肋骨间隙用砭板做擦法梳理，各 30 次（乳头处跳开，禁用），着重中府、云门。在两胁部，沿肋骨方向由内至外、由上至下用砭砣做擦法，可伴之以轻拍。用砭砣旋擦揉腹 3 ～ 5 min。

四、胸腹部常用穴位的砭术操作方法和流程

取适量砭术介质涂抹于施术部位，一手固定顾客，另一手拿砭板，沿任脉自上而下，从天突经膻中至中脘，使用砭板板头做擦法 30 次。以任脉为起点，沿胸肋骨间隙由内向外，从第 1、第 2 肋骨间隙至第 7、第 8 肋骨间隙用砭板做擦法梳理，各 30 次（乳头处跳开，禁用），着重中府、云门。用砭锥点压膻中、上脘、中脘、下脘、天枢、气海、关元诸穴，各 1 min。其中，胸部不适者，以点压膻中为主；上腹不适者，以点压上脘、中脘、下脘为主；下腹不适者，以点压气海、关元为主；两侧不适者，以点压天枢为主。用砭砣旋擦揉腹 3 ～ 5 min。

注意：砭术调理过程中，调理师要全神贯注，力度要由轻到重，逐渐增加，切忌使用暴力，注意解剖关系和病理特点，认真观察顾客的反应，经常询问顾客的感觉，必要时调整手法。

培训课程 4　四肢部砭术保健调理

学习单元 1　上肢部调理

一、上肢部经脉循行部位、常用穴位定位

人体上肢部分布有十二正经中的手三阴经和手三阳经，经常按摩上肢不仅可以疏通上肢经络，还可以调理、加强相应脏腑的功能，对于腱鞘炎、键盘指、腕管综合征、网球肘、上肢酸沉、肩周炎、颈肩痛均有很好的保健作用，对于加强心肺功能、预防心脏病也有良好的效果。在砭术调理时，要注意手法力度适宜，以顾客耐受为度，切忌使用暴力。

1. 上肢部经脉循行部位

循行于上肢部的主要经脉有手三阴经、手三阳经，这里主要介绍手阳明大肠经和手少阳三焦经，其余经脉循行路线可参考前文。

手阳明大肠经：起于食指桡侧端的商阳，沿食指桡侧向上，通过第 1、第 2 掌骨之间的合谷，向上进入拇长伸肌腱与拇短伸肌腱之间的凹陷处，沿前臂外侧前缘至肘部外侧，再沿上臂外侧前缘，上走肩端的肩髃，沿肩峰前缘，向上出于大椎，属于大肠。

手少阳三焦经的循行路线可以参考《灵枢·经脉》中的描述："三焦手少阳之脉，起于小指次指之端，上出两指之间，循手表腕，出臂外两骨之间，上贯肘，循臑外上肩，而交出足少阳之后，入缺盆，布膻中，散络心包，下膈，遍属三焦；其支者，从膻中上出缺盆，上项系耳后，直上出耳上角，以屈下颊至䪼；其支者，从耳后入耳中，出走耳前，过客主人前，交颊，至目锐眦。"

2. 上肢部常用穴位定位

曲池：屈肘，肘横纹桡侧端凹陷中，如图 2–7 所示。

手三里：阳溪到曲池连线上，曲池下 2 寸，如图 2–7 所示。

内关：掌长肌腱与桡侧腕屈肌腱之间，腕横纹上 2 寸，如图 2–8 所示。

合谷：手背，第 1、第 2 掌骨之间，约平第 2 掌骨桡侧中点，如图 2–9 所示。

劳宫：掌心，第 2、第 3 掌骨间，握掌，中指尖下，如图 2–10 所示。

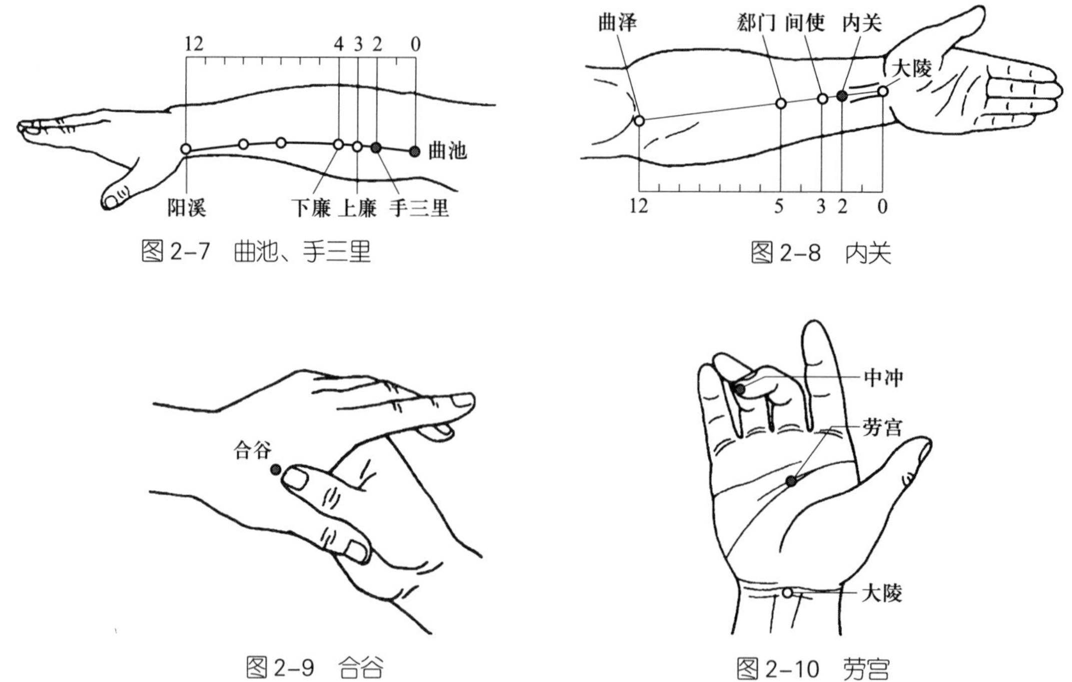

图 2–7　曲池、手三里

图 2–8　内关

图 2–9　合谷

图 2–10　劳宫

二、上肢部砭术操作的正确体位

顾客可根据施术部位的不同，选取仰卧位或俯坐位，调理师站于一侧；也可根据情况选取坐位，如手部操作时，顾客取坐位，调理师与顾客相对而坐。

三、上肢部经脉循行部位的砭术操作方法和流程

顾客取仰卧位，两手放松置于身体两侧，双手微向外侧打开。调理师站于一侧，取适量砭术介质涂抹于施术部位，一手固定顾客上肢，另一手拿砭板，沿上肢手三阴经循行方向行顺经刮法，可在内关处用点压法重点刮拭，在肘窝部行砭尺拍法。刮拭力度宜由轻到重，用力均匀，刮拭 10 ~ 20 次即可。

顾客取仰卧位，两手放松置于身体两侧；或顾客取坐位，调理师与顾客相对而坐。调理师取适量砭术介质涂抹于施术部位，一手固定顾客上肢，另一手拿砭板，沿上肢手三阳经循行方向行顺经刮法，可在曲池和手三里处用点压法重点刮拭。刮拭力度宜由轻到重，用力均匀，刮拭 10 ~ 20 次即可。

四、上肢部常用穴位的砭术操作方法和流程

顾客取仰卧位，两手放松置于身体两侧；或顾客取坐位，调理师与顾客相对而坐。调理师一手固定顾客上肢，另一手拿砭板，用砭板板面拍打上肢肌肉，以放松上肢肌肉，激发经气运行；用砭锥点压曲池、手三里、内关、合谷、劳宫诸穴，各 1 min；用砭板的板面摩擦手掌 5 ~ 10 次；用砭板的外弧形板刃刮手背 5 ~ 10 次；用凹形钝刃刮手指 5 ~ 10 次。刮拭力度宜由轻到重，用力均匀。

注意事项：砭术调理过程中，调理师要全神贯注，力度要由轻到重，逐渐增加，切忌使用暴力；注意解剖关系和病理特点，认真观察顾客的反应，经常询问顾客的感觉，必要时调整手法；在上肢关节部位操作时力度宜轻。

学习单元 2　下肢部调理

一、下肢部经脉循行部位、常用穴位定位

下肢前侧、内侧、外侧、后侧，分别为足三阴经、足三阳经、阳跷脉、阳维脉等经脉循行的部位。经常采用砭术刺激下肢，不仅能改善脾胃、肝胆功能，促进消化和吸收，加强肾、生殖泌尿功能；还能改善下肢血液循环，消除下肢酸软沉重和疲劳等；对于肝、肾疾病，消化系统和泌尿系统疾病，膝关节病、下肢发凉等也具有很好的预防和保健调理作用。

1. 下肢部经脉循行部位

循行于下肢部的主要经脉有足三阴经、足三阳经，这里仅介绍足少阳胆经，其余经脉循行路线可参考前文。

足少阳胆经：起于目外眦的瞳子髎，向上到达额角部。缺盆部直行的脉：从缺盆下行腋部，沿侧胸部经过季胁，向下会合前脉于髋关节部，再向下沿大腿的外侧，出于膝外侧，下行经腓骨前面，直下到达腓骨下段，再下到外踝的前面，沿足背部，进入足第 4 趾外侧端的足窍阴。足背部支脉：从足背部的足临泣处分出，沿第 1、第 2 跖骨之间，出于足大趾端，穿过趾甲，回到趾甲后毫毛部的大敦，与足厥阴肝经相接。

2. 下肢部常用穴位定位

梁丘：股前外侧，髌底上 2 寸，股外侧肌与股直肌肌腱之间，如图 2–11 所示。

足三里：胫骨前嵴外一横指，犊鼻穴下 3 寸，如图 2–12 所示。

丰隆：胫骨前嵴外两横指，犊鼻穴下 8 寸，如图 2–12 所示。

血海：屈膝，大腿内侧，髌骨内侧端上 2 寸，股四头肌内侧，如图 2–13 所示。

三阴交：内踝尖上 3 寸，胫骨内侧面后缘，如图 2–14 所示。

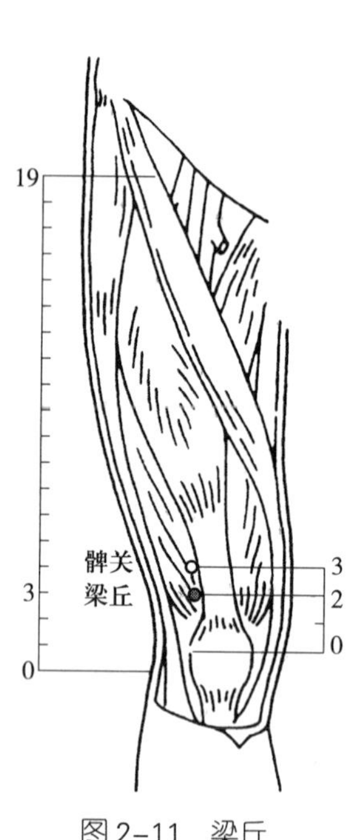

图 2–11　梁丘

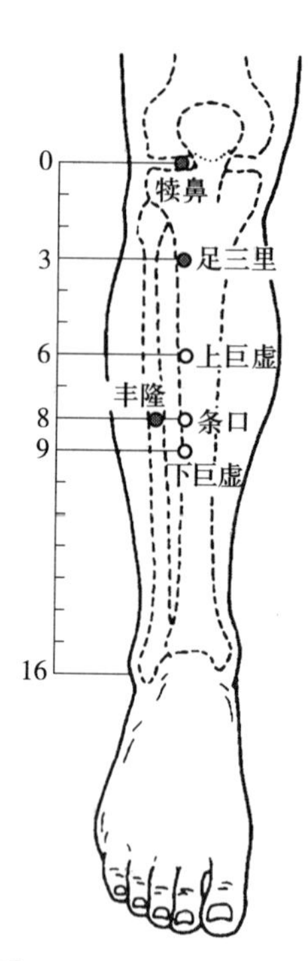

图 2–12　足三里、丰隆

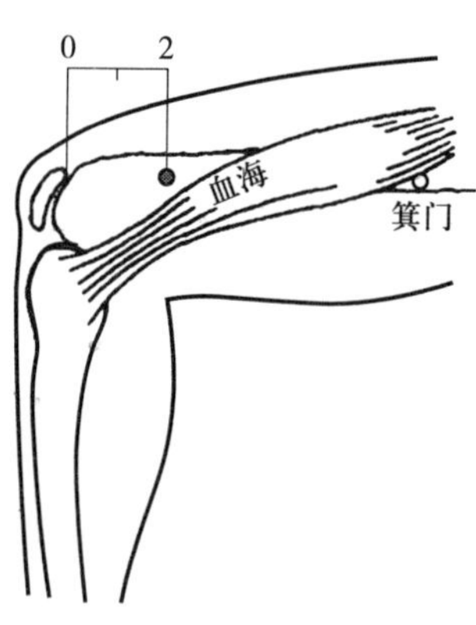

图 2–13　血海

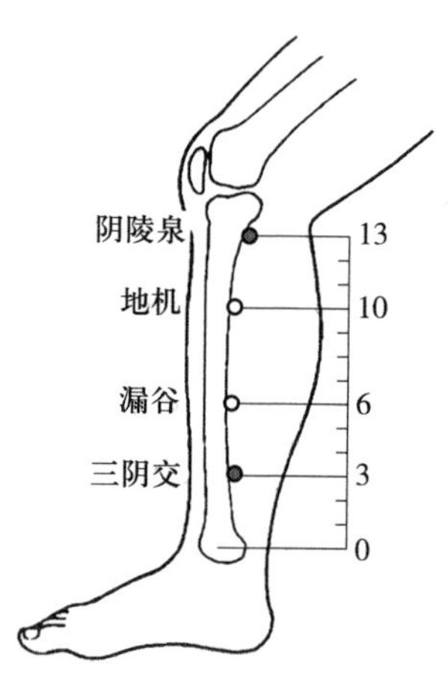

图 2–14　三阴交、阴陵泉

阴陵泉：胫骨内侧髁后下缘凹陷处，如图 2–14 所示。

解溪：足背横纹中央，踇长伸肌腱与趾长伸肌腱之间，如图 2–15 所示。

委中：腘横纹中点，股二头肌腱与半腱肌腱中间，如图 2–16 所示。

承山：委中与昆仑之间，腓肠肌两肌腹之间凹陷的顶端，如图 2–17 所示。

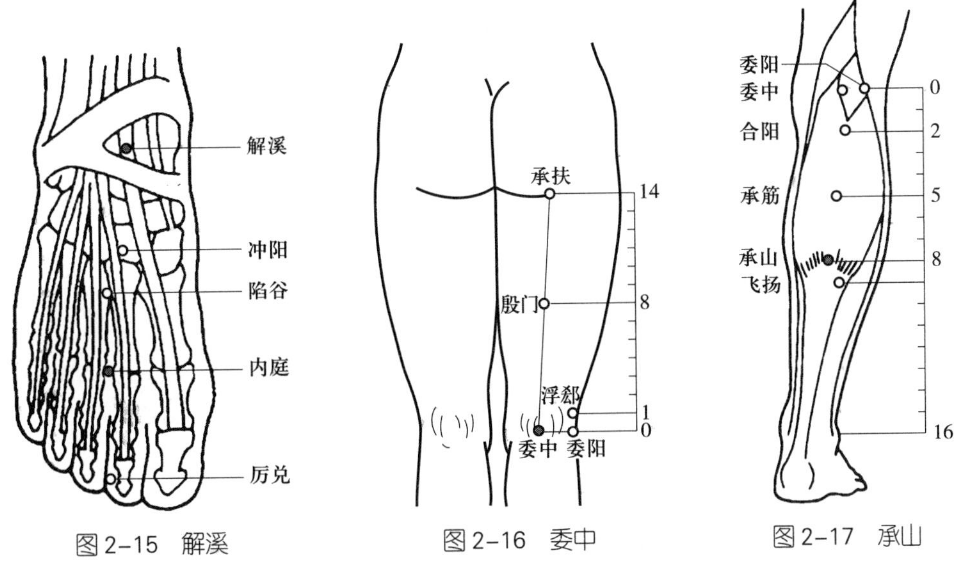

图 2–15　解溪　　图 2–16　委中　　图 2–17　承山

二、下肢部砭术操作的正确体位

顾客可根据施术部位的不同，选取仰卧位、俯卧位或坐位，调理师站于一侧，也可根据情况选取坐位。例如，足部操作时，顾客取坐位，调理师可与顾客相对而坐。

三、下肢部经脉循行部位的砭术操作方法和流程

顾客取仰卧位，双下肢放松并适当分开。调理师站于一侧，取适量砭术介质涂抹于施术部位，一手固定顾客下肢，另一手拿砭板，沿下肢足三阴经循行方向，行顺经刮法。可在血海、三阴交和阴陵泉处用点压法重点刮拭。刮拭力度宜由轻到重，用力均匀，刮拭 10 ~ 20 次即可。

顾客取俯卧位，双下肢放松。调理师站于一侧，取适量砭术介质涂抹于施术部位，一手固定顾客下肢，另一手拿砭板，沿下肢足三阳经循行方向，行顺经刮法。可在梁丘、足三里、丰隆、委中和承山处用点压法重点刮拭，在腘窝部行砭尺拍法。刮拭力度宜由轻到重，用力均匀，刮拭 10 ~ 20 次即可。

四、下肢部常用穴位的砭术操作方法和流程

顾客取仰卧位，双下肢放松并适当分开。调理师站于一侧，一手固定顾客下肢，另一手拿砭板，用砭板板面拍打下肢肌肉以放松，激发经气运行；然后用砭锥点压梁丘、足三里、丰隆、血海、阴陵泉、三阴交、解溪、委中、承山诸穴，各 1 min；用砭板的板面摩擦脚掌 5 ~ 10 次；用砭板的外弧形板刃刮足背 5 ~ 10 次；用凹形钝刃刮足趾 5 ~ 10 次。刮拭力度宜由轻到重，用力均匀。

注意事项：砭术调理过程中，调理师要全神贯注，力度要由轻到重，逐渐增加，切忌使用暴力；注意解剖关系和病理特点，认真观察顾客的反应，经常询问顾客的感觉，必要时调整手法；在关节部位操作时力度宜轻。

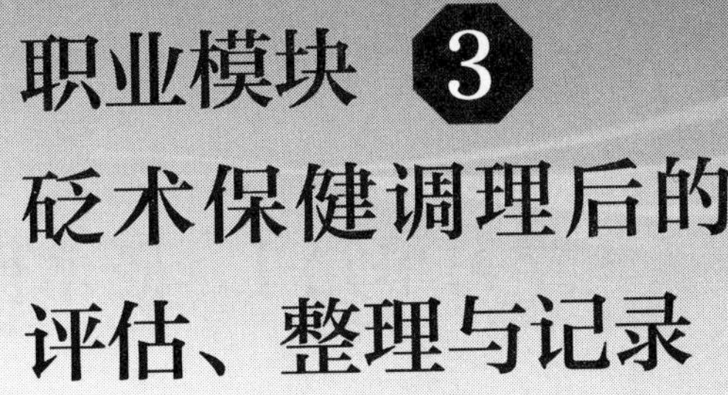

职业模块 3 砭术保健调理后的评估、整理与记录

培训课程 1　砭术保健调理后判断处理

学习单元 1　砭术保健调理正常反应

砭术保健调理通过将砭具作用于体表，起到活血化瘀、理气补血、疏经通络、祛邪扶正等功效，达到预防疾病、保健调理的目的。在施术调理过程中，机体会出现一些正常的生理反应，现列举如下。

头晕：头晕现象多出现在气虚体弱之人身上，如手术后、过度疲劳和平素气虚体弱者。若在施术过程中，顾客出现头晕、恶心等症状，调理师可以暂时停止调理，将砭具移开，嘱顾客服温开水，并稍微休息片刻，亦可以点压顾客四肢末端的一些腧穴。

困倦：困倦现象多出现在血虚者身上。由于长期血亏不足，尤其是大脑供血不足，顾客会出现记忆力减退，面色无华，唇暗，黏膜淡白无血色等症状。此现象一般出现在砭术调理后的 18 h 左右，这时不应强行做事而应当充分休息。一般 2 ~ 4 日困倦消失，随之精力充沛，面色逐渐转为红润，唇舌血气充盈。

泄泻：泄泻现象多出现在寒湿者身上。当素体寒湿已久，接受砭术调理后的 4 ~ 24 h 间，顾客腹部肠鸣，排便里急，泻出如絮如汤粪水，夹带宿便。有些顾客泻出量大，多数无腐臭气味，无厚重感。这是由于长期寒湿凝结，停滞在大肠，在接受正气鼓动后，寒湿之邪自肠排出。便后有快意，自觉腹中清畅。

汗出：汗出现象多出现在邪实者身上，寒邪、燥邪、火邪最为明显。出汗的部位多在足底、足趾间、腋下、会阴及阴囊部。许多顾客长期足跟干裂，这是燥邪所致。经过砭术调理后，机体津液运行通畅，四肢末端得到濡养，燥邪被驱赶出体外，汗液迫邪外出，水克火，汗水自出，燥火祛除。周身汗出者多为正虚邪实者。当砭具接近患体时，即刻汗出淋漓，遍及头面、胸背。这是正气鼓动现象，亦为调理有效的表现。

排气：排气包括打嗝、矢气。肝郁气滞者多出现排气现象。由于长期情志不舒，抑郁气滞，邪气停留在胃、肠等腑中，表现为两胁胀满、便秘、肠鸣、吸气、太息、纳呆。经过砭术调理大约 20 min 之后，顾客自觉胃脘有气，如喝汽水后的感觉，然后会打嗝，气自口出，出后畅快，亦有自大肠排出者会矢气频频。

排气是气滞将除的有效反应，有时顾客的气滞是通过砭术调理后排气而消除的。顾客会明显感觉到自己腹中鸣动，或打嗝，或矢气。特别说明：砭术操作时顾客出现排气现象，不会影响自身健康。

兴奋：兴奋现象包括情绪亢奋、失眠、多语等。兴奋会出现在长期心情压抑、情绪不佳的顾客身上。由于长期抑郁，情绪和能量不得释放，顾客在接受砭术调理后心情豁然开朗，积蓄多日的能量需要释放，因此出现情绪亢奋、多语、失眠、积极锻炼的现象。若顾客在砭术调理后出现兴奋等现象，应嘱其不要急于做剧烈的体育运动，要循序渐进，从散步等较为柔和的运动锻炼开始，随体质恢复情况再逐渐增大运动量。此外，要继续坚持调理，不必恐慌。

纳多：纳多现象包括食欲亢奋，一般出现在素体脾虚胃寒者身上。接受砭术调理后，胃寒祛除，胃气鼓动脾运正常，自然食欲增强，表现为多食。此时，顾客脾运初健，还未完全恢复正常，应嘱其注意自控食量，不要过饱，忌食肥甘厚腻等不易消化的食物，不要恣食生冷，以免影响调理效果。

痧痕：经砭术调理后，皮肤会对砭术的刺激产生各种反应，主要表现为皮肤颜色和形态变化，这种现象称为痧痕。常见的痧痕包括体表局部出现潮红、紫红或紫黑色斑，小点状紫红色疹子，并常伴有不同程度的热、痛。皮肤的这种变化可持续 1 天至数天。凡有病原之处，只要刮拭数分钟，便可见微红、红花杂点，重则成斑，甚至青黑斑块，触之略有阻碍或隆凸感。较严重的黑斑块，刮拭时会有痛感，如无病痛，则无反应，亦不觉疼痛。痧痕出现的部位和痧痕本身的形态，对疾病的诊断、调理、病程及预后判断有一定的指导意义。痧痕鲜红色，呈点状，多为表证，病程短，病情轻，预后多良好；痧痕暗红色，呈片状或瘀块，多为里证，病程长，病情重，预后差。随着砭术的调理，痧痕颜色由暗变红，由斑块变成散点，说明病情正在好转，调理有效。

砭术调理后 1 ~ 2 天施术部位肌肤有轻微的疼痛、发痒、虫行感、发热或出现风疹块等情况，均属正常现象。

学习单元 2　砭术保健调理后异常情况、不良反应的处理和预防

砭术疗法虽安全有效，无毒副作用，但是如果手法运用不当、顾客体位不适，或者精神过于紧张也可出现一些异常情况，如晕厥、烫伤、皮肤破损及出血等。

一、晕厥的处理

在砭术调理过程中，若顾客过于紧张、怕痛，或体质过于虚弱、过饥、过度疲劳、大汗后；或选取的体位不适而坚持过久；或调理师手法过重，未注意双方交流等，皆有可能出现顾客晕厥等情况。此时，顾客多表现为调理过程中发生头晕、目眩、心慌、胸闷气短、汗出、面色苍白、四肢发冷、恶心欲吐或神昏仆倒等。

处理方法：一旦发生晕厥先兆或晕厥，应立即停止施术，迅速让顾客平卧，取头低足稍高位，静卧片刻，给饮温开水，并应注意保暖。对经上述处理后仍未见好转的重症晕厥者，调理师可配合点按其水沟（向鼻部点按）、内关、百会、足三里（泻法）、涌泉，任选一两个穴位即可使顾客神志恢复正常，令其休息片刻，确认身体状况安全后再离开。必要时应配合其他措施。

预防措施：施术前首先应明确病情，选好适应证，并注意顾客体质、精神状况、对砭术调理的了解程度及对疼痛等的耐受程度；然后选择正确体位，以舒适、放松且能持久接受刮治的体位为宜。对初次接受砭术调理而又精神紧张者，应先做好解释工作，消除顾客思想顾虑。首次调理施术力度宜轻，选穴、经、部宜少，调理时间宜短。对饥饿、大汗后、过度疲劳者，宜待其恢复体力后再进行刮治。保持诊室空气畅通和环境安静。调理师在调理过程中应随时观察顾客精神状态及情绪变化，询问顾客感受，防止晕厥。

二、烫伤的处理

使用砭术温熨方法不当时，如出现Ⅰ度烫伤（局部红肿），应将创面放入冷水中浸洗半小时，再用麻油、菜油涂擦创面。如出现Ⅱ度烫伤（有水疱），大水疱可用消毒针刺破水疱边缘放水，涂上烫伤膏后包扎，松紧要适度。

预防措施：使用电热砭石时，电加热仪器的温度要从 39 ℃逐步向上增加温度，并询问顾客的感觉，不要直接使用较高的温度作用于人体，以防烫伤。

三、皮肤破损的处理

若用力不当致皮肤破损，应做局部消毒处理，使用无菌纱布敷贴；若破损较轻，也可在局部涂敷红药水，并避免在伤处操作，预防感染。

预防措施：施术手法要轻柔，做到柔中有刚，切忌使用暴力。手法要具有一定的渗透力，切忌在皮肤表面来回摩擦。施术过程中要随时和顾客交流沟通，随时了解顾客感受并观察受术部位皮肤颜色等的变化，操作力度以顾客耐受为度。对于首次接受砭术调理者，手法力度宜轻柔，操作时间宜短，施术力度以其耐受为主，防止造成皮肤破损。

四、出血的处理

顾客在接受砭术调理过程中及调理后，调理部位可能会出现皮下出血，局部皮肤肿起，并出现青紫及瘀斑现象。一般在下肢较为多见。这是由于调理师砭术操作手法过重，时间过长；或老年人毛细血管脆性增加；或顾客为血液病患者，如血小板减少者。

处理方法：局部小瘀斑一般不做处理。局部青紫严重、面积大时，可先止血冷敷，待出血停止后再做局部摩法，同时配合湿热敷以消肿止痛，促进局部瘀血消散、吸收。同时应特别注意消毒，切不可弄破皮肤。

预防措施：若非必要禁用泻法。凡对年老者、幼儿、妇女及阴经循行部位（如血海、三阴交等穴）施术，应采用轻柔手法，特别是在骨骼凸起部位手法不宜太重。急性软组织扭伤、挫伤者一般在皮下出血停止 24 h 后方可配合轻柔砭术调理，同时应注意密切观察，加强交流。

培训课程 2　砭术保健调理整理

一、砭术调理部位清洁

保健调理结束后，保健调理师可以用温水浸湿毛巾对受术部位进行清洁，也可以用干毛巾对受术部位进行清洁，以防止调理过程中使用的油类砭术介质等弄脏顾客衣物。清洁时，需注意手法、力度宜轻柔，清洁毛巾的干湿度、温度应适宜，以免弄疼甚至擦破受术部位皮肤。

若调理过程中用力不当导致皮肤破损，应做局部消毒处理，使用无菌纱布敷贴，若破损较轻也可以局部涂敷药水或药膏，并避免在伤处操作，预防感染。

二、砭具和用品整理

1. 整理砭具等物品

保健调理结束后，保健调理师要将调理过程中使用过的砭具及其他辅助物品全部清点回收，并依据其材质不同将砭具及其他辅助物品分类放置，等待消毒或灭菌处理。

2. 整理床单等物品

保健调理结束后，保健调理师要及时将治疗床清理干净，将使用过的毛巾等分类回收，并按规定洗涤。如使用一次性床单，应及时将使用过的床单收至指定存放处，并将床面整理整齐。

3. 分类进行清洁和消毒处理

（1）砭具的消毒

保健调理结束后，要根据所使用砭具及其他辅助物品材质，选择合适的消毒灭菌方式。例如，耐湿、耐高温的器械首选压力蒸汽灭菌，不耐湿、不耐高温的器械可采用低温灭菌方法或化学消毒剂浸泡灭菌（250 ~ 500 mg/L 含氯消毒液浸泡 30 min，再清洁干净，晾干备用）。电热砭石的电子加热部件在使用后，应关闭开关并拔掉电源插头，收好备用。

（2）治疗床及床周清洁和消毒

保健调理结束后，治疗床、床桌、门把手等坚硬物品表面应用 75% 酒精擦拭；治疗床所用床单、枕巾、毛巾、治疗巾的洗涤时间是 30 ~ 40 min，洗涤温度为 90 ℃以上；沾染有唾液等体液的布类物品则需使用 500 mg/L 的含氯消毒液浸泡 30 min 进行消毒。

（3）地面清洁和消毒

保健调理结束后，当地面无明显污染时，采用湿式清扫，用清水或含清洁剂的水拖地。有传染病流行时改为先用含氯消毒液拖地，再用清水拖地。

三、砭术保健调理记录格式与评分标准

砭术调理评分标准见表 3–1。

表 3–1 砭术调理评分标准

<table>
<tr><th colspan="2">项目</th><th>要求</th><th colspan="2">应得分</th><th>扣分</th><th>得分</th><th>说明</th></tr>
<tr><td colspan="2" rowspan="2">素质要求</td><td>仪表大方，举止端庄，态度和蔼</td><td>5</td><td rowspan="2">10</td><td></td><td></td><td></td></tr>
<tr><td>着装规范</td><td>5</td><td></td><td></td><td></td></tr>
<tr><td rowspan="5">操作前准备</td><td rowspan="2">调理师</td><td>对顾客评估正确、全面</td><td>5</td><td rowspan="5">23</td><td></td><td></td><td></td></tr>
<tr><td>洗手，戴口罩</td><td>3</td><td></td><td></td><td></td></tr>
<tr><td>物品</td><td>物品齐备，缺一种扣 2 分</td><td>6</td><td></td><td></td><td></td></tr>
<tr><td rowspan="2">顾客</td><td>核对姓名、部位、方法并解释</td><td>5</td><td></td><td></td><td></td></tr>
<tr><td>取合理体位，暴露施术部位，保暖</td><td>4</td><td></td><td></td><td></td></tr>
<tr><td rowspan="7">操作流程</td><td>定位</td><td>再次核对，确定腧穴部位和施术方法</td><td>5</td><td rowspan="7">37</td><td></td><td></td><td></td></tr>
<tr><td rowspan="4">施术操作</td><td>腧穴定位准确，砭具选取得当</td><td>10</td><td></td><td></td><td></td></tr>
<tr><td>砭术介质选取恰当</td><td>5</td><td></td><td></td><td></td></tr>
<tr><td>砭术手法操作规范</td><td>5</td><td></td><td></td><td></td></tr>
<tr><td>施术时间合理</td><td>4</td><td></td><td></td><td></td></tr>
<tr><td>观察</td><td>观察局部皮肤及病情，询问顾客有无不适</td><td>3</td><td></td><td></td><td></td></tr>
<tr><td>术毕</td><td>清洁局部皮肤</td><td>5</td><td></td><td></td><td></td></tr>
<tr><td rowspan="4">操作后</td><td rowspan="2">整理</td><td>整理床单，协助着衣，体位舒适</td><td>5</td><td rowspan="4">15</td><td></td><td></td><td></td></tr>
<tr><td>清理用物，归于原位，洗手</td><td>2</td><td></td><td></td><td></td></tr>
<tr><td>评价</td><td>施术部位准确度、皮肤状况、顾客感觉、目标达成程度</td><td>6</td><td></td><td></td><td></td></tr>
<tr><td>记录</td><td>按要求记录并签名</td><td>2</td><td></td><td></td><td></td></tr>
<tr><td colspan="2">技术熟练</td><td>砭术运用正确，动作熟练、轻柔</td><td>5</td><td rowspan="2">15</td><td></td><td></td><td></td></tr>
<tr><td colspan="2">咨询提问</td><td>回答完整、准确</td><td>10</td><td></td><td></td><td></td></tr>
<tr><td colspan="2">合计</td><td></td><td>100</td><td></td><td></td><td></td><td></td></tr>
</table>

砭术调理效果评估与顾客健康状况记录见表 3–2。

表 3–2 砭术调理效果评估与顾客健康状况记录

<table>
<tr><td>顾客姓名</td><td></td><td>调理次数 / 日期</td><td></td><td>调理师</td><td></td></tr>
<tr><td colspan="2">顾客调理前的不适</td><td colspan="4"></td></tr>
<tr><td colspan="2">采用的保健调理方法</td><td colspan="4"></td></tr>
<tr><td colspan="2">调理部位</td><td colspan="4"></td></tr>
<tr><td colspan="2" rowspan="2">调理后的反应</td><td>调理部位的
客观反应</td><td colspan="3"></td></tr>
<tr><td>顾客的主观感受</td><td colspan="3"></td></tr>
<tr><td colspan="2" rowspan="4">顾客的整体体验</td><td>操作手法
是否熟练</td><td colspan="3">（ ）熟练 （ ）一般 （ ）手法生硬</td></tr>
<tr><td>刺激力度</td><td colspan="3">（ ）适中 （ ）力度较重 （ ）力度较轻</td></tr>
<tr><td>整个操作流程
是否流畅</td><td colspan="3">（ ）流畅 （ ）一般 （ ）较为生疏</td></tr>
<tr><td>其他</td><td colspan="3"></td></tr>
<tr><td colspan="2">体验建议</td><td colspan="4"></td></tr>
<tr><td colspan="2">调理效果及顾客
健康状况评估</td><td colspan="4"></td></tr>
<tr><td colspan="2">日常生活注意事项</td><td colspan="4"></td></tr>
<tr><td colspan="2">调理频次建议</td><td colspan="4"></td></tr>
<tr><td colspan="2">建议下次调理时间</td><td colspan="4"></td></tr>
</table>

中　级

职业模块 4
砭术保健调理方案确定

培训课程 1　体质评估和应用

一、体质的定义

体，指一个人的身体、形体、个体；质，指素质、质量、性质。体质是在人体生命过程中，在先天禀赋和后天获得的基础上，逐渐形成的在形态结构、生理机能、物质代谢和性格心理方面综合的、相对稳定的固有特质。

二、中医对体质的认识

中医基础理论指出，“正气存内，邪不可干”，正气强盛与否与体质密切相关。体质反映机体内阴阳运动形式的特殊性，这种特殊性由脏腑盛衰所决定，并以气血为基础。每个人的体质都具有相对稳定性，但是也具有一定范围内的动态可变性、可调性。正因为体质的相对可变性、可调性，才使体质养生具有很好的实用价值。通过顺应体质稳定性，优化体质特点，纠正体质偏颇，可使体质向好的方面转化。

三、体质的影响因素

人体体质的形成基于先天和后天两大基本因素。先天因素来自父母，为体质形成的第一因素（遗传因素、胎育因素），决定了体质的相对稳定性；后天因素指出生后衣、食、住、行等生活方式对生理和心理方面的影响，决定了体质的发展与个体差异。

1. 先天禀赋

先天禀赋是指父母先天的遗传及婴儿在母体里的发育营养状况。

2. 性别因素

男子以气为重，女子以血为先，女子由于有经、带、胎、产的特点，因此体质与男子不同。

3. 年龄因素

体质可随着年龄的增长而发生变化，因为人体的结构、机能和代谢是随着年龄而发生改变的。俗话说“一岁年纪，一岁人”便是这个道理。老年人之所以容易发病，就是由年龄因素决定的。

4. 饮食营养因素

“人以水谷为本”，这说明体质不仅与先天禀赋有关，而且还依赖于后天水谷的滋养，水谷是人体不断生长发育的物质基础。但营养不当，也会致使人体发病。

5. 精神因素

“暴乐暴苦，始乐后苦，皆伤精气，精气竭绝，形体毁沮。”这说明强烈的精神刺激可直接损伤人的机体，使健康体质的基础发生动摇。

6. 地理环境因素

生活在不同地理环境条件下，受不同水土性质、气候类型、生活条件的影响，因此不同地区的人形成了不同的体质。

四、九大体质

中医体质学创始人王琦教授把人分为 9 种体质，即平和质、气虚质、阳虚质、阴虚质、气郁质、血瘀质、痰湿质、湿热质、特禀质。这 9 种体质在《保健调理师（基础知识）》一书中已有详细介绍，此处不再赘述。

培训课程 2　不同体质保健方案

一、平和质保健方案

平和质人群保健原则：平补平泻、平调阴阳。

砭术调理以任脉、督脉、足阳明胃经、足太阳膀胱经为主，可取百会、膻中、气海、关元、肾俞、命门和足三里进行调理。操作采用保健刮法，砭板厚面接触皮肤，对上述穴位可进行点压、按揉刮拭，每穴操作 10 ~ 20 次，至局部皮肤发热或潮红，不必出痧，可每日一刮，重在激发卫气，提高抗邪能力。

平和质者，无气血阴阳偏颇，平素以保养为主，日常养生应采取中庸之道，注意摄生保养，饮食有节，劳逸结合，生活规律，坚持锻炼。可适当使用扶正之品，不宜过于强调进补，少用药物为宜。

若患疾病，以辨病、辨证论治为主，重在及时治病，防止因疾病导致体质偏颇。

二、气虚质保健方案

气虚质人群保健原则：补气健脾、调和营卫。

砭术调理以任脉、督脉、足阳明胃经、足太阳膀胱经为主，可取百会、大椎、至阳、命门、肺俞、心俞、肝俞、胆俞、脾俞、胃俞、膻中、气海、关元、内关、足三里和三阴交进行调理。操作采用点按方法，并直线轻刮任脉、督脉及足太阳膀胱经，一般操作 10 ~ 20 次，以每个部位刮拭出热感或少量痧痕为宜。

气虚质者，日常生活中应保持稳定平和的心态，避免过度紧张。平常应早睡早起，不熬夜。注意做柔缓运动，不宜做强体力运动，可选择快慢交替散步、打太极拳及八段锦等。日常应注意随天气变化增减衣服，减少生病的可能。饮食调养可多吃益气健脾的食物，如小米、粳米、山药、豆腐、胡萝卜、肉、蛋、奶等，并注意饮食不宜过于滋腻，应选择营养丰富、易于消化的食品。

三、阳虚质保健方案

阳虚质人群保健原则：温阳补气、温煦脏腑。

砭术调理以任脉、督脉、足阳明胃经、足太阳膀胱经为主，可取背俞穴、大椎、命门、气海、关元、足三里进行调理。先从背部正中督脉大椎向下轻刮至命门，并重点按揉大椎和命门，以局部有酸胀感为宜；再直线轻刮足太阳膀胱经第一侧线 10 ~ 20 次；腹部气海向下刮至关元 10 ~ 20 次，并点压、按揉气海和关元；下肢足三里以击打法刮拭。刮拭采用平补平泻法或补法，至局部出现微热感或少量的痧痕即可停止。

阳虚质者，应注意保暖，尤其是腰部、下肢的保暖。多做运动可促进气血流通，如跳绳、跳跃、短距离跑等。饮食忌生冷，可多食用羊肉、牛肉、猪肚、刀豆、核桃、栗子、茴香等温阳食物。

四、阴虚质保健方案

阴虚质人群保健原则：益气养阴、平衡阴阳。

砭术调理以足少阴肾经、足太阴脾经、足太阳膀胱经为主，可取大椎、肺俞、膏肓俞、心俞、厥阴俞、肾俞、三阴交、太溪、涌泉进行调理。点按上述穴位 50 次，配合轻刮膀胱经第一侧线。刮拭采用补刮法或平补平泻法。阴虚体质者容易产生痛感，在刮痛时应当涂抹刮痧油或隔衣刮拭，以减轻砭板与皮肤摩擦产生的疼痛。

阴虚质者，虚火上升可同时伴有燥热症状，应避免熬夜，藏养阴精，节制房事，多饮水，做中、小强度的运动。饮食以养阴生津为主要目的，多吃甘凉滋润的食物，如芝麻、木耳、银耳、百合、甘蔗、桃、海参、海蜇、鸭肉、牛奶、豆腐等食品；忌食性温燥烈之品。

五、气郁质保健方案

气郁质人群保健原则：理气解郁、疏肝泻热。

砭术调理以任脉、足少阳胆经、足厥阴肝经、足太阳膀胱经为主，可取肺俞、肝俞、胆俞、膻中、期门、中脘、章门、日月、内关、阳陵泉、太冲进行调理。首先直线重刮膀胱经第一侧线，并弹拨肺俞、肝俞、胆俞；然后采用直线轻刮法从天突刮至膻中 10 ~ 20 次；再从里向外地刮拭肝胆体表投影区 10 ~ 20 次，点按期门、章门、日月，配合点按内关、阳陵泉、太冲各 50 次。气郁质者不易出痧，故只需局部有热感即可，不可强行出痧。

气郁质者，应注意培养良好的情绪管理方式，主动参加社会活动，培养广泛的兴趣与爱好，努力保持心情舒畅。日常可多做运动，多晒太阳。饮食可辅以小麦、荞麦、柑橘皮、梅花、玫瑰花等具有行气解郁、消食醒神作用的食物。睡前避免饮茶、咖啡等提神醒脑的饮料。

六、血瘀质保健方案

血瘀质人群保健原则：活血化瘀、行气助运。

砭术调理以足太阴脾经、足厥阴肝经、足太阳膀胱经为主，可取大椎、心俞、膈俞、曲池、血海、委中、三阴交、太冲进行调理。直线重刮足太阳膀胱经第一侧线 20 ~ 30 次，结合弹拨法重点点压、按揉心俞、膈俞；下肢从血海刮至三阴交；最后用按揉法刮拭曲池、太冲，配合委中三棱针点刺放血，使瘀血、邪毒得泻。血瘀质者容易出痧，但若出痧严重并伴严重痛感，则需及时就医检查。

血瘀质者，心血管功能较弱，不宜大量运动，如出现胸闷、头晕、恶心等情况，应立即停止运动，休息之后如不缓解，应及时就医。秋冬时节应注意保暖及适当运动。可多食红糖、黄酒、葡萄酒等温热食物，少食寒凉食物。

七、痰湿质保健方案

痰湿质人群保健原则：化痰除湿、温阳健脾。

砭术调理以足太阳膀胱经、任脉、足太阴脾经、足阳明胃经为主，可取脾俞、胃俞、三焦俞、膻中、曲池、足三里、阴陵泉、丰隆进行调理。首先直线重刮膀胱经第一侧线 20 ~ 30 次，重点弹拨脾俞、胃俞、三焦俞；然后用直线轻刮法从天突刮至膻中 10 ~ 20 次；再刮曲池、阴陵泉、足三里、丰隆，每穴 10 ~ 20 次。

痰湿质者，体内痰湿盘踞，砭术可扩张毛孔、促进血液循环，以助痰湿排出体外。日常应保持居室干燥，衣着透气，常晒太阳，多做户外运动。饮食宜减少肉食、油炸食品及甜食，多吃蔬菜，尽量清淡，减少饮酒。

八、湿热质保健方案

湿热质人群保健原则：清热化湿、舒经通络。

砭术调理以督脉、足太阴脾经、足少阳胆经、足厥阴肝经、足太阳膀胱经为主。可取百会、大椎、肝俞、胆俞、脾俞、胃俞、期门、中脘、日月、曲池、阴陵泉、阳陵泉、三阴交、太冲进行调理。操作采用泻法，按梳头顺序刮拭全头 10 ~ 20 次；从大椎向下直线重刮膀胱经第一侧线，重点弹拨肝俞、胆俞、脾俞、胃俞；再沿着肋骨走向，从里向外刮拭肝胆体表投影区 10 ~ 20 次，重点刮拭期门、日月；上肢部重点刮曲池；下肢部阴陵泉、阳陵泉、三阴交采用击打法；太冲可用砭板的一角垂直按压 10 ~ 20 次。湿热体质者体内瘀毒较重，宜选用按压力度大、速度慢的手法刮拭。

湿热质者，应积极运动，尽量不吃肉，饮食应清淡，多吃甘寒、甘平的食物，如绿豆、空心菜、芹菜、黄瓜、冬瓜、藕、西瓜等；少吃辛温助热燥烈的食物，如大热之辣椒、姜、葱、蒜等，以及大补之牛肉、羊肉、狗肉、鸡肉、鹿肉等温阳食物，切忌酗酒；少吃或不吃温热水果，如荔枝、桂圆等。

九、特禀质保健方案

特禀质人群保健原则：调和气血、强身健体。

砭术调理以督脉、任脉、手太阴肺经、手阳明大肠经、足太阴脾经、足太阳膀胱经为主，可取大椎、背俞穴、气海、关元、尺泽、太渊、曲池、合谷、血海、足三里、三阴交进行调理。轻刮上述经络配合穴位重点刺激，每经 30 次左右，不必强求出痧。

特禀质者，日常应保持平和的心态，避免接触各种致敏物体，注意增减衣服，加强运动，增强机体对环境的适应能力。饮食宜清淡，营养应均衡，粗细搭配适当，荤素配伍合理，忌食生冷、辛辣、肥甘油腻及各种“发物”。

职业模块 5
头面部砭术保健调理

培训课程 1　头部砭术保健调理

一、头部经脉循行部位、常用穴位定位

1. 头部经脉循行部位

中医经络理论中对于经络循行有详细描述，其中“头为诸阳之会”，汇聚手足三阳共 6 条经脉。另有足厥阴肝经“与督脉交于巅”，故头部共有 8 条经脉通过。又有“经脉所过，主治所及”，故头部病症与手三阳经、足三阳经、足厥阴肝经、督脉都有一定关系。

根据头部病症部位进行辨证归经，头部病症有以下几类。

（1）阳明经病

《灵枢》中描述：“胃足阳明之脉，起于鼻……却循颐后下廉，出大迎，循颊车，上耳前，过客主人，循发际，至额颅。”由此可见，阳明经病主要表现为前额、眉棱骨及鼻根部等部位病变。

（2）少阳经病

《灵枢》中描述：“胆足少阳之脉，起于目锐眦，上抵头角，下耳后……从耳后入耳中，出走耳前，至目锐眦后。”由此可见，少阳经病主要表现为以耳周为中心的头侧部病变。

（3）太阳经病

《灵枢》中描述：“膀胱足太阳之脉，起于目内眦，上额，交巅……从巅入络脑，还出别下项……。”由此可见，太阳经病主要表现为后枕部及项部病变。

（4）厥阴经病

《灵枢》中描述：“肝足厥阴之脉……循喉咙之后，上入颃颡，连目系，上出额，与督脉会于巅。”由此可见，厥阴经病主要表现为眼睛、巅顶等循行部位的病变。

2. 头部常用穴位定位

神庭：在头部，前发际正中直上 0.5 寸。

头维：在头侧部，额角发际直上 0.5 寸，头正中线旁开 4.5 寸。

率谷：在头部，耳尖直上入发际 1.5 寸，角孙直上方。

百会：在头部，前发际正中直上 5 寸。

四神聪：在头顶百会前、后、左、右各旁开 1 寸处，共 4 穴。

安眠：在翳风与风池两穴连线的中点。

风池：在项部，枕骨之下，与风府相平，胸锁乳突肌与斜方肌上端之间的凹陷处。

风府：在项部，后发际正中直上 1 寸，枕外隆凸直下，两侧斜方肌之间凹陷处。

二、头部砭术操作的正确体位

头部砭术时，一般根据病变部位选择相应体位。阳明经及厥阴经病者，可取仰卧位；太阳经病者，可取俯卧位；少阳经病者，可取仰卧位、俯卧位或侧卧位。

三、头部经脉循行部位的砭术操作方法和流程

1. 阳明经砭术操作

顾客取仰卧位，自神庭沿前发际刮至头维，之后向下刮至太阳，操作 20 ~ 30 次。

2. 少阳经砭术操作

顾客一般取仰卧位或侧卧位，自头维开始沿侧头部耳后刮至风池，操作 20 ~ 30 次。

3. 太阳经砭术操作

顾客取俯卧位，自头部百会开始沿正中线向后刮至风府，之后沿百会旁开 1.5 寸向后刮至风池，操作 20 ~ 30 次。

四、头部常用穴位的砭术操作方法和流程

头部穴位较表浅，一般采用线形砭术配合钝角点按穴位的方法操作，每穴一般点按 10 ~ 15 次。

培训课程 2　面部砭术保健调理

一、面部皮肤分类

1. 油性皮肤

油性皮肤主要表现为皮肤粗厚，毛孔明显，部分毛孔粗大，酷似橘皮，脸部油亮，T 字部位最明显。皮肤易受污染，抗菌力弱，易生痤疮粉刺；附着力差，化妆后易掉

妆；较能经受外界刺激，不易长皱纹。

2. 中性皮肤

中性皮肤油脂和水分分泌平衡，主要表现为皮肤清洁，细嫩，有光泽，毛孔较小，肤色均匀无油光，富有弹性。对外界刺激不太敏感，不易起皱纹。这类皮肤多见于青春期少女。

3. 干性皮肤

干性皮肤主要表现为毛孔小，皮肤水分少，干燥，有紧绷感，易脱皮，皮肤常暗无光泽，易长皱纹，眼前、嘴角处尤甚。对外界风吹日晒等耐受力差，受刺激后可出现皮肤潮红，甚至灼痛。

4. 混合性皮肤

混合性皮肤主要表现为同时存在两种不同性质的皮肤。一般在前额、鼻翼、下巴处为油性，毛孔粗大，油脂分泌较多，甚至可发生痤疮，而其他部位（如面颊部）呈现干性或中性皮肤的特征。

5. 敏感性皮肤

敏感性皮肤主要表现为皮肤细腻，皮脂分泌少，较干燥。其显著特点是接触化妆品后易引起皮肤过敏，出现红、肿、痒等。对烈日、花粉、蚊虫叮咬及高蛋白食物等也易过敏。

二、面部解剖及主要体表标志

1. 面部主要体表标志

眉弓：眶上缘上方两眉毛所在处，颅骨上有弓形隆起。

眉心：两眉弓之间的凹陷处，位于两眉弓之上、发际之下、额部最突出之处。

目内眦：上下眼睑游离缘内侧端会合处。

目外眦：上下眼睑游离缘外侧端会合处。

眶上缘：眶口上的骨性边缘。

眶下缘：眶口下的骨性边缘。

眶下孔：眶下缘的中点下方可摸到的凹陷处为眶下孔（正对四白），为眶下神经、血管出处。

鼻翼：为鼻尖两侧由软骨组成的泡状隆起。

上下唇和口角：上下唇由皮肤、黏膜及口轮匝肌等组成，上下唇之间为口裂，口裂的两端为口角。

人中：上唇表面正中间的纵向凹陷。

鼻唇沟：自鼻翼至口角外下方的弧形曲沟。

下颌角：下颌骨在面部后界与下界交会处形成的角。

下颌关节：耳屏前下方约 2 cm 凹陷处，张口闭口时可感到其动作。

咬肌：咬紧牙关时，下颌角前方的肌性隆起。

耳郭：突出于头颅外侧、以弹性软骨为支架的外耳，其上半游离缘为耳轮，与其相对的弧形隆起为对耳轮，耳轮与对耳轮之间的沟为耳舟。

乳突：耳郭后的圆丘状骨性隆起，胸锁乳突肌的终止处。

耳垂：耳郭下部，不包含软骨而由脂肪组织所代替的部分。

耳屏：面部后方的瓣状隆起。

2. 面部分区

按照解剖分区，面部可分为额部、眶部、眶下部、鼻部、唇部、颧部、颊部、颏部、颌部共 9 区。

3. 面部经脉循行部位、常用穴位定位

（1）面部经脉循行部位

面部共有 8 条经脉循行，分别为任脉、督脉、足阳明胃经、足太阳膀胱经、足少阳胆经、手阳明大肠经、手太阳小肠经及手少阳三焦经。其中，任脉分布于唇下正中线；督脉分布于唇上正中线；足阳明胃经循行经过口唇外侧、鼻外侧、眶下、耳前及额角发际；足太阳膀胱经自目内眦上行至前发际；足少阳胆经循行于目外眦、耳前至头侧部；手阳明大肠经循行于下颌及鼻旁；手太阳小肠经循行于下颌、颧部及耳前；手少阳三焦经循行于眉梢、耳前及耳后。

（2）面部常用穴位定位

神庭：前发际正中直上 0.5 寸。

印堂：在前额部，两眉头间连线与前正中线的交点处。

鱼腰：在前额部，瞳孔直上，眉毛中。

太阳：在颞部，眉梢与目外眦之间，向后约一横指凹陷处。

睛明：在面部，目内眦外上方凹陷中。

攒竹：在面部，眉头凹陷中。

瞳子髎：在面部，目外眦外侧 0.5 寸凹陷中。

四白：在面部，瞳孔直下，眶下孔凹陷处。

承泣：在面部，瞳孔直下，眼球与眶下缘之间。

上迎香：在面部，鼻翼软骨与鼻甲交界处，近鼻唇沟上端处。

迎香：在鼻翼外缘中点旁，鼻唇沟中。

颧髎：目外眦直下，颧骨下缘凹陷处。

人中：在人中沟上 1/3 处。

地仓：在面部，口角外侧，口角旁开 0.4 寸，上直对瞳孔。

承浆：在面部，颏唇沟的正中凹陷处。

大迎：在面部，下颌角前方，咬肌附着部的前缘凹陷中，面动脉搏动处。

颊车：在面颊部，下颌角前上方约一横指，咀嚼时肌肉隆起，按之凹陷处。

耳门：在耳屏上切迹的前方，下颌骨髁状突后缘，张口有凹陷处。

听宫：在面部，耳屏正中与下颌骨髁突之间的凹陷中。

听会：耳屏间切迹的前方，下颌骨髁状突的后缘，张口有凹陷处。

丝竹空：在眉梢凹陷处。

上关：在耳前，下关穴直上，颧弓上缘的凹陷处。

下关：在面部，颧弓与下颌切迹所形成的凹陷中，合口有孔，张口即闭。

三、面部砭术操作的正确体位及常用砭术介质

1. 面部砭术操作的正确体位

面部砭术可在额部、眶部、鼻部、眶下部、唇部、颏部、颊部、颞部、颧部、颌部共 10 区进行操作，具体需视调理情况而定。

2. 面部砭术操作常用的砭术介质

面部砭术采用的砭术介质，除满足润滑目的外，最好还能够营养肌肤。一般采用具有美容养颜、通经排毒功效且亲肤力强、由植物提取物制作而成的液体类或乳膏类制品。

四、面部经脉循行部位的砭术操作方法和流程

1. 面部分区刮拭

（1）刮拭额部

顾客取仰卧位，调理师一手扶持顾客面部，另一手握持砭板，砭板与皮肤的夹角小于 15°，用平推法由前额正中线开始，由内向外刮拭，即由印堂向丝竹空刮拭，然后逐渐向上平移刮拭。可在印堂、鱼腰、丝竹空处用点压法刮拭，刮拭力度要轻柔，速度要缓慢，以避免出痧。一般操作 20 ~ 30 次，共持续 1 ~ 3 min。

（2）刮拭眼周部

顾客取仰卧位，调理师一手扶持顾客面部，另一手握持砭板，砭板与皮肤的夹角小于 15°，用平压法顺着眼轮匝肌的方向分别沿上眼睑和下眼睑的方向刮拭，向上是由睛明刮至攒竹，沿上眼眶刮至瞳子髎，操作 20 ~ 30 次，向下是由睛明沿下眼眶刮至瞳子髎，操作 20 ~ 30 次。可在睛明、攒竹、承泣、瞳子髎处用点压法刮拭，刮拭力度要轻柔，速度要缓慢，以避免出痧。

（3）刮拭鼻部、眶下部、颧部

顾客取仰卧位，调理师一手扶持顾客面部，另一手握持砭板，砭板与皮肤的夹角小于 15°，用平抹法从上迎香由内向外往耳门刮拭，从迎香由内向外往听宫刮拭。可在上迎香、上关、迎香、下关、颧髎、耳门、听宫处用点压法刮拭，刮拭力度要轻柔，速度要缓慢，以避免出痧。一般操作 20 ~ 60 次，共持续 1 ~ 5 min。

（4）刮拭唇部、颏部、颊部、颌部

顾客取仰卧位，调理师一手扶持顾客面部，另一手握持砭板，砭板与皮肤的夹角小于 15°，用平抹法以承浆为中心沿下颌方向由内向外刮拭，即由承浆过地仓向颊车的方向刮拭。可在承浆、地仓、迎香、大迎、颊车处用点压法刮拭，刮拭力度要轻柔，速度要缓慢，以避免出痧。一般操作 20 ~ 80 次，共持续 1 ~ 6 min。

2. 面部美容和不同病症刮拭

（1）面部美容刮之三步刮

第一步自印堂向上刮至前发际（神庭下），向左右沿着发际下刮至耳前之耳门。

第二步自印堂至前发际 1/2 处向左右方向经阳白刮至太阳。

第三步自印堂向左右沿着眉上刮至太阳。一般操作 20 ~ 60 次，共持续 1 ~ 5 min。

（2）黄褐斑之面部美容刮

前额部从前正中线向左右两边刮 30 下；从人中向左右横刮；从承浆向左右两边斜向上刮到太阳；从太阳刮向发际并延伸至耳上方。病变在眼周围者，在睛明—攒竹、鱼腰—瞳子髎、太阳等穴处轻微按压刮，黄褐斑点处可稍加重。

黄褐斑的发生往往是体内脏腑功能失调的反应，如月经不调、子宫肌瘤、肝病等伴发的黄褐斑，需同时积极求医对原发病进行治疗。黄褐斑往往在原发疾病得到有效治疗后会逐渐减退。

（3）雀斑之面部美容刮

先刮拭前额部，砭板与皮肤的夹角小于 15°，用平推法由前额正中线开始，两侧分别由内向外刮拭，即由印堂向鱼腰刮拭，然后逐渐向上平移刮拭。刮拭两额部，用平抹法分别在两额部由内向外进行刮拭，即从上迎香向上关刮拭，迎香向下关刮拭。刮拭下颌部，用平抹法以承浆为中心沿下颌方向由内向外刮拭，即由承浆过地仓向颊车的方向刮拭。刮拭眼周部，用平压法顺着眼轮匝肌的方向分别沿上眼睑和下眼睑的方向刮拭，向上是由睛明刮至攒竹，沿上眼眶刮至瞳子髎，向下是由睛明沿下眼眶刮至瞳子髎，刮拭力度要轻柔，速度要缓慢，以避免出痧。对于重点刮拭局部病变部位，即雀斑分布较多部位，每个部位刮拭 5 ~ 10 次，至皮肤微热、潮红即可。

施砭术后应嘱咐顾客以下事项：1）尽量避免长时间日晒，尤其在夏季；2）不滥用外涂药物，缩短面对计算机、电视等屏幕的时间，尽量避免被荧光灯照射，以免斑点加深；3）要注意多食用富含维生素 C 和维生素 E 的新鲜水果和蔬菜，少食用光敏性药物及食物，如补骨脂素等；4）保持充足的睡眠和休息，避免熬夜；5）保持心情舒畅、愉快。

（4）儿童近视、弱视之面部保健刮

按上述刮拭眼周部方法进行刮拭，砭术后饮一杯温开水，多吃新鲜水果和蔬菜，适当增加蛋白质的摄入，限制过多糖类的摄入，以促进视网膜和视神经的发育。还需多吃粗粮（玉米面、小米等），以增加必要的维生素供给。

3. 注意事项

（1）面部砭术前应做好皮肤清洁工作。

（2）面部砭术前要涂刮痧乳，以免干刮损伤皮肤。

（3）面部砭术角度要小于 15°，速度需缓慢，不能出痧。

（4）面部砭术用力要轻柔，忌用大力、重力。

（5）面部砭术宜用专业面部砭板前缘 1/3 的部位刮拭，便于掌握刮拭力度而不损伤皮肤。

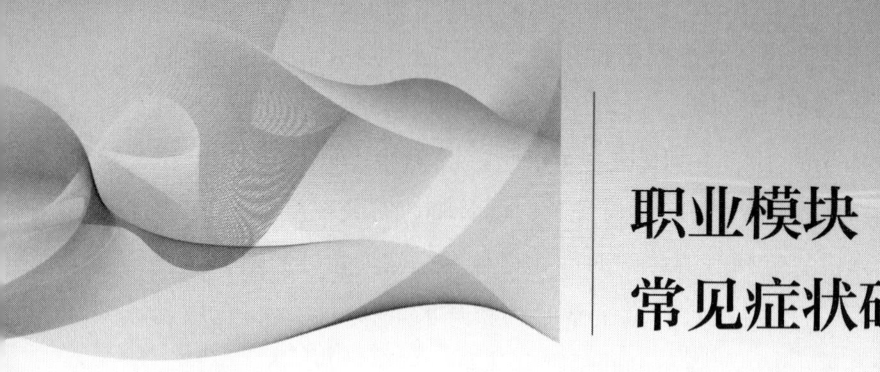

职业模块 6 常见症状砭术保健调理

培训课程 1 伤科常见病症砭术保健调理

学习单元 1 肌肉酸痛调理

一、肌肉酸痛概述

1. 定义

肌肉酸痛是指身体一处或多处酸痛，多由运动、感染性疾病等引起，可急发速止，亦可呈慢性持续状态。

2. 常见病因

（1）运动

在运动后数小时到 24 h 出现的肌肉酸痛，通常持续时间在 1 ~ 3 天。原因不外是肌肉受伤、肌肉痉挛或结缔组织异常，一般认为结缔组织异常是引起肌肉酸痛的最大原因。

（2）感染性疾病

感染性疾病如中东呼吸综合征、西伯利亚立克次体斑疹热、军团病、庞提阿克热、流行性腮腺炎、疟疾等发病过程中，均可出现持续高热，体温可高达 40 ℃，伴有反复发作的寒战、全身肌肉酸痛等症状。

（3）其他疾病

其他疾病如反复紧张性损伤症、韦格纳肉芽肿伴发的葡萄膜炎、脚气病性心脏病等，也常出现肌肉酸痛症状。

3. 表现特点

肌肉酸痛有急性发作和慢性发作之分。急性发作者多由运动或感染性疾病导致，慢性发作者多由慢性脏腑病或运动损伤后肌肉撕裂导致。

二、肌肉酸痛调理方法

1. 砭术方法

肌肉酸痛的取穴，需根据具体疼痛部位决定。本节主要介绍颈肩部、腰部及小腿部肌肉酸痛处理办法。

（1）颈肩部酸痛取穴

颈夹脊、大椎、肩井、手三里、合谷。

（2）腰部酸痛取穴

肾俞、大肠俞、委中。

（3）小腿部酸痛取穴

委中、承山、飞扬、昆仑。

2. 操作前准备

操作前根据要操作的部位选择相应体位。肌肉酸痛多在颈肩部、腰腿部，一般可采用俯卧位。对砭板、调埋帅手部及顾客受术部位进行消毒。

3. 操作步骤

（1）颈肩部操作

选用合适的砭具，沿项部肌肉从风府两侧刮至颈项结合处（大椎），操作 10 ~ 20 次，过程中对颈夹脊和大椎进行点按刺激，如图 5–1 所示。沿项部肌肉从风池刮至左右肩峰，操作 20 ~ 30 次，过程中对肩井进行点按刺激。用砭板钝角处对手三里、合谷进行点按刺激，每穴约 20 次，酸胀为度。

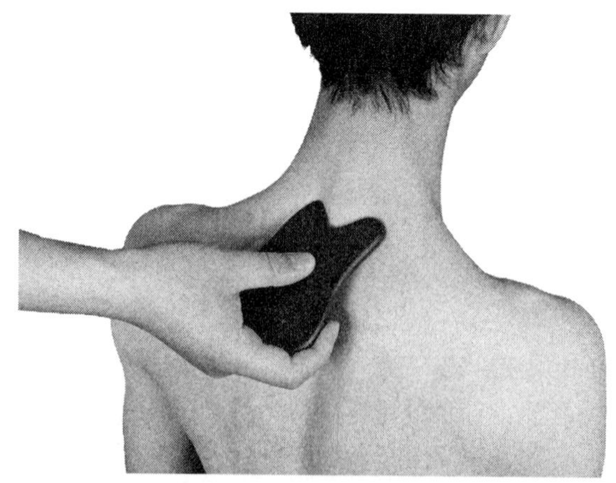

图 5–1　颈肩部操作

（2）腰部操作

选用合适的砭具，沿腰部肌肉从上至下、由内到外操作 20 ~ 30 次，过程中对肾俞和大肠俞进行点按刺激。用砭板钝角处对委中进行点按刺激，每穴约 20 次，酸胀为度。

（3）小腿部操作

选用合适的砭具，沿小腿部肌肉从上至下、由中间到两侧操作 20 ~ 30 次，过程中对委中、承山和飞扬进行点按刺激。用砭板钝角处对昆仑进行点按刺激，每穴约 20 次，酸胀为度。

4. 注意事项

肌肉酸痛的砭术调理，多侧重运动后导致的酸痛，操作过程中应以轻柔手法为主，刺激力度不可太大，以免加重肌肉细胞负荷。操作时间不宜过久，一般以 15 ~ 20 min 为宜。

三、肌肉酸痛健康指导

肌肉酸痛发生后，应注意休息，避免不当生活习惯加重病情。顾客在平时要加强颈项部、腰腿部的功能锻炼，同时要纠正不良姿势；避免暴力动作，以免肌肉拉伤；加强全身性功能锻炼，提高免疫力，防止感染。

四、调理案例

1. 情景描述

顾客男，30 岁，大学教师，1 天前户外徒步登山，行走约 9 h，后出现双小腿酸痛、行走困难。查体腓肠肌压痛阳性。嘱咐顾客取俯卧位，对砭板、调理师手部及顾客受术部位进行消毒。先沿腰部肌肉从上至下、由内到外操作 20 ~ 30 次，过程中对肾俞和大肠俞进行点按刺激；后沿小腿部肌肉从上至下、由中间到两侧操作 20 ~ 30 次，过程中对委中、承山和飞扬进行点按刺激；用砭板钝角处对昆仑进行点按刺激，每穴约 20 次，酸胀为度。

2. 案例分析

该顾客有明确的诱发因素，且特征符合肌肉酸痛表现，故判断为肌肉酸痛。顾客因长时间徒步爬山导致小腿部肌肉酸痛，按照上述操作步骤，对腰部及腿部进行砭术操作，以疏通腰腿部经络，缓解肌肉痉挛状态。

学习单元2　麻 木 调 理

一、麻木概述

1. 定义

麻木是指身体某部分发麻甚至丧失感觉的一种症状，可分为全身麻木和局部麻木。

2. 常见病因

（1）营养缺乏或代谢异常

长期营养缺乏可导致体内维生素 B 族严重缺失。维生素 B_1 又称抗神经炎素，它是维持神经系统正常机能的重要生物活性物质。维生素 B_1 缺乏会导致神经营养不足，进而出现功能异常，表现为麻木。糖尿病等代谢疾病可导致氧化应激损伤及神经炎症损伤，亦可引发肢体麻木。

（2）中毒

汞、砷、铅等重金属，有机磷农药及呋喃类、异烟肼等化学药品，可导致中毒性神经炎，初期即可表现为肢体远端麻木感。

（3）感染

细菌分泌的神经毒素或病毒可直接侵犯神经系统而引起肢体麻木。这类疾病主要有白喉性神经炎、麻风性神经炎等，表现为肢体麻木、肢体感觉丧失。

（4）骨关节病

颈椎病、腰椎病发生时，或椎间盘突出、骨质增生、椎间关节位置异常，均可导致神经卡压和神经炎症，进而导致肢体麻木。

（5）精神相关疾病

自主神经功能紊乱、神经症等疾病常伴有精神和情绪问题，二者导致的麻木部位大多不固定，呈游走性，时轻时重，患者常伴有焦虑、烦躁、失眠、多梦、记忆力减退、心慌气短和周身乏力等症状，一般能自愈。

（6）其他

脊髓病变、动脉硬化等也常导致身体出现麻木症状。其中动脉硬化导致的麻木多见于脑动脉硬化的老年人。大脑组织特别是大脑皮层缺血，大脑的感觉和运动中枢会发生功能性障碍，从而导致相应部位的肢体麻木。这类麻木的特点多为身体一侧上肢、下肢或半身麻木，一般持续几小时至数天，如不能及时治疗，会发展成半身不遂。

3. 表现特点

麻木发生的表现因病而异，可急发亦可缓发，可全身发作亦可局部发作。发作后多方面排查，并对原发病进行诊疗是解决麻木的重要手段。

二、麻木调理方法

1. 砭术方法

由中毒、感染导致的麻木，多为急发，发作者急需对症解毒抗感染治疗，不适合采用砭术调理；由营养缺乏或代谢异常导致的麻木，发作者应积极补充营养，改善代谢，也不适合采用砭术调理；由骨关节病导致的麻木，发作可呈急性或慢性状态，急性发作者宜综合调理，慢性发作者可予砭术调理。本节重点介绍由骨关节病导致麻木的砭术操作。

麻木的取穴需根据具体部位决定。本节主要介绍由于颈肩问题导致的上肢麻木及由于腰部疾患导致的下肢麻木的处理办法。

（1）上肢麻木取穴

颈夹脊、大椎、肩井、手三里、合谷。

（2）下肢麻木取穴

腰部膀胱经、承扶、委中、承山、飞扬、昆仑。

2. 操作前准备

操作前根据要操作的部位选择相应体位。上肢麻木者，一般可采用坐位或俯卧位；下肢麻木者，多采用俯卧位或侧卧位。对砭板、调理师手部及顾客受术部位进行消毒。

3. 操作步骤

（1）上肢麻木操作

选用合适的砭具，沿项部肌肉从风府两侧刮至颈项结合处（大椎），操作 10 ~ 20 次，过程中对颈夹脊和大椎进行点按刺激。沿项部肌肉从风池刮至左右肩峰，操作 20 ~ 30 次，过程中对肩井进行点按刺激。从肩峰向下刮至肘部，操作 20 ~ 30 次。沿前臂外侧由肘至腕刮拭 20 ~ 30 次，然后用砭板钝角处对手三里、合谷进行点按刺激，每穴约 20 次，酸胀为度，如图 5-2 所示。

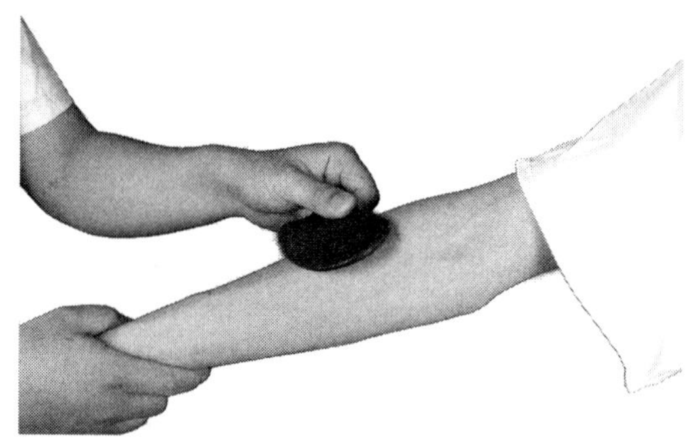

图 5-2　沿前臂外侧由肘至腕刮拭

（2）下肢麻木操作

选用合适的砭具，沿腰部肌肉从上至下、由内到外操作 20 ~ 30 次，过程中对肾俞和大肠俞等穴进行点按刺激。沿大腿后侧由上至下刮拭 30 次，用砭板锐角点按承扶，每穴约 20 次，酸胀为度。自腘窝刮至外踝 20 ~ 30 次，然后用砭板钝角处对委中、承山、飞扬和昆仑进行点按刺激，每穴约 20 次，酸胀为度。

4. 注意事项

麻木发生的原因各异，因此对于疾病的诊断尤为重要，中毒、感染、脊髓疾病等原因导致的麻木非砭术能够解决，必须及时就医，及早治疗。

三、健康指导

平时要加强颈肩部、腰腿部的功能锻炼，同时要纠正不良姿势。日常主动对上肢及下肢肌肉进行拉伸训练，促进相应部位气血循环。注意避免暴力动作，以免肌肉拉伤。

四、调理案例

1. 情景描述

顾客男，34 岁，程序员，1 月前加班后出现项背部疼痛，遇凉后加剧，热敷后缓解。近 1 周，右上臂放射性疼痛至尺侧三指。舌淡，苔白腻，脉弦紧。医院诊断为神经根型颈椎病，手麻是由于骨关节位置异常，神经根受压导致。嘱咐顾客采用坐位或俯卧位，选用合适的砭具，沿项部肌肉从风府两侧刮至颈项结合处（大椎），操作 10 ~ 20 次，过程中对颈夹脊和大椎进行点按刺激。沿项部肌肉从风池刮至左右肩峰，操作 20 ~ 30 次，过程中对肩井进行点按刺激。从肩峰向下刮至肘部，操作 20 ~ 30 次。沿前臂外侧由肘至腕刮拭 20 ~ 30 次，然后用砭板钝角处对手三里、合谷进行点按刺激，每穴约 20 次，酸胀为度。

2. 案例分析

本案例属于由骨关节位置异常导致神经根受压引起的上肢麻木。根据上述操作步骤，对顾客颈肩及上肢进行砭术调理，过程中对以手阳明经为主的穴位进行重点刺激，疏通经脉，以达到消除麻木的目的。

培训课程 2　其他症状砭术保健调理

学习单元 1　牙 痛 调 理

一、牙痛概述

1. 定义

牙痛是指牙齿因各种原因引起的疼痛，为口腔疾患中常见的症状之一，可见于龋齿、牙髓炎、牙周炎、牙外伤、牙本质过敏、楔状缺损等。

2. 常见病因

牙痛大多由牙龈炎和牙周炎、龋齿（蛀牙）或折裂牙而导致牙髓（牙神经）感染所引起，是由于不注意口腔卫生，或有不正确的刷牙习惯，牙齿受到食物残渣、细菌等结成的软质牙垢和硬质牙石的长期刺激，以及维生素缺乏等原因所造成的。

3. 表现特点

其特点表现为以牙痛为主，伴随牙龈肿胀、咀嚼困难、口渴口臭，或时痛时止，遇冷热刺激剧痛、面颊部肿胀等症状，还会出现牙龈鲜红或紫红、肿胀、松软等症状，有时龈缘有糜烂或肉芽组织增生外翻，刷牙或吃东西时牙龈易出血，但一般无自发性出血，顾客无明显的自觉症状，有时可有发痒或发胀感。

二、牙痛调理方法

1. 砭术方法

在进行牙痛的砭术调理时，要注意区分牙痛属于哪种类型，一般牙痛的类型有两种：实火型和虚火型。实火型牙痛主要表现为牙痛剧烈、牙龈红肿、口臭、口渴和便秘。虚火型牙痛主要表现为牙齿隐隐发痛、咀嚼无力。常用穴位如下。

实火型：颊车、下关、合谷、内庭和二间。

虚火型：太溪、合谷、颊车、下关和行间。

2. 操作前准备

操作前根据要操作的部位选择相应体位。牙痛一般可采用俯卧位。对砭板、调理师手部及顾客受术部位进行消毒。

3. 操作步骤

（1）实火型

首先点揉下关、颊车各 30 下，酸胀为度，如图 5–3 所示；其次刮前臂 20 次，过程中点按合谷、二间；最后刮足背部内庭，点按 20 次。

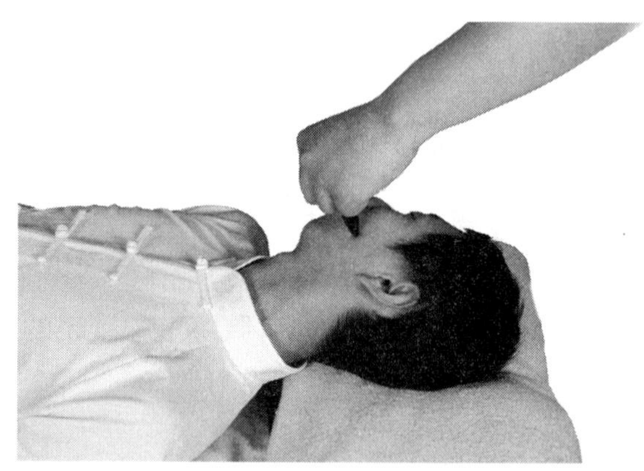

图 5–3　点揉下关、颊车

（2）虚火型

虚火型牙痛砭术操作基本与实火型牙痛相同，但刺激强度较实火型牙痛小。下关、颊车点按 20 次。合谷点按 10 次。行间和太溪各点按 10 次，如图 5–4 所示。

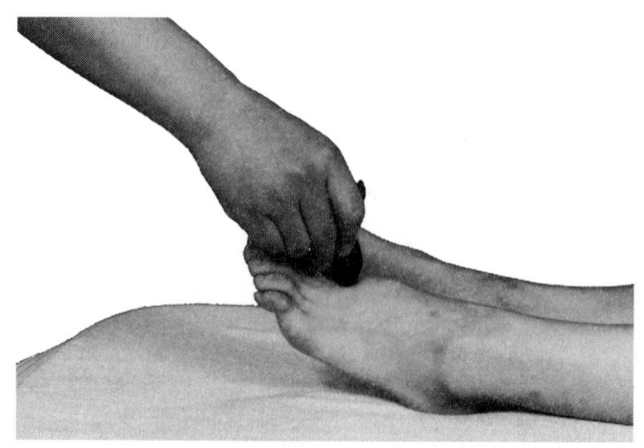

图 5–4　点按行间和太溪

4. 注意事项

在牙痛的砭术调理过程中，刺激下关和颊车时，切不可用力过度加重局部疼痛。操作时间不宜过长，一般以 10 ~ 15 min 为宜。

三、牙痛健康指导

日常生活中，注意饮食健康，尽量少吃糖分过高的食物，多喝开水，还可常用温盐水漱口。即使牙痛也要坚持刷牙，但时间不宜过长，速度也不宜过快。

四、调理案例

1. 情景描述

顾客男，45 岁，自由职业。平素喜食甜食，自诉有龋齿。昨日晚上聚会吃烧烤、喝啤酒后，今日出现牙痛。疼痛剧烈，伴牙龈红肿，咽喉部疼痛，喜喝冷水。结合顾客病史，符合实火型牙痛诊断。嘱咐顾客取仰卧位，对砭板、调理师手部及顾客受术部位进行消毒。首先点揉下关、颊车各 30 下，酸胀为度；然后刮前臂 20 次，过程中点按合谷、二间；最后刮足背部内庭，点按 20 次。

2. 案例分析

该顾客有明确的诱发因素，且表现特征符合实火型牙痛的典型症状。根据上述操作步骤，对顾客面部、上肢部及下肢部进行砭术调理，以清泻阳明经实火，减轻疼痛。

学习单元 2　疲劳状态调理

一、疲劳状态概述

1. 定义

疲劳状态是指人的身心处于低落的状态，慢性疲劳综合征（chronic fatigue syndrome，CFS）是疲劳状态的主要表现之一。CFS 是以慢性疲劳为主要表现的一种疾病，除疲劳的主要症状外，还伴随记忆力下降或注意力不集中、咽喉肿痛、淋巴结肿大、肌肉酸痛、无红肿的多关节疼痛、其他形式的头痛、不能解乏的睡眠、运动后的疲劳持续超过 24 h 等症状。

疲劳可能会因体育或精神活动而加剧，休息后并不会改善，这种情况又称全身性运动耐受不良疾病或肌痛性脑脊髓炎（myalgic encephalomyelitis，ME）。

2. 常见病因

目前 CFS 的病因尚不明确，可能是由多种因素共同引发的。可能病因有以下几个方面。

（1）病毒感染

由于某些人在感染病毒后会发展成 CFS，因此研究人员怀疑某些病毒可能引发这种疾病。可疑病毒包括人类疱疹病毒 4 型、人类疱疹病毒 6 型和小鼠白血病病毒。但临床研究尚未证实何种病毒是发病的明确原因。

（2）免疫系统问题

患有 CFS 的人的免疫系统似乎略有受损，但尚不清楚这种损害是否足以引起疾病。不同研究从免疫细胞和免疫因子方面均可找到异常表现，但这些异常表现均不是 CFS 患者特有的症状，有关免疫细胞及免疫因子的变化机制仍需进一步研究。

（3）神经内分泌系统失调

有研究发现，患 CFS 的人整体下丘脑－垂体－肾上腺皮质轴和下丘脑－垂体－甲状腺轴的功能减退，各种调节机体代谢的激素水平失调，这两个因素共同导致机体处于一种低代谢状态，这种状态与患者疲劳的状态密切相关。

（4）线粒体功能障碍

有研究表明，线粒体功能障碍可能是 CFS 患者潜在能量不足的一个重要原因。线粒体功能障碍，如三磷酸腺苷（adenosine triphosphate，ATP）产生量的减少、受损的氧化磷酸化和线粒体功能低下，最终导致患者疲劳和劳累后不适，而且可以引起整体的代谢异常，如葡萄糖代谢减退和脑灌注不足。

（5）基因关系

有研究者发现，CFS 患者体内与昼夜节律、线粒体功能和慢性炎症相关的基因表达异常；还有研究者发现，CFS 患者体内控制免疫调节、氧化应激和凋亡的基因表达发生了改变。这些发现从基因层面佐证了 CFS 患者免疫系统功能的异常。

除以上原因外，年龄、性别、压力等因素也可能增加患 CFS 的风险。年龄：CFS 可以发生在任何年龄，但最常见的是 40 ～ 60 岁。性别：女性被诊断出患 CFS 的概率比男性高得多，但可能是女性更容易向医生报告症状。压力：难以控制压力可能会导致 CFS 的发展。

3. 表现特点

CFS 以慢性疲劳为主要特点，可能有活动能力下降、劳累后不适、睡眠障碍等症状，主要表现为以下几个方面。

（1）常规活动的能力大大降低

活动量的下降与疲劳同时发生，并且持续 6 个月或更长时间。ME/CFS 患者的疲劳与单纯的疲劳有很大不同。ME/CFS 患者的疲劳具有如下特点。

1）可能很严重。

2）不是由过度活动引起的。

3）不能因睡眠或休息而得到放松。

4）生病之前没有容易疲劳的问题（不是终生的）。

（2）劳累后不适

运动后的过度疲劳持续超过 24 h，ME/CFS 症状加重，称为劳累后不适（post-exertional malaise，PEM）。在 PEM 期间，ME/CFS 症状可能会加重，也可能会出现一些新的症状，包括思维困难、睡眠问题、咽喉痛、头痛、头晕眼花或严重疲倦。恢复可能需要几天、几周或更长时间。

（3）睡眠障碍

一些患有 ME/CFS 的人可能会有入睡困难或睡眠维持困难，也有人即使经过一整夜的睡眠，依然感觉非常疲倦。

（4）伴随症状

许多（但不是全部）ME/CFS 患者有其他症状：记忆力减退或注意力不集中；咽喉痛；颈部或腋窝淋巴结肿大；无法解释的肌肉或关节痛；头痛；消化系统问题，如肠易激综合征；寒冷和盗汗；对食物、气味、化学物质、光或噪声过敏和敏感；气促；心律不齐。

二、疲劳状态调理方法

1. 砭术方法

CFS 的表现多样，取穴多根据症状表现决定。

（1）头痛、头晕

可刮拭以下部位和穴位。

头颈部穴位：印堂、太阳、百会、风池。

颈背部。

腹部：气海、关元。

上肢部：合谷、内关。

下肢部：足三里、阳陵泉、太冲。

（2）咽喉不适

可刮拭以下穴位和经脉：天突、风府、颅息、膀胱经。

（3）失眠、心悸

可刮拭以下部位和穴位。

头颈部：百会、四神聪、印堂、神庭、太阳、风池。

背部：心俞、膈俞。

上肢部：神门、内关。

下肢部：足三里、三阴交、太溪。

腹部：中脘、气海。

（4）月经不调

可刮拭以下部位和穴位。

背部：肝俞、脾俞、胃俞、肾俞、三焦俞。

腹部：中脘、关元、气海、子宫。

下肢部：血海、三阴交、照海。

（5）颈肩、腰背痛

可刮拭膀胱经。

2. 操作前准备

慢性疲劳综合征的砭术操作，一般根据不同症状取穴，选择合适的体位，原则是充分暴露操作部位和穴位。对砭板、调理师手部及顾客受术部位进行消毒。

3. 操作步骤

（1）头痛、头晕

顾客取坐位，自印堂向后刮至百会 20 ~ 30 次，过程中对印堂、百会进行轻压刺激，酸胀为度，如图 5-5 所示；用砭板钝角点按太阳穴 20 ~ 30 次，酸胀为度；沿项部肌肉从风府两侧刮至颈项结合处（大椎），操作 10 ~ 20 次；沿项部肌肉从风池刮至左右肩峰，操作 20 ~ 30 次，过程中对风池进行点按刺激，酸胀为度。顾客改为仰卧位，用砭板钝角点按上肢部合谷、内关 20 ~ 30 次，酸胀为度；用砭板钝角点按下肢部足三里、阳陵泉、太冲 20 ~ 30 次，酸胀为度。

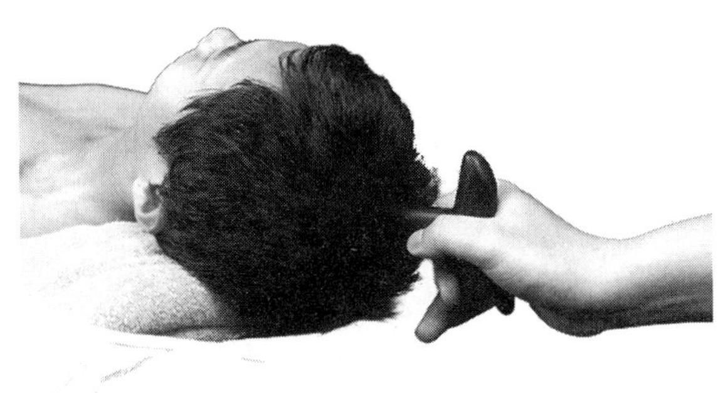

图 5-5　轻压百会

（2）咽喉不适

点按刮拭天突（见图 5-6）、风府，酸胀为度；继而刮拭两耳后颅息，酸胀为度；背部顺着足太阳膀胱经，自上而下刮拭，即由肺俞刮至膀胱俞。

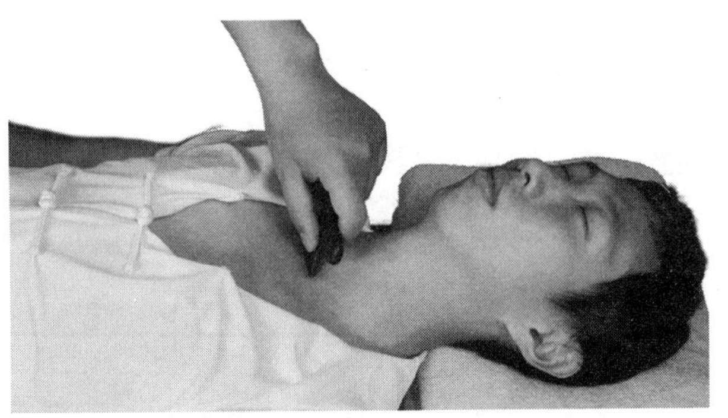

图 5-6　点按刮拭天突

（3）失眠、心悸

需对头部、腹部、上肢、下肢进行操作。顾客先取仰卧位，自印堂向上刮至百会 20 ~ 30 次，过程中对印堂、神庭、百会、四神聪进行轻压刺激，酸胀为度，如图 5-7 所示；用砭板钝角点按上肢部神门、内关 20 ~ 30 次，酸胀为度；用砭板钝角点按下肢部足三里、三阴交、太溪 20 ~ 30 次，酸胀为度。顾客改至俯卧位，点按头后部风池 20 ~ 30 次，酸胀为度；然后点按背部心俞、膈俞 20 ~ 30 次，酸胀为度。

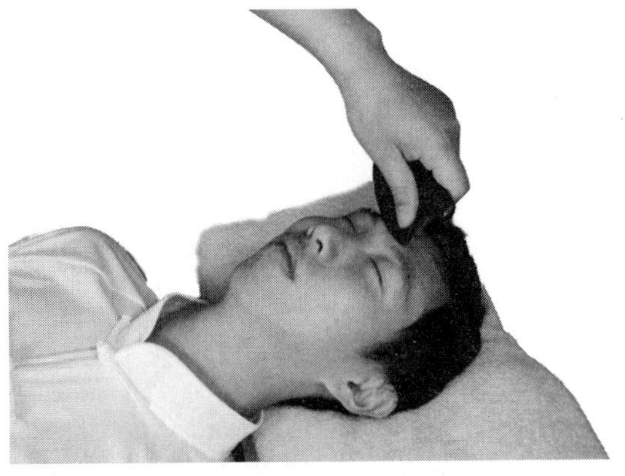

图 5-7　轻压刺激头部穴位

（4）月经不调

俯卧位自上而下刮拭膀胱经第一侧线 20 ~ 30 次；仰卧位自上而下、由内而外刮拭腹部，过程中点按中脘、关元、气海、子宫，酸胀为度；自血海沿腿内侧向下刮至照海 20 ~ 30 次，过程中点按血海、三阴交和照海，酸胀为度，如图 5-8 所示。

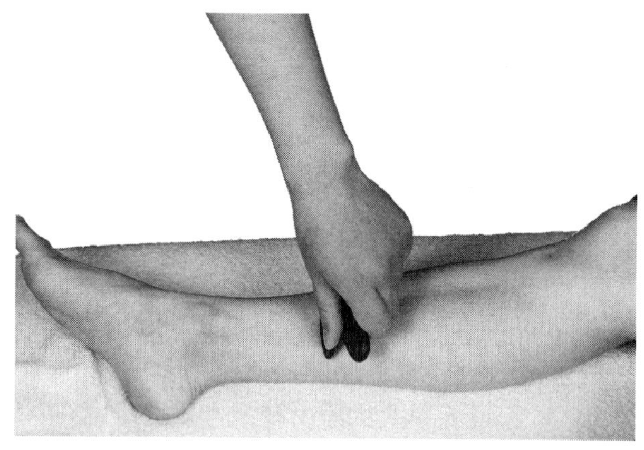

图 5-8　点按血海、三阴交和照海

（5）颈肩、腰背痛

可刮拭膀胱经所经过的项部、背部和腰骶部及下肢后部至腘窝部，如图 5-9 所示。

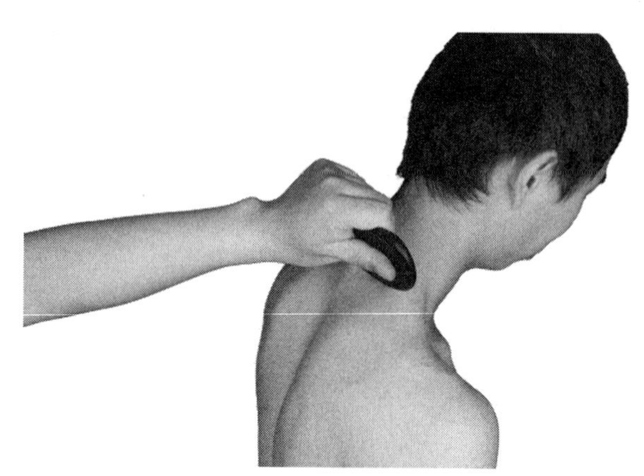

图 5-9　刮拭膀胱经

4. 注意事项

CFS 的病因及表现症状各异，需根据主要症状选择相应的穴位及操作方法。

三、疲劳状态健康指导

嘱咐顾客平时加强有氧运动，增强自身体质；多参加社交活动，培养兴趣爱好，寻找情绪宣泄出口。

四、调理案例

1. 情景描述

顾客男，36岁，IT行业工作者，以“浑身乏力1年”前来调理。顾客1年前因工作繁多，连续通宵工作1周后出现乏力症状，未引起足够重视，未予治疗。后每次熬夜或工作强度过大之后均会浑身乏力，精神疲乏，时有头晕。于某三甲医院进行头颅CT及脑电图检查，均未见异常。刻下症：浑身乏力，精神疲惫，偶有头晕，舌淡、苔白、脉沉细。结合顾客病史，嘱咐顾客取坐位，自印堂向后刮至百会20～30次，过程中对印堂、百会进行轻压刺激，酸胀为度；用砭板钝角点按太阳穴20～30次，酸胀为度；沿项部肌肉从风府两侧刮至颈项结合处（大椎），操作10～20次；沿项部肌肉从风池刮至左右肩峰，操作20～30次，过程中对风池进行点按刺激，酸胀为度。顾客改为仰卧位，用砭板钝角点按上肢部合谷、内关20～30次，酸胀为度；用砭板钝角点按下肢部足三里、阳陵泉、太冲20～30次，酸胀为度。

2. 案例分析

本案例中的顾客由于长期超负荷脑力工作引起疲劳症状，以浑身乏力、精神疲惫、偶有头晕为主要表现。根据CFS砭术操作步骤，以疏通头部、项部及下肢部经脉为主。

学习单元3　睡眠障碍调理

一、睡眠障碍概述

1. 定义

睡眠障碍是指患者对睡眠时间和/或质量不满意，包括入睡困难、睡眠维持困难或晨间早醒。

2. 常见病因

（1）心理因素

过度紧张、焦虑、抑郁或兴奋状态，以及发生不良生活事件都会导致心理性的睡眠障碍，而且失眠发生后可能会进一步加重心理负担，形成“失眠神经症”或“失眠恐惧症”。

（2）精神因素

抑郁症、焦虑症、恐惧症、强迫症、精神分裂症、癔症、阿尔茨海默病等患者，常有失眠的主诉。

（3）药物原因

长期服用安眠药或饮酒催眠者，突然停药或停酒会导致不同程度的睡眠障碍；一些药物，如咖啡因、阿托品、氨茶碱、异烟肼等也可能引起睡眠障碍。

（4）生活习惯改变

正常情况下，人类白天觉醒，夜间睡眠，不断循环，属于“生物钟”现象。一旦打破这种循环规律，如熬夜、值班，极易造成睡眠障碍；睡前饮用或进食兴奋性食物，如浓茶、烈酒、咖啡等也会造成睡眠障碍。

3. 表现特点

夜间症状：①入睡困难；②睡眠维持困难；③比期望的起床时间早醒来；④在适当的时间不肯上床睡觉；⑤没有父母或照顾者干预难以入睡。

日间症状：①疲劳或萎靡不振；②注意力、专注力或记忆力下降；③社交、家庭、职业或学业等功能受损；④情绪不稳定或易激惹；⑤日间瞌睡；⑥行为问题（如活动过度、冲动或攻击性）；⑦动力、精力或工作主动性下降；⑧易犯错或易出事故；⑨对自己的睡眠质量非常关切或不满意。

二、睡眠障碍调理方法

1. 砭术方法

睡眠障碍的取穴需根据具体证型决定，不同的证型决定了取穴的不同。本节主要介绍不同中医证型取穴方式。

心胆气虚证：心俞、胆俞、膈俞、气海采用补法；神庭、四神聪、本神、神门、三阴交采用平补平泻法。

肝火扰心证：肝俞、行间、大陵、合谷、太冲、中脘、丰隆、内关采用以泻为主的方法；神庭、四神聪、本神、百会、神门、三阴交采用平补平泻法。

痰热扰心证：太冲、丰隆采用泻法；神庭、四神聪、本神、神门、三阴交采用平补平泻法。

胃气失和证：中脘、足三里、阴陵泉、内关、神庭、四神聪、本神、神门、三阴交采用平补平泻法。

瘀血内阻证：肝俞、膈俞、血海、三阴交采用以泻为主的方法；神庭、四神聪、本神、神门、三阴交采用平补平泻法。

心脾两虚证：心俞、厥阴俞、脾俞、太冲、太白、中脘、足三里、神门、神庭、四神聪、本神、三阴交采用平补平泻法。

心肾不交证：心俞、肾俞、照海、太溪、神庭、四神聪、本神、神门、三阴交采用平补平泻法。

2. 操作前准备

睡眠障碍的砭术操作，一般根据不同症状取穴，选择合适体位，多采用坐位、俯卧位或侧卧位，原则是充分暴露操作部位和穴位。对砭板、调理师手部及顾客受术部位进行消毒。

3. 操作步骤

选用合适的砭具，根据证型选择穴位和相应的体位。过程中主要对相应穴位进行点按刺激，每穴 20 ~ 30 次，酸胀为度。

4. 注意事项

睡眠障碍发生的原因各异，对于疾病的诊断尤为重要，中毒、感染、脊髓疾病等部分原因导致的麻木非砭术能够解决，需及时就医，及早治疗。

三、睡眠障碍健康指导

嘱咐顾客平时加强有氧运动，增强自身体质；多参加社交活动，培养兴趣爱好，缓解焦虑情绪；睡前可适当多听舒缓的轻音乐放松精神。

四、调理案例

1. 情景描述

顾客女，58 岁，退休人员，以“入睡困难 3 年，加重 1 周”前来调理。顾客 3 年前退休后出现入睡困难，曾接受中药、针灸等治疗，时好时坏。1 周前顾客与儿子吵架后出现入睡困难加重，偶有彻夜不眠。结合顾客病史描述，符合睡眠障碍诊断，证属肝火扰心。嘱咐顾客采用俯卧位，选用合适的砭具，先对顾客头部进行刮拭，过程中对神庭、四神聪、本神、百会进行点按刺激，每穴 15 次；再对顾客上肢进行刮拭，过程中点按神门、内关、大陵和合谷，每穴 15 次；最后对下肢部进行刮拭，并对行间、太冲和丰隆进行泻法刺激，每穴 30 次。

2. 案例分析

该顾客属于典型的睡眠障碍者，由于吵架，肝火扰心导致入睡困难加重，病因及分型明确。根据操作步骤，对神门、内关等睡眠障碍主穴及行间、太冲等肝火旺盛配穴进行重点刺激，以求清泻肝火、静心安神。

学习单元4　食欲不振调理

一、食欲不振概述

1. 定义

食欲不振，是指胃口不好，没有进食的欲望，长此以往，容易造成机体营养不良，出现一系列问题。严重的食欲不振又称厌食。

2. 常见病因

（1）神经、精神因素

在当今节奏快和竞争强的社会中，人们容易失眠、焦虑等，导致胃酸分泌功能失调，引起食欲不振。此外，忧郁，情绪烦乱，不愉快的情景，视觉、嗅觉、味觉刺激都会影响食欲。神经、精神因素是非常常见的影响食欲的因素。例如，神经性厌食就是由于神经受到打击，常常突然不想进食；青春期少女和年轻的妇女，可能因为某些病理心态，如怕肥胖或对某种疾病产生恐惧而主动节食，久而久之也可能会厌食。

（2）病理性因素

1）消化系统疾病。消化系统疾病是引起食欲不振最常见的原因，其中包括很多疾病，简述如下。

胃部疾病：胃癌、急性胃炎、慢性胃炎、消化性溃疡、幽门梗阻等。

肠道疾病：任何肠道疾病几乎都可以引起食欲不振，最常见的为肠梗阻、肠结核等。

肝脏疾病：常见的有慢性肝炎、肝硬化、肝癌等。

胆道疾病：常见的有急性胆囊炎、慢性胆囊炎、胆管癌、胆囊癌等。

胰腺疾病：常见的有急性胰腺炎、慢性胰腺炎、胰腺癌等。

2）胃肠外疾病。任何部位的慢性疼痛都可导致食欲不振；各种原因引起的发热、低血钠、低氧血症、酸中毒、心力衰竭导致的消化系统淤血都可导致食欲不振；另外，尿毒症、呼吸衰竭及各种内分泌系统疾病（甲状腺功能减退、肾上腺皮质功能不全、垂体功能低下等）都可导致食欲不振；某些药物也可影响食欲。

3）微量元素缺乏，如维生素 B_1 或锌的缺乏。

（3）生活习惯因素

1）过度劳动。过度的体力劳动或脑力劳动会引起胃壁供血不足、胃分泌失调，使胃消化功能减弱。

2）饥饱不均。胃经常处于饥饿状态，久而久之会造成胃黏膜损伤，引起食欲不振。

3）暴饮暴食。暴饮暴食可使胃过度扩张，食物停留时间过长，轻则造成黏膜损伤，重则造成胃穿孔。

4）运动量不足和便秘。运动量不足和便秘容易导致肠胃内食物淤积，肠道蠕动减缓，从而导致食欲降低。

5）酗酒和吸烟。酒精可损伤舌头上专管味觉的味蕾，也可直接损伤胃黏膜，如果患有溃疡病、慢性胃炎，或酗酒会加重病情，甚至造成胃和十二指肠穿孔；吸烟对胃黏膜的危害并不小于酗酒，也会引起慢性胃炎。

3. 表现特点

（1）进食后腹胀感加重

肿瘤疾病引起食欲不振的症状是进食后腹胀感不断加重，在平卧时会有少许减轻，时常伴有胃痛、恶心，偶有便秘或腹泻等现象。

（2）阶段性不想进食，鼻塞流涕

感冒引起食欲不振的症状主要表现是突然阶段性不想进食，鼻塞流涕，舌苔白腻，口淡无味，食欲减退，见油恶心，上腹满胀，皮肤发黄，困乏无力，口苦头痛等。

（3）进食后上腹胀痛

消化系统疾病引起的食欲不振主要是在进食后 0.5 ~ 2 h 上腹疼痛，偏左有压痛感。有些顾客还会有见到食物就产生厌食反应，闻到气味就感到不悦，或吃油腻食物就会腹泻等症状。

二、食欲不振调理方法

1. 砭术方法

对于食欲不振者，可取中脘、下脘、天枢、足三里、上巨虚、下巨虚、阳陵泉，采用砭板进行点按刺激，每穴 20 次。

2. 操作前准备

食欲不振的砭术操作，一般取仰卧位，要求充分暴露操作部位和穴位。对砭板、调理师手部及顾客受术部位进行消毒。

3. 操作步骤

顾客取仰卧位，调理师首先用手按揉顾客腹部以消除痉挛或顾客紧张感，然后用直线补法刮拭任脉的上脘、中脘、下脘，一般刮拭 15 ~ 20 次。继续用直线补法，从肋弓缘下开始刮拭任脉两侧的脾经、肾经，由上向下刮拭到天枢下（见图 5-10），两侧各刮拭 15 ~ 20 次。接着用摩法或按揉法绕肚脐顺时针刮拭 5 ~ 10 次。最后刮拭下肢的足三里、上巨虚、下巨虚、阳陵泉（见图 5-11），可用重手法加强刺激，一般刮拭双下肢外侧各 15 ~ 20 次。

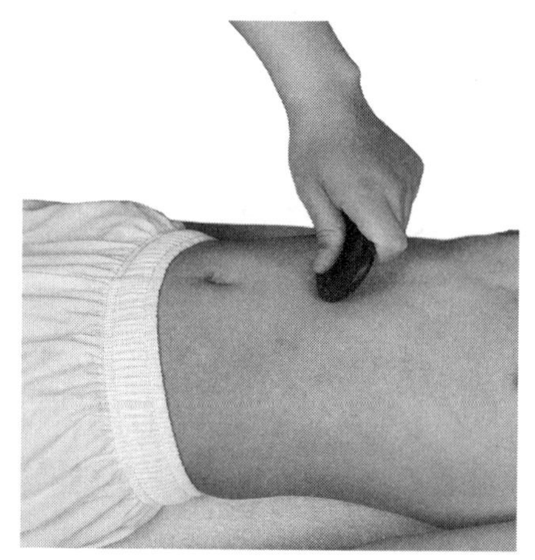

图 5-10　由上向下刮拭到天枢下

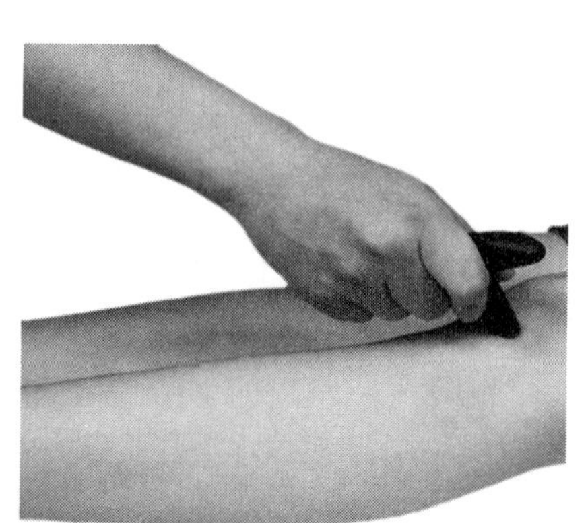

图 5-11　刮拭下肢穴位

4. 注意事项

食欲不振应以扶正养胃为主，砭术的目的是刺激穴区，以激活脾胃功能。对体质虚弱、消化不良、食欲不振者，应注意保温，以免感受风寒。

三、食欲不振健康指导

食欲不振者，可适当运动、锻炼，增加运动消耗，促进胃肠排空，进而增加饮食。现代研究表明，心理因素在消化系统疾病的发生发展过程中扮演重要角色，精神不振、心情低落可导致慢性胃炎或十二指肠溃疡患者溃疡面增大、程度加重。因此，生活中应注意多方面寻求方法，减轻精神、心理压力。

四、调理案例

1. 情景描述

顾客女，60 岁，以“胃纳欠佳 10 余年，加重 1 周”前来调理。顾客素有胃肠功能欠佳病史，纳入欠佳，偶有腹痛泄泻，1 周前经胃镜检查发现患萎缩性胃炎。结合病史及检查结果，予顾客行砭术调理。取仰卧位，首先用手按揉顾客腹部以消除紧张或痉挛，然后用直线补法刮拭任脉的上脘、中脘、下脘，刮拭 15 次。然后继续用直线补法，从肋弓缘下开始刮拭任脉两侧的脾经、肾经，由上向下刮拭到天枢下，两侧各刮拭 15 次。接着用摩法或按揉法绕肚脐顺时针刮拭 5 ~ 10 次。最后刮拭双下肢外侧 15 次，过程中对足三里、上巨虚、下巨虚、阳陵泉进行点按刺激。

2. 案例分析

顾客为老年女性，素有胃炎病史，常有食欲不振。总属脾胃虚弱，运化无力，故纳食欠佳。采用砭术方法，促进胃肠蠕动，疏通足阳明胃经经脉，调理食欲不振。

培训课程 3 运动、起居、饮食、精神调摄指导

一、运动调理的方法、禁忌证和注意事项

运动是通过长期、持续的锻炼，逐渐累积，最后产生质变的过程，刚开始要控制好运动量，可选择练太极拳、易筋经、八段锦等。进行剧烈运动时，不要大量饮水，防止血压降低，影响正常生理功能，甚至引发肌肉痉挛等。在运动前，要做好准备活动，充分预热，让中枢神经兴奋，提高肌肉对运动的适应能力，让肌肉韧带的弹性更好，避免运动损伤。运动后，应充分放松，做舒缓、轻松的整理运动，加快乳酸等物质的代谢，缓解疲劳，让身体机能更快地恢复。

二、起居调理的方法、禁忌证和注意事项

中医提倡人们起居有时，作息规律，同时要与自然界的规律相符合。建议根据四季的变换调节睡眠时间，一般是每天休息 7 ~ 8 h 即可，特殊人群要特殊对待。晚上 11 点前，建议进入睡眠，以便使身体精力充沛、机能最佳。床铺宜软硬适中，枕头宜高低适中，以头部能保持中立位为宜。正常的睡姿一般是仰卧或者右侧卧，双腿微曲，全身放松，以第二天能完全恢复体能为佳。

三、饮食调理的方法、禁忌证和注意事项

五谷为养，五果为助，五畜为益，五菜为充，气味和而服之，以补精益气。根据人体的不同体质状态，按照中医的药食同源理论，发挥饮食的调养作用。阳虚体质者宜多吃温阳、壮阳之品，以温补脾肾阳气；阴虚体质者应多吃一些滋补肾阴之品；痰湿体质者饮食宜清淡，不食用油腻之品。此外，处于不同年龄阶段的人，其生理状态也不同，饮食要合理。老人脏腑机能偏弱，饮食上要以清淡为主，忌油腻、辛辣等不易消化之物；婴幼儿、学龄前儿童荤素搭配要合理，佐以水果、蔬菜等以助其发育；体胖之人要少吃生痰、肥甘之物。

四、精神调摄的方法、禁忌证和注意事项

中医认为情志舒畅、精神内守对机体很重要。在调整精神状态的过程中，要保持淡泊的心态，思想安定。平时要节制情感，防止情绪过激，达到心理平衡。当压力过大时，可通过适当的方式发泄出去，恢复心情，将精力投入有趣的事情上，也可以借助精油等芳香之品，达到神清气爽的目的。当空气沉闷使人感到头脑昏沉、思绪不清时，可闻闻树叶类的精油或具冷冽气味的樟脑、迷迭香精油等，另外，柠檬、马鞭草、柑橘、葡萄柚等也有提神效果。在炎热的夏季，涂抹薄荷油或薄荷棒可以醒脑，薄荷的香气还能消暑热。

高　　级

职业模块 7 调理判断

培训课程 1　健康状况信息收集

中医一般通过望、闻、问、切来收集病证信息。中医学理论是经过历代医家大量医学实践之后总结和升华的医学理论，强调脏腑、经络和阴阳的相互关系，在矛盾与统一的逻辑中认识疾病，防治疾病，重视天人相应、神形相合、表里相关。“有诸内必形之于外”即体现了中医的整体观念。要认真对待望、闻、问、切发现的各种现象，熟练掌握中医四诊辨证，在实施砭术时要仔细地望、闻、问、切、触、循、摸等，查找疾病的病位、病性等，辨证施治，在疾病的萌芽状态将其控制，或者在疾病的发展阶段截断疾病的传变。在医学理论的指导下，审察外在的疾病现象，通过分析、综合、对比与思考便可明确疾病的本质。《素问・阴阳应象大论》云：“以我知彼，以表知里，以观过与不及之理，见微得过，用之不殆。”

当五脏六腑有疾之时，可通过脏腑、经络将疾病反映在体表，临床上常发现在某些体表部位或穴位上有阳性反应，如压痛、结节、条索等，颜色也可表现为深红色、紫红色或酱紫色等，根据机体出现异常反应的部位，按照“经络内联脏腑，外络四肢百骸”的理论指导，可以正确诊断出与经络循行相对应的脏腑病证。例如，当脾俞、胃俞和腹部的中脘等穴出现明显的阳性反应时，可考虑是不是脾胃的疾患，并建议顾客去医院做进一步的检查。

望诊是调理师运用视觉发现异常情况和了解病情的诊察方法，包括对顾客神、色、形、态、头面、五官、舌象、躯干、四肢、二阴、皮肤及排出物等方面的观察。中医有言：“病之于内，必形之于外。”我国人民大多属于黄色人种，肤色呈微黄之正色，部分人可有较白、较黑、稍红等差异。正常肤色可随年龄、饮食、起居、寒暖、情绪、生活条件、四时、昼夜、阴晴等情况的变化而略微改变，但是明亮润泽、隐然含蓄是其主要特点。正常姿态是自然舒适，运动自如，反应灵敏，并且健康人神志清楚，语言清晰，面色荣润，目光明亮，呼吸平稳，肌肉丰满。

闻诊是调理师运用听觉诊察声音、嗅觉诊察气味的方法了解病情，诊察的声音包括顾客的语言、呼吸、咳嗽、嗳气、肠鸣等，诊察的气味包括顾客体味、口腔异常气味、排出物气味等。健康人的声音随着性别、年龄、身体等形质禀赋的不同有个体差异，但均有发声自然、声调和畅的特点。男性多声低而浊，女性多声高而清；儿童多声尖而脆，而老人多声浑而沉。注意，声音随情志变化而发生的一时改变属正常范围，如怒时发声忿厉而急切，悲时发声悲惨而断续等。

在诊察疾病时，调理师可通过声音来辨别顾客语声及气息的高低强弱、清浊缓急，也可以通过咳嗽、呕吐、肠鸣等声响的特点来判断脏腑功能与疾病性质。声音多是由肺、喉、会厌、舌、齿、唇、鼻等器官协调作用而产生的。肺主气，司呼吸，也是发声的动力所在。喉是发声的机关。肾主纳气，是气的根。肝主疏泄，调畅气机。脾是气血生化之源。心主神志，可支配言语及发声等。此外，肠鸣与胃气和降及肠的传导有关。《四诊抉微》云“听声审音，可察盛衰存亡”，又云“声应于外者，有若桴鼓之捷也”。

问诊内容主要包括一般情况、主诉、现病史、既往史、个人生活史、家族史等，应针对初诊、复诊、门诊或住院等具体情况进行询问。一般情况主要包括顾客的姓名、性别、年龄、婚否、民族、职业、籍贯、工作单位、现住址、联系方式等。主诉是顾客就诊时感到最痛苦的症状、体征及持续时间，也是促使就诊的主要原因。例如，“膝关节疼痛 2 年，加重伴膝关节肿胀 1 周”“咳嗽 5 天，加重伴咯脓血痰 1 天”。现病史是指顾客从起病到本次就诊时疾病发生、发展及诊治的经过。既往史（过去病史）是指顾客平素的健康状况和既往患病情况。个人生活史主要包括顾客的生活经历、平素的饮食起居、精神情志及婚育状况等。家族史主要指与顾客有血缘关系的直系亲属的健康状况，有助于诊断某些遗传性疾病。

切诊是指调理师通过手触按顾客的脉搏来探测脉象变化，抑或触摸肌肤、手足、胸腹、腰背、腧穴等部位的异常征象从而了解病变的诊察方法。通过在顾客躯体上的相应部位进行触、摸、按、压来诊察机体内在变化或体表反应，为制定调理方案提供证据。通常各种手法是联合运用的，可按照先触摸、后推按，以及由轻到重、由浅入深的原则诊察病变情况。保健调理师可以用相应的触诊方法检查顾客的身体局部，如通过触碰额部、四肢等的皮肤来诊察机体的凉热、润燥等。摸是用手抚摸来诊察的方法，可以探明局部肿物的形态、大小和异常感觉等。推是用手微微用力地在顾客身体局部做前后或左右移动来诊察的方法，可以探测肿物的移动度、粘连情况等。按是用手按压身体局部（如胸腹、肿物等）来诊察的方法，探究机体深部组织的压痛，肿块的形态、质地，肿胀的程度、性质等。

切有接触、靠近、按压之意，古代切诊专指脉诊，但按诊法早在《黄帝内经》《伤寒论》等书中均有记载，经后世发展后主要包括脉诊和按诊两部分。脉诊（又称切脉、按脉、持脉、把脉、候脉、摸脉等）是指调理师用手指切按顾客身体某些特定部位的浅表动脉以体验脉动应指情况。脉象是指脉动应指的形象。中医学认为，人体的气血贯通全身，内连脏腑，外达肌表，如环无端，周而复始，因此脉象能反映全身的脏腑、气血、阴阳的综合信息，并与心脏搏动、心气盛衰、脉管通利、气血盈亏及脏腑功能直接相关。正常脉象的特征是寸、关、尺三部皆有脉，不浮不沉，不快不慢，一息四五至，72 ~ 80 次 /min（成年人），并随生理活动、气候、季节和环境的不同而产生相应的变化，有“有胃”“有神”“有根”的特点。按诊是调理师用手直接触摸或按叩顾客体表的某些部位来了解其冷热、润燥、软硬，以及是否存在压痛、肿块等情况，由此推断病位、病性和病情的一种诊断方法，是诊治疾病的重要依据。按诊的方法主要包括触法、摸法和按法等。

培训课程 2　砭术保健调理方法确定

一、砭术调理的原则

砭术调理的原则：疏通经络，运行气血，调控脏腑，平衡阴阳。中医学认为，人是一个有机整体，局部和全身是统一的。疾病的病理本质虽藏之于“内”，但也必定有症状、体征反映于“外”，局部反应常可反映出机体的整体状况。中医询问内容主要包括四诊合参的中医诊察及相关病情资料的收集，包括望、闻、问、切四诊和其他相关的诊察内容。通过中医四诊收集顾客的病情资料，包括症状、体征和病史等内容。症状是指顾客对痛苦或不适的自我感受，如头颈痛、耳鸣、心烦、胸闷、腹胀等；体征是指调理师运用望、闻、切等手段获得的具有诊断意义的客观征象，如面色苍白、两目红肿、关节肿胀、舌苔黄腻、脉浮等；病史主要是指顾客的患病经过和诊疗情况等。砭术的具体方案可根据采集的健康状况信息合理制定，概述如下。

1. 伤科常见病症

中医学认为颈痛（颈椎病、落枕）的基本病机是经筋受损，筋络拘急，气血阻滞不通，或因负重使颈部扭转，或因风寒侵袭项背，使局部脉络受损，经气不调所致。砭术调理可舒筋活络，运行气血，濡养经筋，祛瘀止痛，提高局部组织温度，增加微循环灌注量，加速血液和淋巴回流，减少内源性致痛因子，消除神经、血管的压迫症状，改善颈椎病症状；还可激发经气，使气血运行通畅，祛除阻滞于经络的外邪，使筋骨肌肉得到充足营养，对落枕引起的颈项强直疼痛具有较好的缓解作用。急性腰扭伤病位较浅，邪气未曾深入，砭术可激发经气，行气活血，使腰部的气血运行通畅，解痉止痛。腰椎间盘突出症与正气不足、肝肾亏虚及感受风寒湿邪导致气血凝滞关系密切，砭术调理可宣泄腠理，激发经气，促进气血生成和运行通畅，祛瘀生新，补益肝肾。

2. 内科常见病症

若是外感六淫之邪或时行疫毒所致的感冒，可选取风池、大椎、脊柱两侧足太阳膀胱经循行部位进行刮拭，鼓舞正气，通畅气血，使得邪祛正安；若外邪较重，可在顾客背部的督脉和两侧膀胱经循行部位进行调理。若是外感或内伤导致的咳嗽，可取风门、肺俞、身柱、天突和膻中操作，达到调整脏腑、祛除外邪的目的。若是中暑，可通过刺激体表特定部位，开泄腠理，疏通经络，运行气血，引导体内暑热或暑湿通过经脉排出体外。若是膈肌痉挛（打嗝），砭术调理可疏通经络，运行气血，调畅情志，调整脾胃功能，降气止呃。若为外邪犯胃、饮食伤胃、情志不畅或脾胃素虚所致的胃气阻滞、胃失和降而引发的胃痛，砭术调理可调节全身气机、疏通经络，有效祛除侵入经络的外邪，消除阻滞于经络间的瘀血、湿浊，运行气血，调畅情志，调节脾胃功能，通则不痛。

3. 其他常见病症

若属阴虚不能纳阳，或阳盛不得入于阴，阴阳失交导致的失眠，砭术调理可针对机体阴阳盛衰的变化，损其有余或补其不足，使阴阳失调的异常情况归于协调平衡的正常状态。若为肝气郁结所致的乳腺增生，砭术调理可通过调节全身气机来畅达情志、疏肝解郁。若为“不通则痛”或“不荣则痛”的痛经，砭术调理可疏通经络、调和冲任，运行气血，“荣养胞宫，通则不痛”。若为胃热湿阻的实证肥胖，可采用泻法；若为脾虚湿阻、脾肾两虚（脾肾阳虚）、阴虚内热导致的虚证肥胖，可采用补法。

二、砭术调理的补泻操作

砭术调理的补泻操作：砭术的补泻作用与选取穴位的特性、砭具刮拭方向、顾客的体质及机体状态有关，具体可参考以下内容。

1. 腧穴性质对补泻作用的影响

人体腧穴具有特异性，比如，某些腧穴具有强壮补虚作用，可扶正补益，如足三里、气海、百会、膻中等可以升阳补气，三阴交、血海、太溪等可以补阴养血。而某些腧穴具有泻实作用，刮之可镇痛、消炎、退热，如委中、曲池、合谷、十二井、十宣等。

2. 手法刺激量对补泻作用的影响

刮、按、点等手法刺激量各不相同，要灵活应用。虚者补之，刺激量要小一些；实者泻之，刺激量要大一些。轻、慢刮法的力度小、速度慢，为补，适用于年老、久病、体虚或形体瘦弱的虚证顾客。重、快刮法的力度大、速度快，为泻，适用于年轻体壮、新病或急病的顾客。手法柔和，轻重适中，速度不快不慢，为平补平泻法。

3. 机体虚、实对补泻作用的影响

相同顾客的机体素质也可有虚、实的变化。如患病之前身体结实、强壮、精力充沛好动，或机体处于发热、疼痛、痉挛、高血压、脉洪数等亢进的实证状态时，多采用泻法，即实则泻之。反之，如患病前瘦弱、乏力，平时活动较少，或当机体处于弛缓麻木、瘫痪、自汗、肢厥、脉弱等衰退的虚证状态时，宜采用补法，即虚则补之。

4. 人的体质对补泻作用的影响

人的体质主要有肥瘦、强弱、老幼等。年轻体壮的人，气血旺盛，皮肤厚密，宜用较重的刺激方法，即泻法。瘦人的皮肤较薄，肌肉消瘦，唇薄，说话声音较小，血行较浅，气道滑利，容易气散虚脱，损耗血液，宜用较轻的刺激方法，即补法。针对胖瘦适中的人，要根据皮肤色泽合理调治。若为端正敦厚、气血和调的人，宜采用中等刺激方法，介于强弱之间，各占一半，无明显的刺激强度区分，即平补平泻法。

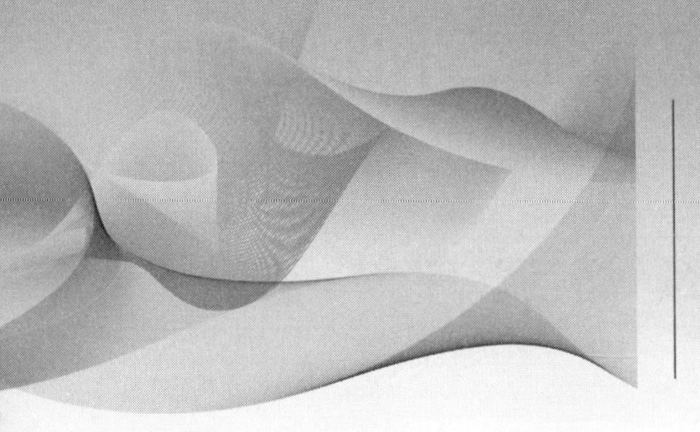

职业模块 8 常见病症砭术保健调理

培训课程 1　伤科常见病症砭术保健调理

学习单元 1　颈 痛 调 理

一、颈痛概述

1. 定义

颈痛是指以颈部疼痛、肌肉紧张为主要表现，伴有明显压痛，也可伴有头两侧痛、后枕部痛的疾病，有时在晨起时伴有颈项部的“发紧”“发僵”，活动不灵，或活动伴有响声，部分人可伴随短暂的上肢和手部的放射性疼痛、胀麻等。颈痛的症状在晨起、劳累、不当姿势时，或寒冷环境中会加剧，常由颈椎病引起，如颈型颈椎病、神经根型颈椎病等。本节主要介绍颈型颈椎病、神经根型颈椎病所引起的颈痛。

2. 常见病因

（1）颈椎退行性改变

随着年龄增长，颈椎间盘组织逐渐出现退行性改变，导致椎间盘变薄、椎间隙变窄，致使椎间关节不稳，不断出现病理性滑脱或轻微创伤，久之则出现反应性的椎体边缘、关节面的骨质增生，以及钩椎关节面增生，待发展到一定程度，则压迫脊髓、神经根、椎动脉和交感神经等邻近组织，引起相应症状。

（2）颈椎急慢性损伤

由于多种急性损伤，如扭挫、跌仆等，造成韧带、后关节囊、椎间盘等软组织不同程度的损伤，导致纤维环破裂、髓核突出，刺激脊髓、神经、血管，出现颈痛相应症状。或者由于长期从事低头伏案工作、枕头与睡眠姿势不当、日常生活姿势不良或反复落枕等原因造成颈椎间盘、韧带、后关节囊、颈椎深浅肌肉等软组织不同程度的损伤，引起“筋出槽，骨错缝”而出现相应的症状。

（3）脊柱或者全身生物力学失衡

颈椎及肩胛胸壁关节失稳造成颈椎周围肌肉群功能失调，继而颈椎关节或肌肉代偿出现相应的症状。

3. 表现特点

（1）颈痛症状

1）颈型颈椎病。颈型颈椎病是最早期的颈椎病。在早期，颈项、肩背部可出现痉挛性疼痛，颈部不敢转动或歪向一侧，转动时往往和躯干同时转动；在急性期过后，常由于颈肩和上背部酸痛而不能持久伏案工作，可出现头痛、后枕部疼痛和上肢无力或晨起后颈项发硬、发紧、活动不灵，反复出现“落枕”。

2）神经根型颈椎病。神经根型颈椎病是中老年人的常见病、多发病，其症状为疼痛与麻木。疼痛主要发生于头、颈项、肩背、上肢和手部，可出现钝痛、酸痛、灼痛、隐隐作痛或过电样窜麻痛等疼痛感受。个别急性发作者常由于疼痛剧烈，出现坐卧不安，日夜不眠，并且咳嗽、打喷嚏、深呼吸、排便、颈部疲劳及枕头高低不当等均可使疼痛加重。头颈部的活动或某种姿势和体位的改变，往往能加重或缓解疼痛，并可引起突然的窜痛。麻木多与疼痛部位相同，但麻木多出现在手指和前臂。不同顾客麻木的程度不同，有的顾客仅出现指尖部麻木、发胀，而严重的顾客在手、前臂、上臂、肩背部和头颈部都可出现麻木。此外，顾客的手部和上肢常因颈部活动或某一姿势麻木加重，大部分顾客夜间症状加重。

（2）颈痛体征

1）颈型颈椎病。颈部肌张力增高，颈项强直，活动受限，有广泛压痛，压痛点多在斜方肌、冈上肌、菱形肌、大小圆肌等部位。可触及棘上韧带肿胀、压痛及棘突移位。

2）神经根型颈椎病。颈项部肌张力增高，颈项活动受限。病变棘突偏歪，椎间隙不等宽。在病变相应的棘突旁、棘上韧带或患侧肩胛骨内侧缘相应区域有压痛点，并具有典型的上肢放射痛和麻木感，其范围与颈脊神经所支配的区域一致。部分患者可触及条索状结节。神经根受压明显者，受压神经根支配区域感觉减退，少数人有感觉过敏。病久者病变神经根支配的肌肉发生肌力减退，甚至出现肌肉萎缩、肱三头肌反射和桡骨膜反射减弱或消失。

二、颈痛调理方法

1. 砭术方法

以拨揉、点按、刮、拿揉等为主。

颈痛的取穴：督脉、风池、风府、天柱、颈夹脊等穴位。

常用体位：一般可采用坐位或卧位。

2. 操作前准备

充分暴露操作部位和穴位，对砭板、调理师手部及顾客受术部位进行消毒。

3. 操作步骤

（1）颈肩部

选用合适的砭具，沿项部肌肉从风池拨揉至颈项结合处（大椎），往返操作 3 ～ 5 min，如图 8–1 所示。

（2）颈项部穴位

选用合适的砭具，点按风池、天柱、颈夹脊，每个穴位操作 2 ～ 3 s，如图 8–2 所示，以局部有酸、麻、胀感为度。

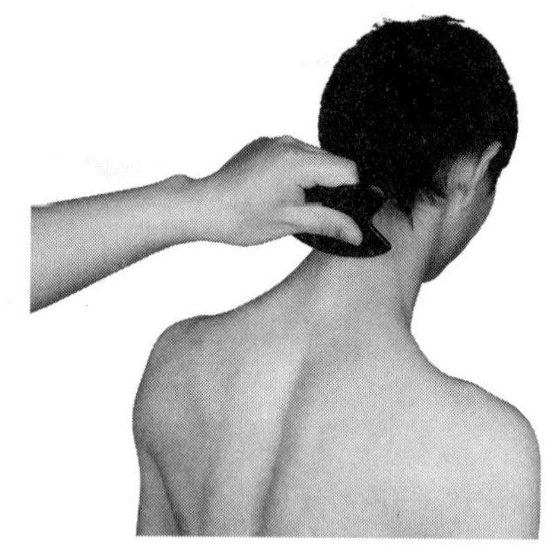

图 8–1　从风池拨揉至颈项结合处（大椎）

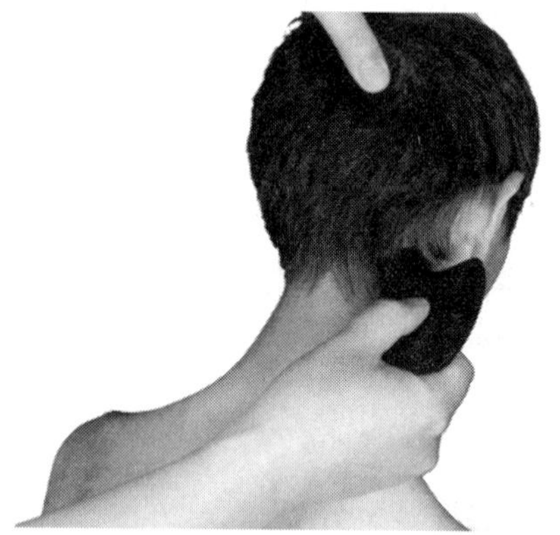

图 8–2　点按风池、天柱、颈夹脊

（3）颈部正中（项部督脉）

选用合适的砭具，沿项韧带从风府刮至大椎，操作 3 ～ 6 遍，如图 8–3 所示。

（4）颈部两侧

用单手或双手五指置于顾客项部两侧进行拿揉，操作 2 ～ 4 min。

4. 注意事项

嘱咐顾客平时加强颈项部的功能锻炼，同时要纠正不良姿势。选用高度适当的枕头，尽量采用仰卧位的睡眠姿势；避免长期低头伏案工作；保持颈部和肩部的温暖。

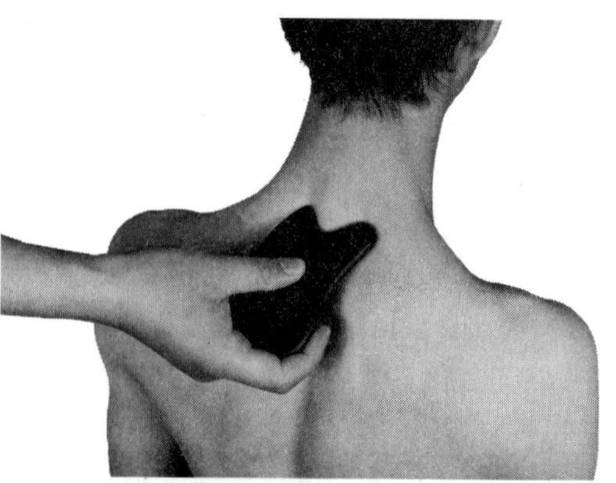

图 8–3　从风府刮至大椎

三、颈痛健康指导

需要改变不良生活习惯；经常做颈椎操及加强颈部肌肉功能锻炼；如果 X 光片出现颈椎骨质增生或颈椎序列改变，则要更加注意防护。

四、调理案例

1. 情景描述

顾客女，61 岁。以“颈肩部疼痛 10 年，加重 3 天”前来调理。顾客 10 年前由于长期伏案工作，出现颈肩部疼痛，夜间加重，休息后好转，每天晨起颈部僵硬，活动 30 min 可部分缓解。3 天前无明显诱因，自觉颈部酸胀疼痛加重，右上肢不能正常持物，夜间痛醒，头身不能顺利完成翻身动作，严重影响生活质量。按西医诊断的颈椎病、中医诊断的“项痹”（痛痹证）进行砭术调理。按照 3 次 / 周、4 周 / 周期的频率进行调理。调理 1 个周期后顾客的疼痛症状明显减轻。

2. 案例分析

顾客的症状和病史与本文介绍的颈痛相符，按照文中的调理方法，可以起到疏通经络、缓急止痛的作用。按照 3 次 / 周、4 周 / 周期的频率进行 1 个周期的砭术调理后，顾客的疼痛明显缓解。

学习单元 2 落 枕 调 理

一、落枕概述

1. 定义

落枕又称失枕，是以颈部疼痛、僵直、活动受限为主要症状的一种病症。落枕是颈项部常见病症，轻者数日可自愈，重者疼痛严重迁延数周不愈。长期反复的落枕可发展为颈椎病。

2. 常见病因

（1）睡姿不良或枕头高低不适

颈项部处于过伸或过屈状态，导致颈部胸锁乳突肌、斜方肌等肌肉的某一侧长时间处于高张力状态而引起损伤，肌肉缺血痉挛、僵直，引起疼痛，活动受限。

（2）急性扭伤

突然转头或扛抬重物可使颈部肌肉及软组织急性损伤，引起颈部疼痛。

（3）外感风寒

睡眠时颈肩部暴露于外，感受风寒之邪，导致颈部肌肉收缩，局部血液循环受阻，经脉不通，发生拘急疼痛。

3. 表现特点

（1）落枕的症状

晨起后颈项剧烈疼痛，颈部活动时疼痛明显加重，疼痛可在一侧或两侧，严重者可放射至头及上肢。

（2）落枕的体征

颈部活动明显受限，颈项相对固定在某一体位，各方向活动均受牵掣。当需转动颈部时，常要借助身体代偿来转动，以减少颈部活动，缓解症状。当被动活动颈部时可诱发疼痛或使疼痛加剧。

颈项部肌肉疼痛紧张，常可触及胸锁乳突肌、斜方肌或肩胛提肌痉挛。

颈项部受累肌肉有明显压痛。若为胸锁乳突肌痉挛，触诊胸锁乳突肌时，可触及肌紧张感和压痛；若为斜方肌痉挛，在锁骨外 1/3 处、肩井处或肩胛骨内侧缘处可触及肌紧张感和压痛；若为肩胛提肌痉挛，在第 1 至第 4 颈椎棘突旁和肩胛骨内上角处可触及肌紧张感和压痛。

可触及棘突偏移、棘突两侧不对称或棘突间隙发生改变。

二、落枕调理方法

1. 砭术方法

以热熨、点按、刮、拨等为主。

取穴：大椎、肩井、天宗、大杼、风池、风府、外劳宫及阿是穴。

常用体位：可采用坐位或卧位。

2. 操作前准备

充分暴露操作部位和穴位，对砭板、调理师手部及顾客受术部位进行消毒。

3. 操作步骤

（1）颈肩部

选用合适的砭具，在颈肩部的疼痛部位热熨约 30 min，以皮肤微红为度。

（2）项部督脉

选用合适的砭具，沿风府至大椎的连线刮 10 ~ 20 次，以微微出痧为度，如图 8–4 所示。注意身体消瘦、颈椎棘突明显突出的顾客，可用砭具的边角由上向下依次点压、按揉每一个棘突间隙 3 ~ 5 次，以有酸胀感为度。

（3）项二线部

选用合适的砭具，分别沿风池至大杼、风池至肩井的连线刮摩，如图 8–5 所示，力量由轻渐重，以局部皮肤轻微发红为度。

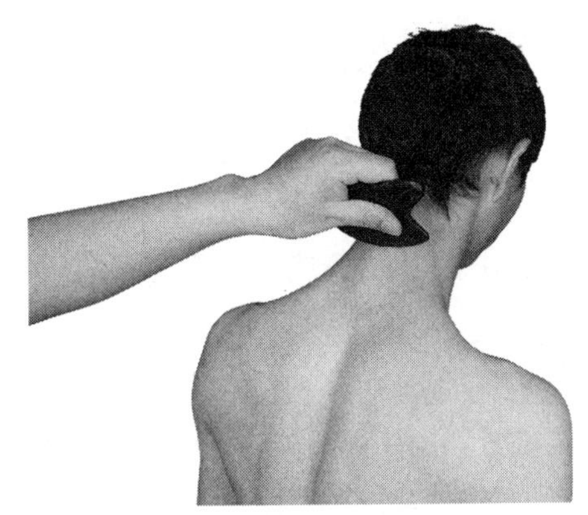

图 8–4 刮项部督脉

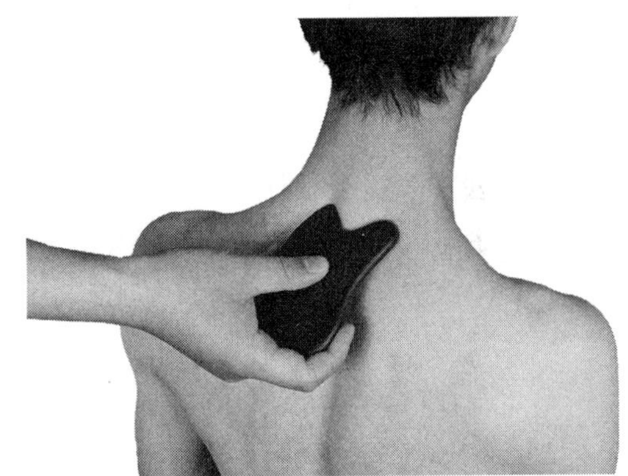

图 8–5 刮摩项二线部

（4）颈肩背部

选用合适的砭具，点按风池、风府、天宗、外劳宫及阿是穴，每个穴位操作 3 ~ 5 min，以局部有酸、麻、胀感为度。

（5）结节条索部

选用合适的砭具，沿着垂直于肌肉纤维的方向，在颈部有明显痛感或有条索状的阳性反应部位进行往返拨动，以顾客耐受为度。

（6）其他操作

颈项部疼痛不能触碰者，可先点按合谷、后溪，再用砭板刮颈部风府至大椎，以及风池至肩井。

肩部疼痛剧烈不能触碰者，可适当点压风池、肩井、天宗、肩贞，然后以大椎为中心做圆周擦法，随后在颈部采用砭罐温灸。

4. 注意事项

急性期时，应让顾客选用颈围制动或卧床休息，以缓解疼痛。嘱咐顾客选用适当高度的枕头，尽量采用仰卧位的睡眠姿势。嘱咐顾客避免长期低头伏案工作，同时保持颈部和肩部的温暖。

三、落枕健康指导

枕头高低、软硬要适中，以能支撑颈椎的生理曲线、保持颈椎垫实为宜。在采用仰卧位睡眠姿势时要保证颈部不落空。

颈部要保暖。寒冷刺激会使颈项部的肌肉痉挛，加重僵直、疼痛。在冬春或秋冬季节更替时，要适当添减衣服；在天气炎热时，空调和风扇不能过度使用。

维持正确的姿势。在工作、学习时，要保持良好的姿势，避免过度劳累，减少肌肉损伤，延缓颈椎间盘的老化。在伏案工作时，要保持颈部正直，不要扭转或歪斜，工作时长超过 1 h 后，要定时休息 5 min，或者做颈部运动来放松。平时勿将头靠在床、椅子或沙发上看书、手机或电视。

乘坐公交、火车等交通工具时，不要靠在座位上睡觉，以免遇到急刹车等紧急情况时，头部向前或向一侧冲出而产生“挥鞭样”损伤。

四、调理案例

1. 情景描述

顾客男，40 岁，销售人员。以“左侧颈项部疼痛 2 天，加重 1 天”前来调理。顾客素有受凉病史，纳眠可，二便可。顾客诉说曾乘坐高铁出差，由于疲劳在座位上睡着片刻，醒来感觉颈项部活动不利，但是疼痛不明显，所以没有在意，也没有到医院治疗，后来情况逐渐加重，疼痛明显。

取坐位，首先选用合适的砭具在颈肩部的疼痛部位热熨约 30 min，以皮肤微红为度。随后沿风府至大椎的连线刮 15 次，以微微出痧为度。然后用砭具的边角由上向下依次点压、按揉每一个棘突间隙 3 ~ 5 次，以有酸胀感为度。最后，选用合适的砭具，点按风池、风府、天宗、外劳宫及阿是穴，每个穴位操作 3 ~ 5 min，以局部有酸、麻、胀感为度。

2. 案例分析

顾客为中年男性，平素身体尚可，因为经常出差，身体容易疲劳，在身体疲劳的时候受凉引发落枕。采用砭术的方法疏通经络，散寒外出，对于颈项部疼痛和僵硬有较好的调理作用。

学习单元 3　腰肌劳损调理

一、腰肌劳损概述

1. 定义

腰肌劳损是腰痛的常见原因之一，主要症状是腰或腰骶部胀痛、酸痛，反复发作，疼痛可随气候或劳累程度变化而变化，如日间劳累则疼痛加重，休息后疼痛可减轻。由于腰部肌肉损伤日积月累，使肌纤维变性，甚至少量撕裂，形成瘢痕、纤维索条或粘连，因此造成长期慢性腰背痛。腰肌劳损一般与职业及工作环境有关，属中医“慢性伤筋”“肾虚腰痛”范畴。

2. 常见病因

腰肌劳损是一种慢性积累性损伤。主要是由于长期从事弯腰工作，或长时间处于某一固定体位等原因导致腰部肌肉过度疲劳，肌肉、筋膜及韧带持续牵拉，造成肌肉、筋膜内的压力增加，供血和代谢受到影响，进而产生大量乳酸和代谢产物，乳酸和代谢产物积聚过多就会引起炎症、粘连。如此反复，日积月累即可导致组织变性、增厚及挛缩，并刺激相应的神经纤维从而引起腰肌劳损。此外，由于先天性病变，如移行椎、腰椎骶化、脊椎隐裂，造成结构上的不稳定，部分肌肉和韧带失去附着点，也会造成腰部肌肉筋膜劳损，产生腰痛。

3. 表现特点

（1）腰肌劳损的症状

腰痛长期反复发作，疼痛性质呈酸痛或钝性胀痛。腰部重着板紧，时轻时重，缠绵不愈。通过充分休息、加强保暖、适当活动或改变体位姿势可使症状减轻，劳累或遇阴雨天气则症状加重。腰部怕冷喜暖，喜按喜揉，常以双手捶腰可减轻痛苦。

腰部活动功能基本正常，偶有牵掣不适感。不能久坐久站，弯腰稍久直腰便困难。

急性发作时，诸症状明显加重，可有明显的肌痉挛，甚至出现腰脊柱侧弯、下肢牵掣作痛等症状。

（2）腰肌劳损的体征

腰背部压痛范围广泛，压痛点多在骶髂关节面、骶棘肌、腰椎横突及髂嵴后缘等部位。轻者压痛多不明显，重者伴随压痛可出现一侧或双侧骶棘肌痉挛僵硬。

触诊时腰部肌肉紧张痉挛，或有硬结及肥厚感。

二、腰肌劳损调理方法

1. 砭术方法

以热熨、点按、刮、拨等为主。

砭术的取穴：三焦俞、肾俞、大肠俞、委中、承山、膀胱经腰背部腧穴。

常用体位：常采用坐位或卧位。

2. 操作前准备

充分暴露操作部位和穴位，对砭板、调理师手部及顾客受术部位进行消毒。

3. 操作步骤

（1）背腰部

选用合适的砭具，按揉足太阳膀胱经后背两侧线部分（见图 8–6），然后做滚法 3 ～ 5 遍，最后适当用力点按三焦俞、大肠俞、肾俞，如图 8–7 所示，每穴操作 3 ～ 5 min，以局部有酸、麻、胀感为度，如遇疼痛敏感部位，可以适当加长按压时间。

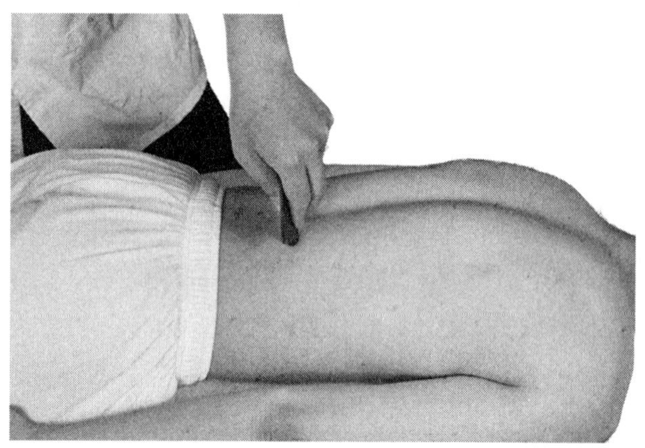

图 8–6　按揉足太阳膀胱经后背两侧线部分

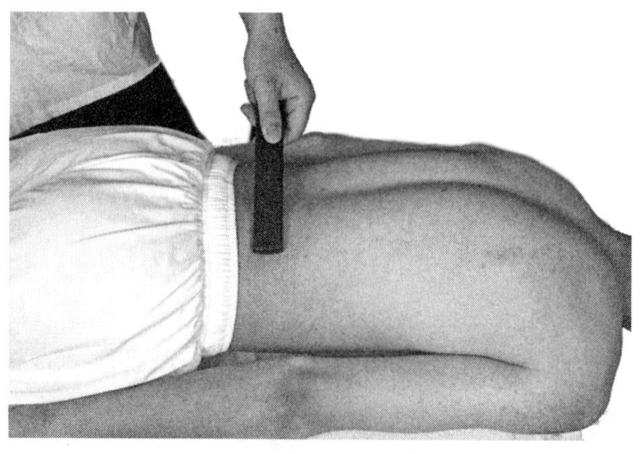

图 8–7　点按三焦俞、大肠俞、肾俞

（2）腰骶部

选用合适的砭具，沿足太阳膀胱经后背两侧线部分，自上而下推至腰骶部，如图 8-8 所示，以皮肤红晕温热为度。

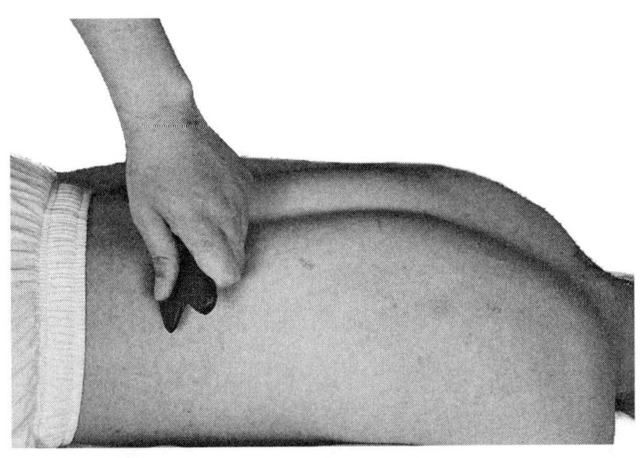

图 8-8 推腰骶部

（3）腰椎棘突两侧部

选用合适的砭具，弹拨腰椎棘突两侧部，自上而下、自中部向外弹拨，如图 8-9 所示，两侧交替操作 3 ～ 5 min，以顾客耐受为度。

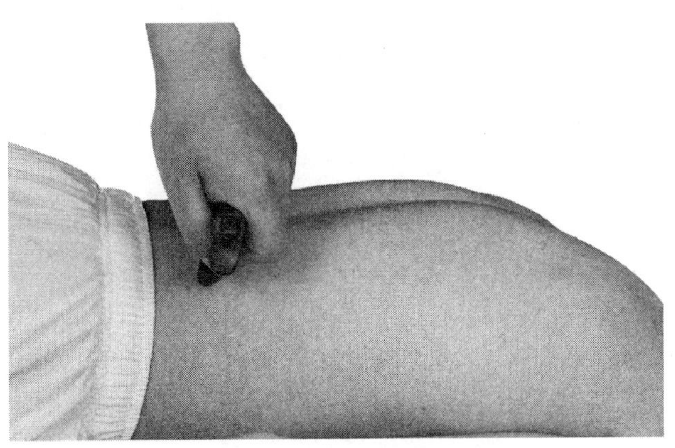

图 8-9 弹拨腰椎棘突两侧部

4. 注意事项

日常注意纠正不良姿势；注意劳逸结合，避免感受外邪；注意腰部保暖，加强腰背肌锻炼。

三、腰肌劳损健康指导

腰肌劳损者应养成良好的生活习惯，减少弯腰提重物，减少对腰部肌肉的进一步损伤。注意防止腰腿部位受凉，避免过度劳累。站立、行走或坐姿要正确，避免长时间保持同一姿势，久站久坐时，要根据情况适当进行腰背部的活动，缓解肌肉疲劳程度。体质虚寒者，不要贪食生冷之物。

四、调理案例

1. 情景描述

顾客男，35 岁，办公室文员。以“左侧腰部酸痛不适 1 月余”前来调理。顾客素有劳累受凉史，纳眠可，二便可。顾客诉说曾因工作原因长时间在办公室坐着整理材料，很少活动，引发腰部酸痛不适，后来症状逐渐加重，疼痛逐渐明显。

顾客取俯卧位，首先选用合适的砭具，按揉足太阳膀胱经后背两侧线部分，接着做滚法 3 ~ 5 遍，用力点按三焦俞、大肠俞、肾俞，每个穴位操作 3 ~ 5 min，以局部有酸、麻、胀感为度。如果发现有疼痛敏感部位，可以在相应部位适当增加点按的时间。然后选用合适的砭具，沿足太阳膀胱经后背两侧线部分，自上而下推至腰骶部，以皮肤红晕温热为度。最后选用合适的砭具，弹拨腰椎棘突两侧部，自上而下、自中部向外弹拨，两侧交替操作 3 ~ 5 min，以顾客耐受为度。

按照 3 次 / 周、4 周 / 周期的频率进行调理。调理 1 个周期后，该顾客的疼痛明显减轻。

2. 案例分析

顾客为青壮年男性，平素身体尚可，但是因为久坐，使腰背部肌肉长期处于紧张的状态，引发腰肌劳损。采用砭术的方法可以行气活血、通络止痛，起到缓解疼痛的作用。

培训课程 2　内科常见病症砭术保健调理

学习单元 1　感 冒 调 理

一、感冒概述

1. 定义

感冒是指因感受风、寒、暑、湿、燥、火及疫疠之气等外邪引起的一种常见的肺系疾病，以鼻塞、流涕、喷嚏、咳嗽、发热、咽痛为主要特征。本病一年四季均可发生，尤以气候骤变及春冬两季发病率较高。

感冒可分为四时感冒和时行感冒两类：四时感冒由于感受六淫之邪而发病，一般无传染性，症状较轻；时行感冒由于感受时行疫疠之气而发病，具有传染性，症状较重。

2. 常见病因

（1）外感六淫、时行疫毒

外感六淫以风邪为主。因风为六淫之首，流动于四时之中，故外感为病，常以风为先导。在不同季节，风因为与当令之气相合伤人而表现为不同证候。例如，秋冬寒冷之季，风与寒相合，多为风寒证；春夏温暖之时，风与热相合，多见风热证；夏秋之交，暑多夹湿，风与暑湿相合多为风暑夹湿证候。但一般以风寒、风热为多见。夏令暑湿之邪亦常杂感为病。至于梅雨季节之夹湿、秋季兼燥等，亦常可伤人致病。若四时六气失常，非其时而有其气，伤人致病者，一般较感受当令之气而发病者为重。

（2）感非时之气夹时行疫毒

以起病急，全身症状较重，高热，全身酸痛为主要症状。与普通感冒相比，其病情重而多变，往往相互传染，造成广泛流行，且不限于季节。

3. 表现特点

以鼻塞、流涕、喷嚏、咳嗽、发热、咽痛为主要表现。

二、感冒调理方法

1. 砭术方法

以按揉、点按、拍打等为主。

砭术的取穴：印堂、太阳、迎香、风池、肩井、肺俞和大椎等腧穴。

常用体位：常采用坐位或卧位。

2. 操作前准备

充分暴露操作部位和穴位，对砭板、调理师手部及顾客受术部位进行消毒。

3. 操作步骤

（1）头面部

选用合适的砭具按揉印堂、太阳、迎香，每穴操作 3 ～ 5 min，如图 8–10 所示，以局部有酸、麻、胀感为度。

（2）颈肩部

选用合适的砭具点按迎香、风池、肩井、肺俞，如图 8–11 所示，每穴操作 3 ～ 5 min，以顾客微出汗为宜。

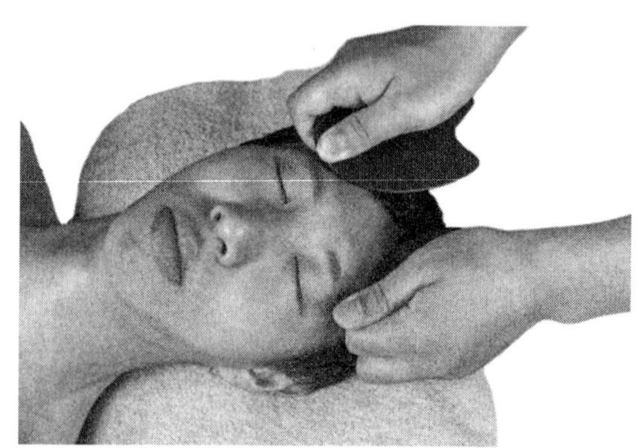

图 8–10　按揉印堂、太阳、迎香

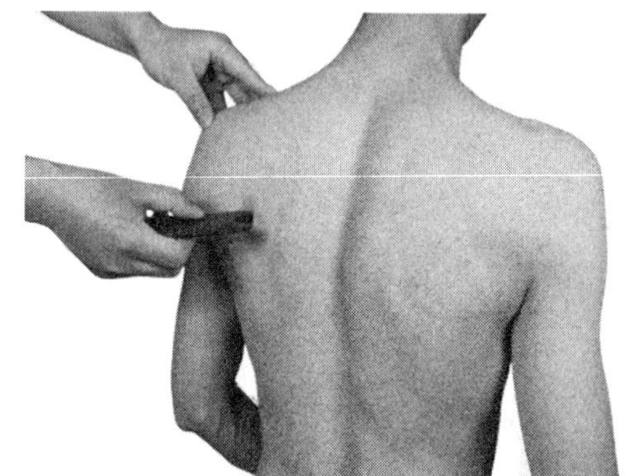

图 8–11　点按颈肩部穴位

（3）背腰部

首先选用合适的砭具按摩上背部 3 min，并点按大椎、肺俞，每穴操作 3 ～ 5 min；然后用合适的砭具拍打上背及两肩各 5 遍，再沿督脉和膀胱经从上背部向腰部拍打 5 遍。

4. 注意事项

（1）注意气候变化，及时增减衣物。

（2）保持居室空气流通，感冒流行期间每日可用食醋熏蒸法进行室内空气消毒。

（3）减少与感冒患者接触，感冒流行期间少去公共场所。

（4）饮食宜清淡、易消化，忌食油腻、生冷、辛辣及不洁食物。

三、感冒健康指导

（1）养成出门戴口罩的习惯，避免去公共场所或减少逗留的时间。

（2）居住的房间要定期消毒。

（3）加强锻炼，提高身体素质。

（4）注意气候的变化，及时增减衣物，注意保暖。

（5）坚持用冷水洗脸、洗手，并进行适当的面部按摩，促进面部血液循环，预防感冒。

（6）饮食多样化，尽量粗细和荤素搭配；每天吃适量的新鲜蔬菜、水果。

四、调理案例

1. 情景描述

顾客女，25 岁，办公室文员。以“头疼发热 1 天”前来调理。顾客诉说平素身体健康，热爱运动，纳眠可，二便可。因天气突然变热，白天出汗较多，遂晚上冲了凉水澡，次日早上感觉喉咙有痰，鼻流清涕，打喷嚏。后来逐渐加重，并有轻微的头疼，恶寒，发热。医院诊断为“风寒感冒”。具体操作：用合适的砭具按揉印堂、太阳、迎香，每穴操作 3 ~ 5 min，以局部有酸、麻、胀感为度；点按迎香、风池、肩井、肺俞，每穴操作 3 ~ 5 min，使顾客微出汗；点按大椎、肺俞，每穴操作 3 ~ 5 min，然后用合适的砭具拍打上背及两肩各 5 遍，再沿督脉和膀胱经从上背部向腰部拍打 5 遍。隔天调理 1 次，调理 3 次后该顾客的症状基本消失。

2. 案例分析

顾客为青年女性，平素身体健康，因洗澡受凉，外邪束表。采用砭术的方法调理，起到发散风寒、祛邪外出的作用，以缓解顾客的感冒症状。

学习单元2　咳 嗽 调 理

一、咳嗽概述

1. 定义

咳嗽是一种呼吸道常见症状，常见于上呼吸道感染、支气管炎、气管炎、肺炎等病。

2. 常见病因

中医把咳嗽分为外感咳嗽和内伤咳嗽。有声无痰称为咳，有痰无声称为嗽，临床上往往两者并见。咳嗽是由于外感六淫之邪或内伤脏腑导致肺失宣肃，脾失运化，进而肺气上逆，发出咳声或伴有咳痰。

现代医学理论认为：咳嗽是由于气管、支气管黏膜或胸膜受炎症、异物、物理或化学性刺激而引起的。咳嗽常常伴随咳痰。从生理病理角度来看，咳嗽具有清除呼吸道异物和分泌物的保护性作用，但如果咳嗽不停，常给患者带来很大的不适，还可诱发其他（如胸闷、咽痒、气喘等）症状。

3. 表现特点

咳嗽可分为外感咳嗽和内伤咳嗽。外感咳嗽起病急、病程短，常见于感冒。内伤咳嗽多为久病，病程长，反复发作。

（1）外感风寒：恶寒发热，无汗，咳痰清稀，泡沫样痰，鼻塞涕清，头痛，舌淡，苔薄白，脉浮或浮紧。

（2）外感风热：恶寒发热，有汗，咳痰黄稠，咽痛咽干，鼻塞涕浊，舌淡，苔薄黄，脉浮或浮数。

（3）肺脾气虚：面色偏黄或白，少气声低，痰白清稀，乏力，胸闷气短，舌胖淡，苔白腻，脉濡滑。

（4）痰热壅肺：面色偏红，痰黄黏稠、腥臭，胸闷气短，舌红，苔黄腻，脉滑数。

（5）肺阴亏虚：干咳，口渴咽干，舌红少苔或无苔，脉细数。

二、咳嗽调理方法

1. 砭术方法

调理原则：外感风寒型咳嗽调以疏风祛寒，宣肺止咳；外感风热型咳嗽调以疏风清热，宣肺化痰；肺脾气虚型咳嗽调以补肺健脾，化痰止咳；痰热壅肺型咳嗽调以清热化痰，宣肺止咳；肺阴亏虚型咳嗽调以养阴泻火，润肺止咳。

按“循经取穴”法，以督脉、足太阳膀胱经、手太阴肺经、手阳明大肠经、足少阴肾经、足阳明胃经、足太阴脾经为主。

主穴：大椎、风池、风府、肺俞。

配穴：外感风寒者加肩井；外感风热者加曲池；肺脾气虚者加身柱；痰热壅肺者加丰隆；肺阴亏虚者加照海。

2. 操作前准备

操作前首先进行辨证，并通过沟通解除顾客的思想顾虑与紧张感。与顾客沟通完毕后，准备好调理时所需要的砭具，清洗干净，并使用 75% 的医用酒精擦拭消毒，稍微温暖砭石，避免冰冷的砭石直接接触顾客。指导顾客采取合适的体位，背部的操作可采用俯卧位，面部、上肢和下肢的操作可选择坐位或仰卧位。调理师可采用坐位或站立位。使施术部位充分暴露，保持顾客皮肤清洁干燥，确认无破损、溃疡及化脓性皮肤病等影响操作的情况后即可开始操作。

3. 操作步骤

（1）坐位

1）用砭石直线刮法从风府刮至身柱，10 ~ 20 次。

2）用砭石弧形刮法从风池刮至肩井，10 ~ 20 次。

3）用砭石重点刮揉法刮揉风池、大椎、肩井，3 ~ 5 次。

4）在背部第 1 胸椎至第 7 胸椎节段，从上到下，依次由内向外呈“非”字形弧形刮 3 ~ 5 次。

5）用砭石重点刮揉法刮揉肺俞、天宗 3 ~ 5 次，如图 8–12 所示。

6）用砭罐定罐大椎、肩井、肺俞、天宗，5 ~ 10 min。

（2）仰卧位

1）采用直线刮法，从天突沿胸骨刮至鸠尾 10 ~ 20 次，如图 8–13 所示。

2）用砭石重点刮揉法刮揉膻中，3 ~ 5 次。

3）在胸部，沿肋间隙从上到下，依次由内向外呈“非”字形弧形刮，3 ~ 5 次。

4）在上肢部，采用直线轻刮法刮拭肺经，5 ~ 10 次。

5）在上肢部，用砭尺拍法作用于尺泽，5 ~ 10 次。

4. 注意事项

（1）操作过程中注意顾客对疼痛的反应，以顾客耐受为度，不强求出痧。

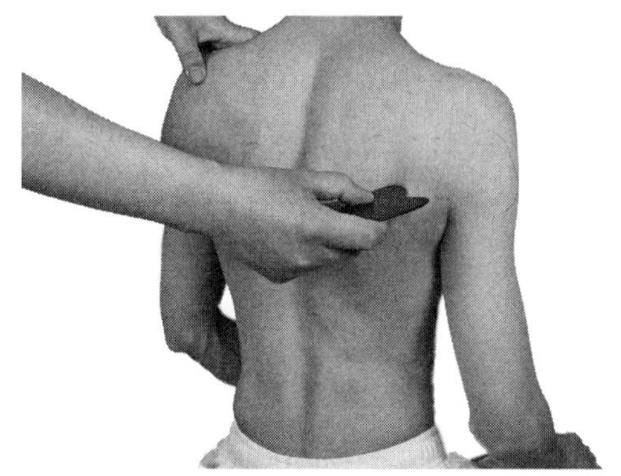

图 8–12　刮揉肺俞、天宗

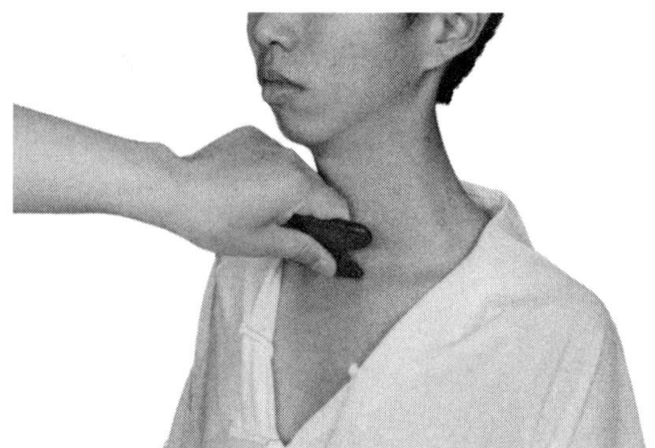

图 8–13　从天突沿胸骨刮至鸠尾

（2）操作结束后嘱咐顾客饮温开水 500 mL 以上，以补充水分、促进代谢。

（3）操作结束后注意不可立即洗澡，应等到痧退或者 6 h 后再洗。

（4）操作结束后注意避风寒，此时皮肤腠理打开，外邪易侵入人体。

三、咳嗽健康指导

1. 心理护理

咳嗽是常见病症，咳嗽严重的顾客不能平卧，易对顾客心理产生影响。调理师要注意主动与顾客交流，通过交流掌握顾客的生活习惯及心理状态，并耐心向其讲解相关知识、调理方法和护理方法，解除顾客的心理负担。

2. 饮食护理

指导顾客科学饮食，饮食宜清淡，忌食油腻、糖分高、辛辣、刺激性食物，忌烟酒，多食用新鲜的水果、蔬菜，预防便秘，保持大便通畅。

3. 生活护理

注意规律生活，调整作息，避免熬夜；同时加强运动，提高免疫力；注意通风换气，避免接触粉尘。

四、调理案例

1. 情景描述

顾客女，51 岁，教师。顾客平素嗜食辛辣油腻的食物，3 天前熬夜加班工作，自觉吹空调后出现咳嗽等症状。刻下无发烧，面色稍红，咳嗽剧烈，口渴喜冷饮，痰黄黏稠，咽喉肿痛，大便干，小便黄。舌尖红，苔黄，脉浮数。医院诊断为咳嗽（外感风热型）。遂行砭术调理，施术 5 min 后，局部出现鲜红色痧印。刮后顾客自觉好转，并且咳痰易出。术后，嘱其早卧晚起，注意防风，忌食辛辣之品。间隔 2 日，再行调理 1 次后，咳嗽痊愈。

2. 案例分析

顾客平素嗜食辛辣油腻之品，体内应有积热，熬夜后，身体机能低下，由于吹空调导致风热侵袭、痰热互结，肺失宣肃而发为咳嗽。行砭术刮颈项部及膀胱经，开启玄府，以疏散风热、驱邪外出。刮后顾客局部出红痧，反映热邪得出。此案体现出砭术刮法驱散外邪的作用。

学习单元 3　中暑调理

一、中暑概述

1. 定义

中暑是在暑热季节、高温和 / 或高湿环境下，由于体温调节中枢功能障碍、汗腺功能衰竭和水电解质丢失过多而引起的以中枢神经和 / 或心血管功能障碍为主要表现的急性疾病。根据症状表现，中暑可分为先兆中暑、轻症中暑、重症中暑。其中，重症中暑又分为热痉挛、热衰竭和热射病，热射病是最严重的中暑类型。中暑又称中热、中暍，常见头晕、出汗、心悸、胸闷、呕恶、疲乏无力等症状，严重者可出现高热、无汗、神昏谵语、抽搐烦躁等症状。

2. 常见病因

（1）产热增加

在炎热高温季节或高温、高湿、通风不良的环境下劳动，如果防暑降温措施不足，就会使身体产热增加，引发中暑。

（2）机体散热减少

环境温度、湿度高，通风不良，汗腺功能障碍等，使得机体散热减少，也会引发中暑。

（3）机体热适应能力下降

年老体弱、产褥期女性及患有心脑血管疾病等基础病的顾客热适应能力相对较弱，同等环境下更易发病。

中医理论认为，夏季暑热，加之人体正气虚弱，使得邪热蕴蒸，气机逆乱，闭塞清窍，热极风动，因此引发中暑。

3. **表现特点**

轻证：头晕，出汗，心悸，胸闷，呕恶，疲乏无力，舌红苔腻，脉数。

重证：高热，无汗，神昏谵语，抽搐烦躁，舌红少津，苔黄燥，脉细数。

二、中暑调理方法

1. **砭术方法**

以点按、刮梳、点揉、刮拭等为主。

砭术的取穴及施术部位：水沟、头两边颞侧、太阳、印堂、肘窝、曲池、支沟等。

常用体位：常采用仰卧位或俯卧位。

2. **操作前准备**

首先，将顾客搬到阴凉通风处，解开衣领，头部不要垫高，用浸湿的冷毛巾敷额头。随后，充分暴露操作部位和穴位，对砭板、调理师手部及顾客受术部位进行消毒。

3. **操作步骤**

（1）仰卧位

1）用砭锥点按水沟，如图 8–14 所示，开窍醒神，顾客苏醒即止。

2）用砭石梳在头两边颞侧，从前向后弧形刮梳，10 ～ 20 次，重点点揉太阳。

3）用砭石刮拭印堂 10 ～ 20 次，透痧为度。

4）在上肢部，重点刮拭肘窝，10 ～ 20 次，透痧为度。

5）在上肢部，刮拭曲池、支沟，10 ～ 20 次。

（2）俯卧位

1）用砭石直线刮法，从风府刮至大椎，10 ～ 20 次。

2）用砭石弧线刮法，从风池刮至肩井，10 ～ 20 次。

3）在背部，第 1 胸椎节段以下，沿膀胱经从上到下，重点刮拭肺俞、心俞，3 ～ 5 次，如图 8–15 所示。

4）在背部，第 1 胸椎节段以下，依次由内向外呈“非”字形弧形刮两侧，3 ～ 5 次。

5）用砭罐定罐大椎、肩井、肺俞、心俞 5 ～ 10 min。

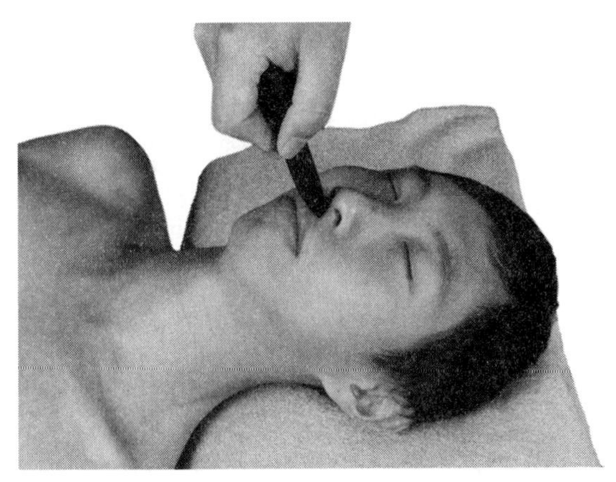

图 8-14 点按水沟

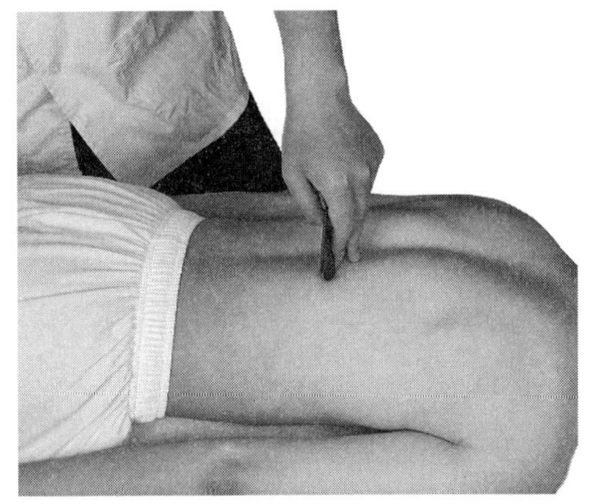

图 8-15 沿膀胱经刮拭

4. 注意事项

（1）在操作过程中，应注意顾客有无疼痛反应，以顾客耐受为度。

（2）操作结束后，嘱咐顾客补充水分，如饮温开水 500 mL 以上。

（3）注意操作时周围环境应凉爽透风。

（4）中暑是人体在高温环境下产生的不良反应。轻者，经过上述处理，会逐渐好转，也可服十滴水。重者，除采取以上措施外，还可用冰块、冰棒等敷顾客头部、腋下和大腿腹股沟处，用凉水反复擦身，加强降温效果。

三、中暑健康指导

（1）如果仅仅是中暑，则可以洗澡，但要注意，若中暑后身体虚弱，感受风寒，出现怕风怕冷的情况，则建议不要洗澡。

（2）可以在医生的建议下，采用藿香正气水来治疗外感风寒、内伤湿滞或夏伤暑湿所致的感冒。

四、调理案例

1. 情景描述

顾客男，40 岁，高空作业人员。以“乏力不适 1 h”前来调理。顾客诉说平时身体尚可，纳可，眠差，二便可。曾因工期原因，长期整天在高空作业。中暑那天天气炎热，并且前一天晚上没有休息好，工作一段时间后，出现头晕、出汗、心悸、胸闷、呕吐、疲乏无力等不适症状。刻下舌红苔腻，脉数。

顾客先取仰卧位，用砭锥点按水沟；用砭石梳在头两边颞侧，从前向后弧形刮梳 10 ~ 20 次，重点点揉太阳；刮拭印堂，刮 10 ~ 20 次，透痧为度；在上肢部，重点刮拭肘窝，刮 10 ~ 20 次，透痧为度；在上肢部，刮拭曲池、支沟，10 ~ 20 次。然后顾客取俯卧位，用直线刮法，从风府刮至大椎，刮 10 ~ 20 次；用弧线刮法，从风池刮至肩井，刮 10 ~ 20 次；在背部，第 1 胸椎节段以下，沿膀胱经从上到下，重点刮拭肺俞、心俞，刮 3 ~ 5 次；在背部，第 1 胸椎节段以下，依次由内向外呈“非”字形弧形刮两侧 3 ~ 5 次；用砭罐定罐大椎、肩井、肺俞、心俞 5 ~ 10 min。调理 1 个周期后，该顾客的症状明显减轻。

2. 案例分析

顾客为中年男性，平素身体尚可，但是因高空作业，加之晚上睡眠质量差，身体机能低下，天气炎热便引发了轻微中暑。采用砭术疗法可以开窍醒神，清暑解热，达到缓解中暑症状的目的。

学习单元 4　胃 痛 调 理

一、胃痛概述

1. 定义

胃痛，又称“胃脘痛”“心下痛”，多由外感寒邪、饮食所伤、情志不畅和脾胃素虚等原因引发。胃痛的主要病变常与肝脾等脏腑有密切关系。

现代医学中胃炎、胃溃疡等消化系统疾病，症状出现上腹部疼痛的均属于本病范畴。

2. 常见病因

中医认为，肝气瘀滞、肝胃不和，胃气失于和降，阻滞中焦气机，不通则痛是胃痛的主要病机。调理以理气和胃为大法，根据不同证候采取相应治法。

胃痛常见的分型有外邪犯胃、饮食伤胃、情志不畅、脾胃虚弱。

外邪犯胃：外感寒湿热诸邪，内客于胃，皆可致胃脘气机阻滞，不通则痛。其中尤以寒邪为多。

饮食伤胃：饮食不节，过饥过饱，损伤脾胃，致胃气壅滞，不通则痛。

情志不畅：忧思恼怒，伤肝损脾，肝失疏泄，横逆犯胃，脾失健运，胃气阻滞，均致胃失和降，而发胃痛。

脾胃虚弱：脾胃为仓廪之官，主受纳运化水谷，若脾胃虚弱，则运化失职，气机不畅或中阳不足，中焦虚寒，失其温阳而发胃痛。

3. 表现特点

寒邪犯胃：外感寒邪或过食生冷，胃痛，遇寒则甚，得温则减。舌苔白或白腻，脉紧。

热伤胃络：饮食不节，过食辛辣，胃部灼痛，口气，舌红苔黄或黄腻，脉数或滑数。

肝气犯胃：忧思恼怒，胃脘胀痛，嗳气反酸，两胁胀痛，舌质暗红，苔薄或厚，脉弦紧。

脾胃虚弱：胃脘隐痛，喜温喜按，食少纳呆，盗汗，舌淡红，苔薄，脉细。

二、胃痛调理方法

1. 砭术方法

调理原则：胃痛的调理以“和胃止痛”为基本原则。寒邪犯胃者应散寒止痛；热伤胃络者应清泻胃热止痛；肝气犯胃者应健脾疏肝止痛；胃阴不足者应养阴和胃止痛。

按“循经取穴”法，以督脉、任脉、足太阳膀胱经、足阳明胃经、足厥阴肝经、足少阴肾经、足太阴脾经为主。

主穴：中脘、内关、足三里、筋缩、悬枢、胃俞。

配穴：寒邪犯胃者加中脘；热伤胃络者加内庭；肝气犯胃者加肝俞、太冲；脾胃虚寒者可加灸中脘。

2. 操作前准备

操作前首先进行辨证，并通过沟通解除顾客的思想顾虑与紧张感。与顾客沟通完毕后，准备好调理时所需要的砭具，清洗干净并使用 75% 的医用酒精擦拭消毒，稍微温暖砭石，避免冰冷的砭石直接接触顾客的皮肤。指导顾客采取合适的体位，背部的操作可采用俯卧位，面部、上肢和下肢的操作可选择坐位或仰卧位。调理师可采用坐位或站立位。使施术部位充分暴露，使顾客皮肤保持清洁、干燥，确认无破损、溃疡及化脓性皮肤病等影响操作的情况后即可开始进行调理。

3. 操作步骤

（1）仰卧位

1）用砭罐作用于中脘、期门、章门 10 min。

2）用砭石从膻中至水分，行轻刮法，10 ~ 20 次。重点用刮揉法点刮膻中、中脘 3 ~ 5 次。

3）在胸部和腹部，沿肋间隙从上到下，依次由内向外呈“非”字形弧形刮拭，3 ~ 5 次。

4）在下肢小腿部，沿足阳明胃经从上往下刮，5 ~ 10 次。

5）在下肢部，用砭尺拍法作用于足三里、解溪、冲阳，5 ~ 10 次。

6）重点点揉足三里、太冲、冲阳，如图 8–16 所示。

（2）俯卧位

1）用砭石直线刮法从筋缩刮至悬枢，10 ~ 20 次，如图 8–17 所示。

2）用砭石直线刮法沿膀胱经从肝俞刮至胃俞，10 ~ 20 次。

3）在背部第 7 胸椎节段以下，从上到下，依次由内向外呈“卜”字形弧形刮两侧胁肋部，3 ~ 5 次。

4）用砭石重点刮揉法刮揉膈俞、肝俞、胃俞，3 ~ 5 次。

5）用砭罐定罐大椎、肩井、膈俞、肝俞、胃俞，5 ~ 10 min。

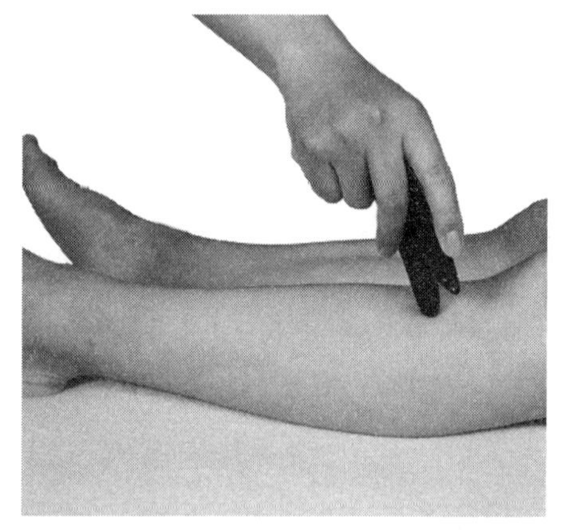

图 8–16　点揉足三里、太冲、冲阳

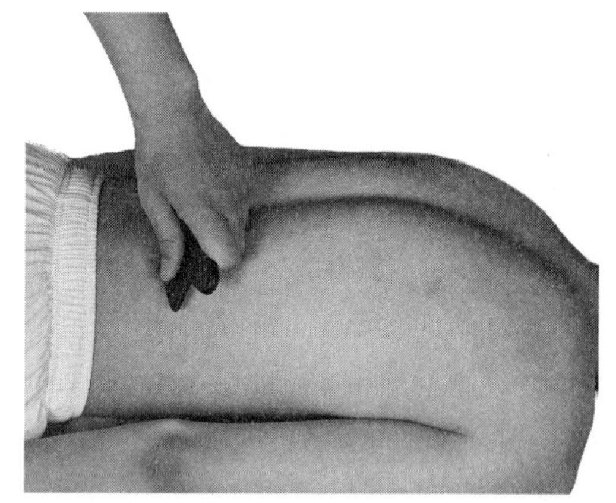

图 8–17　直线刮筋缩至悬枢

4. 注意事项

（1）操作过程中注意顾客对疼痛的反应，以顾客耐受为度，不强求出痧。

（2）操作结束后嘱咐顾客饮温开水 500 mL 以上，以补充水分，促进代谢。

（3）操作结束后注意不可立即洗澡，应等到痧退或 6 h 后再洗。

（4）操作结束后注意避风寒，此时皮肤腠理打开，外邪易侵入人体。

三、胃痛健康指导

1. 心理护理

胃痛是常见病症，通过交流掌握顾客的生活习惯及心理状态，对顾客的心理状态进行合适的干预，并耐心向其讲解相关知识、调理和护理方法，解除顾客的心理负担。

2. 饮食护理

指导顾客科学饮食，饮食宜定时定量，不要暴饮暴食，口味适中，忌冰冷、辛辣刺激，忌烟酒。

3. 生活护理

注意规律生活，调整作息，避免熬夜。

四、调理案例

1. 情景描述

顾客，女，25 岁。主诉：胃痛半天。顾客平素嗜食辛辣油腻的食物，饮食不规律，三餐不定时，时有胃痛发作。中午和朋友聚餐吃火锅，喝冰饮料后胃痛。刻下症：体型瘦，面色偏黄，手足不温，喜温喜按，舌暗红苔白，脉紧。

医院诊断为胃痛（寒邪犯胃型）。

先于中脘行砭罐定罐 10 min，砭罐罐印紫黑；再行砭刮操作 10 min，刮后砭灸中脘，灸后胃痛消失。操作结束后给予 200 mL 温水饮用，嘱咐饮食节制。

2. 案例分析

顾客平素饮食不节、三餐不定，中午聚餐时食冰食辣，寒邪直中脾胃。寒主痛，发为胃痛。此案中砭罐、砭刮、砭灸多法合用。先以砭罐开玄府，拔除寒气，再以砭刮行气活血，最后以砭灸温中止痛。整套操作有泻有补，共收和胃止痛之效。

培训课程 3　其他病症砭术保健调理

学习单元 1　乳腺增生调理

一、乳腺增生概述

1. 定义

乳腺增生是乳腺组织既非炎症、又非肿瘤的良性增生的疾病，又称乳癖，其特点是单侧或双侧乳房疼痛并出现肿块，乳痛和肿块与月经周期及情绪之变化密切相关。

2. 常见病因

（1）由于情志不遂，忧郁不解，久郁伤肝，或受到精神刺激导致肝气郁结，气机阻滞蕴结于乳房，乳络堵塞，不通则痛，引发乳房肿痛。肝郁化热，灼烧津液为痰，形成乳房肿块。

（2）因冲任失调致使气血瘀滞，或痰湿内阻经络而导致乳房结块、疼痛。

3. 表现特点

好发于 25 ~ 45 岁女性，城市女性发病率高于农村女性，社会经济地位高或受教育程度高、月经初潮年龄早、低经产状况、初次怀孕年龄大、未授乳和绝经迟的妇女为本病的高发人群。

乳房疼痛以胀痛为主，也有刺痛或牵痛，疼痛常在月经前加剧，经后疼痛减轻，或随情绪波动而变化，痛甚者不可触碰，行走或活动时也有乳痛。乳痛主要以乳房肿块处为甚，常牵涉胸胁部或肩背部。有些顾客还可伴有乳头疼痛和作痒，乳痛重者影响工作或生活。

乳房肿块可发生于单侧或双侧，大多位于乳房的外上象限，也可见于其他象限。肿块的质地中等或质硬不坚，表面光滑或呈颗粒状，活动度好，大多伴有压痛。肿块的大小不一，一般为 1 ~ 2 cm，大者可超过 3 cm。

二、乳腺增生调理方法

1. 砭术方法

以热熨、点按、刮、拨等为主。

砭术的取穴：三焦俞、肾俞、大肠俞、委中、承山、膀胱经腰背部腧穴。

常用体位：常采用坐位或卧位。

常见辨证分型有肝郁痰阻和冲任失调。肝郁痰阻表现：情志不舒，头晕，少腹胀痛，行经不畅，苔薄白，脉弦。冲任失调表现：肾气不足，冲任失调，月经量少色淡，舌淡，脉细数。

2. 操作前准备

充分暴露操作部位和穴位，对砭板、调理师手部及顾客受术部位进行消毒。

3. 操作步骤

（1）旋刮肩井

采用砭术旋刮法在患乳周围做有规律的顺时针、逆时针方向旋转刮拭，患侧肩井砭术要求力度适中、不紧不慢、有节奏感。

（2）刮胸

采用直线轻刮法，用砭板薄面从天突开始，沿着胸骨从上向下刮至膻中，再由膻中刮至鸠尾，刮拭 10 ~ 20 次为宜，可在膻中采用点压、按揉法进行重点刮拭。

（3）刮胁肋

采用轻刮、角刮法从锁骨上缘开始，沿着肋骨肋间隙从内向外刮拭，再从上向下刮至第 11 肋，禁止刮拭乳头、乳晕处，每一肋间隙刮拭 10 ~ 20 次为宜。在乳根和阿是穴处采用点压、按揉法重点刮拭。

4. 注意事项

（1）实施砭术后饮一杯温开水。

（2）低脂饮食，戒烟戒酒。

（3）避免服用含雌激素的保健品、避孕药，避免穿戴过紧的内衣，防止乳房外伤。

（4）保持良好的心情，调整生活节奏。

三、乳腺增生健康指导

（1）生活规律，日常劳逸结合，避免不良心理刺激，保持良好情绪，有利于早日康复。多运动，避免肥胖，提高机体免疫力。

（2）少吃油炸食品、动物脂肪、甜食等，适当多吃蔬菜、水果、粗粮、黑豆、黄豆，可多吃核桃、黑木耳和蘑菇等，不吃用雌激素喂养的鸡、牛肉等。

（3）不要滥用避孕药和含有雌激素的用品。保持性生活和谐，保持大便通畅。避免人流，产妇要多哺乳。

四、调理案例

1. 情景描述

顾客女，38 岁，家庭主妇。以“双侧乳房疼痛不适 10 年”来调理。顾客诉说曾因身体不适而未能母乳喂养子女，加上自己操劳家务，老公在外务工，长年不得相见，因而心情比较差。平素身体尚可，不易感冒，纳眠可，二便可。体格检查发现乳房肿块，发生于双侧乳房的外上象限，质硬不坚，表面光滑，活动度好，伴有压痛。结合病史及体格检查，予顾客行砭术调理。

顾客取俯卧位，选用合适的砭具，首先在患乳周围做有规律的顺时针、逆时针方向旋转刮拭，患侧肩井砭术要求力度适中、不快不慢、有节奏感；然后采用直线轻刮法，用砭板薄面从天突开始，沿着胸骨从上向下刮至膻中，再由膻中刮至鸠尾，刮拭

10 ~ 20 次，在膻中采用点压、按揉法进行重点刮拭；最后采用轻刮、角刮法从锁骨上缘开始，沿着肋骨肋间隙从内向外刮拭，再从上向下刮至第 11 肋，每一肋间隙刮拭 15 次。在乳根和阿是穴处采用点压、按揉法重点刮拭。嘱咐顾客避免服用含雌激素的保健品、避孕药，避免穿戴过紧的内衣，防止乳房外伤。同时，要保持良好的心情，调整生活节奏。

按照 3 次 / 周，4 周 / 周期的频率进行调理。调理 1 个周期后，该顾客的症状部分缓解。嘱咐其经期休息，停止砭术调理，得到充分休息后再接着进行下一周期的调理。

2. 案例分析

顾客为中青年女性，平素身体尚可，但是因为社交范围小，久待家中，心情不畅，同时未进行母乳喂养，引发乳腺增生。采用砭术的方法可以行气活血、散肿止痛，起到缓解症状的作用。

学习单元 2　痛经调理

一、痛经概述

1. 定义

痛经又称经行腹痛，是指妇女正值经期或经期前后出现的周期性小腹疼痛，有时疼痛引至腰骶，疼痛程度也各不相同，有人甚至因剧痛晕厥。

2. 常见病因

痛经的发生与胞宫、冲任的周期性生理变化密切相关，经期前后冲任二脉气血的生理变化加剧，导致胞宫气血运行不畅，不通则痛。或者由于经期胞宫失于濡养，不荣则痛，故使痛经发作。

3. 表现特点

月经来潮前和月经期间小腹疼痛，坠胀，甚至晕厥。疼痛可放射至两胁、腰骶部、股内侧、肛门处。

二、痛经调理方法

1. 砭术方法

以刮法为主。砭术的取穴：肾俞、八髎等。常用体位：常采用仰卧位与俯卧位。

2. 操作前准备

充分暴露操作部位和穴位，对砭板、调理师手部及顾客受术部位进行消毒。

3. 操作步骤

（1）刮背部

背部先刮肾俞、八髎。在刮八髎时，采用逆刮法，刮成倒八字。将砭术油渗入体内，可配合拔罐祛瘀止痛。一般操作 20 ～ 60 次，共持续 1 ～ 5 min。

（2）刮腹部

腹部从关元刮至中极，轻刮 10 ～ 20 次。

（3）刮下肢

从地机刮至三阴交，在相应穴位上做点法、按法。一般操作 20 ～ 30 次，共持续 1 ～ 3 min。

4. 注意事项

给顾客普及月经相关的生理卫生知识，消除顾客对月经的误解，缓解其焦虑、恐惧心理。

在月经期，顾客要避免进行剧烈的体育活动，并注意经期卫生，不要做游泳等运动。

三、痛经健康指导

（1）注意保暖，避免受寒。

（2）注意经期卫生，忌食寒凉生冷食品。

（3）不可过度疲劳，适当休息。

（4）情绪稳定，经期禁止房事。

四、调理案例

1. 情景描述

顾客女，20 岁，大学生。以“经行腹痛 3 月余”前来调理。顾客近 3 月来有考试，精神紧张，经常熬夜学习，很少活动，月经来潮前和月经期间小腹疼痛，坠胀。疼痛偶尔放射至两胁、腰骶部、股内侧、肛门处。纳可，眠差，二便可。结合病史，予顾客行砭术调理。顾客取俯卧位，首先选用合适的砭具，刮肾俞、八髎。再取仰卧位，从关元刮至中极，轻刮 10 ～ 20 次。从地机刮至三阴交，在相应穴位上做点法、按法。

按照 3 次 / 周，4 周 / 周期的频率进行调理。调理 1 个周期后，该顾客的症状改善。

2. 案例分析

顾客为年轻女性，平素身体尚可，但由于近来学习压力大，精神紧张，遂致痛经，在经期出现周期性小腹疼痛，疼痛引至腰骶。通过砭术调理，可调和冲任、缓急止痛。

学习单元 3　肥 胖 调 理

一、肥胖概述

1. 定义

肥胖症的发生多由机体能量代谢失衡引起，当机体摄入热量多于消耗热量，多余的热量便以脂肪形式储存于体内，体重超过标准体重的 20% 时即称肥胖症。

肥胖症分为单纯性和继发性两类，前者不伴有明显神经或内分泌系统功能变化，最为常见，占肥胖症的 95% 以上；后者常继发于神经、内分泌和代谢疾病，或与遗传、药物摄入有关。肥胖症严重影响顾客身心健康，是心脑血管疾病的危险致病因素。

2. 常见病因

饮食不节，过食膏粱厚味或饮食过量，气血过盛，致人肥胖；或脾胃功能不好，致人肥胖。

久卧久坐。活动量过少，进食热量不得消耗，影响气机运行，伤肉损脾，脾气失损，则运化失司，化生痰浊，膏脂和水湿不能代谢，引发肥胖。

情志失调。情志失调导致气机失调，致使浊脂不能运化，蓄积体内，导致肥胖。

先天禀赋。先天肥胖与家族遗传有关。

3. 表现特点

肥胖的症状：形体肥胖，项厚背宽，腹大腰粗，臀丰腿圆。

二、肥胖调理方法

1. 砭术方法

以刮、按揉等为主。

砭术的施术部位：膀胱经第一侧线、任脉、肾经、脾经、胃经、上肢、下肢。

常用体位：常采用仰卧位或俯卧位。

2. 操作前准备

充分暴露操作部位和穴位，对砭板、调理师手部及顾客受术部位进行消毒。

3. 操作步骤

（1）刮膀胱经第一侧线

沿足太阳膀胱经第一侧线，从上向下采用直线重刮法刮拭，每侧刮拭 20 ~ 30 次为宜；重点刮拭肝俞、脾俞、胃俞、肾俞等背俞穴，如图 8–18 所示。

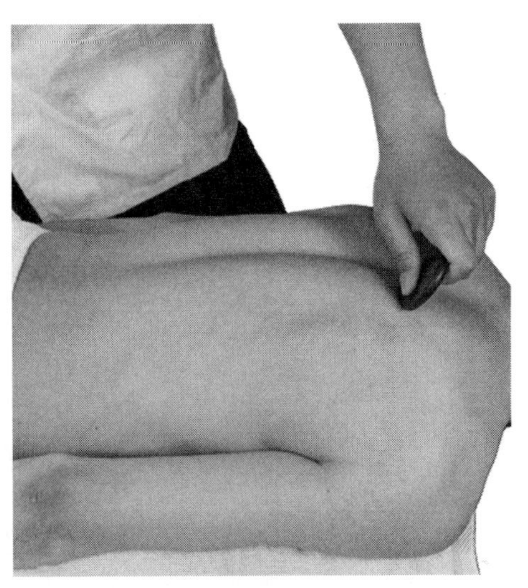

图 8–18 刮膀胱经第一侧线

（2）刮任脉

沿任脉，采用边刮法从上脘开始向下经过中脘刮至下脘，避开肚脐再向下经过气海、关元刮至中极，在上述穴位处均可以采用点压、按揉法进行重点刮拭，每个穴位刮拭 20 ~ 30 次为宜。

（3）刮肾、脾、胃经

从肋缘的下方分别沿足少阴肾经（正中旁开 0.5 寸）、足阳明胃经（正中旁开 2 寸）、足太阴脾经（正中旁开 4 寸）三条经脉向下刮至腹股沟，如图 8–19 所示，每条经脉刮拭 20 ~ 30 次为宜；在腹部两侧天枢采用重刮法进行重点刮拭，刮拭 5 ~ 10 次为宜；重点按揉中脘、天枢、大横。

（4）刮上肢

上肢外侧砭术，由上至下依次刮拭大肠经循行区域，刮拭 10 ~ 20 次为宜，曲池可采用点压法刮拭，如图 8–20 所示。

（5）刮下肢

下肢砭术，以膝关节为界分上、下两段分别刮拭，由上向下刮拭胃、脾经，每一部位刮拭 10 ~ 20 次为宜，如图 8–21 所示。足三里、丰隆、阴陵泉可采用击打法刮拭。

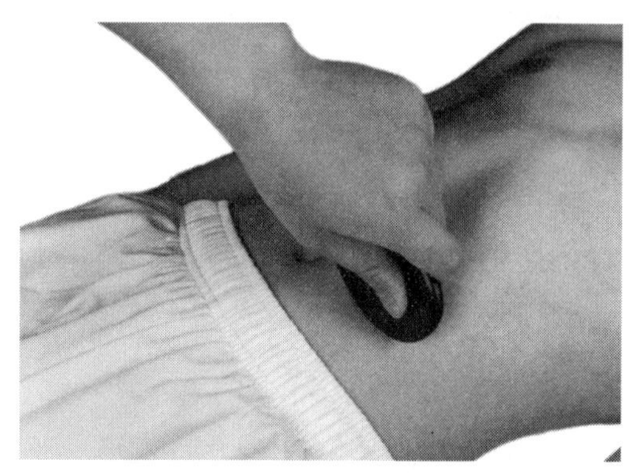

图 8–19　刮肾、脾、胃经

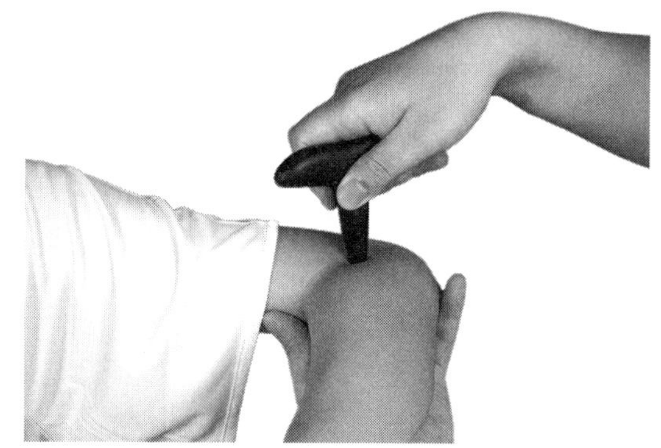

图 8–20　点压曲池

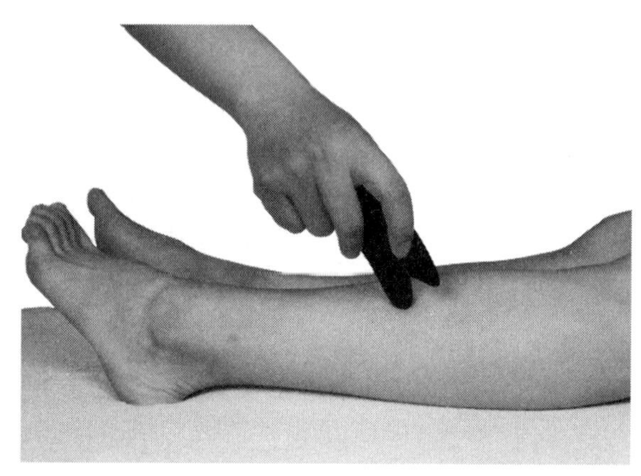

图 8–21　刮下肢

4. 注意事项

（1）科学饮食

控制每日营养摄入量，多食蔬菜、粗粮等富含蛋白质的食物，少食油腻或含大量脂肪、碳水化合物的食物。

（2）加强体育锻炼

可选择跑步、游泳、打太极拳等运动或多参加体力劳动，但要循序渐进，切忌突然大量运动。适量的体力活动可促进新陈代谢，增加能量消耗，有利于脂肪消耗。

（3）其他注意事项

在腹部砭术后半小时内，禁止再次刮拭腹部。

三、肥胖健康指导

养成良好的饮食习惯。在吃饭时，要增加咀嚼次数，减慢进食速度，也可在饭前喝一碗汤，促进消化液的分泌，增加饱腹感，进而减少食量，尤其要注意减少谷类主食的摄入量。

平时的饮食总摄入量应低于总消耗量，促使体重逐渐下降。轻度肥胖者，建议每月减轻体重 0.5 ～ 1 kg；中度肥胖者，建议每月减轻体重 1 ～ 2 kg。

饮食结构要合理。建议采用高蛋白、低脂肪、低糖、高维生素、低盐的饮食结构。高蛋白食物包含鸡蛋、牛奶、牛肉、鱼、虾、鸡、大豆、花生等；高脂肪食物包含肥肉、动物内脏、油炸食品等；高热量食物包含甜点、糖果、巧克力等；低盐饮食是指每天的钠盐摄入量少于 5 g。

加强体育锻炼。建议选取合适的运动项目及运动量，要循序渐进、持之以恒，每天的运动时间在 1 ～ 2 h 为宜。建议在锻炼后休息 30 min 再进食，如果先吃饭后锻炼，要至少休息 1.5 h 才能锻炼。

要密切关注运动量。可采用运动后最适心率来自我监测运动量，即运动后最适心率（次 /min）=170– 年龄，该指标可反映机体的最大吸氧力。在判断运动量是否适宜时，可结合客观指标和自我感觉来综合判断。如果在达到最适心率后，休息 3 ～ 5 min 能恢复运动前的心率，同时在运动过程中全身有热感或出汗现象，在运动后自觉精力充沛，睡眠好，饮食佳，则提示运动量适宜。如果在运动中出现身体不适，甚至胸闷、心慌、气促等，应减少运动量或立即停止锻炼，必要时要到医院就医。

四、调理案例

1. 情景描述

顾客，男，35 岁，教师。以“乏力 1 月余”前来调理。顾客平时工作比较忙，饮食不规律，喜欢吃膏粱厚味，经常暴饮暴食，体重较重。近来身体较之前乏力，喜欢久卧久坐，活动量少。血糖处于正常范围，B 超显示有轻度脂肪肝。医院诊断为“I 度肥胖”。

顾客取俯卧位，选用合适的砭具。先刮足太阳膀胱经第一侧线，从上至下采用直线重刮法刮拭，重点刮拭肝俞、脾俞、胃俞、肾俞等背俞穴。然后，沿任脉，采用边刮法从上脘开始向下经过中脘刮至下脘，避开肚脐再向下经过气海、关元刮至中极，在上述穴位处均可以采用点压、按揉法进行重点刮拭，每个穴位刮拭 20 ～ 30 次。再从肋缘的下方分别沿足少阴肾经（正中旁开 0.5 寸）、足阳明胃经（正中旁开 2 寸）、足太阴脾经（正中旁开 4 寸）三条经脉向下刮至腹股沟，每条经脉刮拭 20 ～ 30 次；在腹部两侧天枢采用重刮法进行重点刮拭，刮拭 5 ～ 10 次；重点按揉中脘、天枢、大横。接着刮上肢，由上向下依次刮拭大肠经循行区域，刮拭 10 ～ 20 次，曲池采用点压法刮拭。接着刮下肢，以膝关节为界分上、下两段分别刮拭，由上向下刮拭胃、脾经，每一部位刮拭 10 ～ 20 次。足三里、丰隆、阴陵泉采用击打法刮拭。接着先按揉足太阳膀胱经后背两侧线部分，然后做滚法 3 ～ 5 遍，用力点按三焦俞、大肠俞、肾俞，每穴 3 ～ 5 min，以局部有酸、麻、胀感为度，如果发现有疼痛敏感部位，在相应部位适当增加点按的时间。接着沿足太阳膀胱经后背两侧线部分，自上而下推至腰骶部，以皮肤红晕温热为度。最后弹拨腰椎棘突两侧部，自上而下、自中部向外弹拨，两侧交替操作 3 ～ 5 min，以顾客耐受为度。

嘱咐顾客控制饮食，调节情绪。按照 3 次 / 周、4 周 / 周期的频率进行调理。调理 1 个周期后，该顾客的乏力症状改善，体重减轻 1 kg。

2. 案例分析

顾客为青壮年男性，平素身体尚可，但因进食热量不得消耗，影响气机运行，伤肉损脾，脾气失损，则运化失司，化生痰浊，膏脂和水湿不能代谢。此外，情志失调，导致气机失调，致使浊脂不能运化，蓄积体内，引发肥胖。通过砭术调理可以行气活血、通络降脂，起到减肥瘦身的作用。

职业模块 9
保健调理后的调理指导与技能培训

培训课程 1　运动、起居、饮食、精神调摄一般原则

一、运动调理

1. 运动调理一般原则

运动调理主要是发挥人的主观能动性，通过顾客的自主运动，促进人体内外环境的稳定，以达到养身保健、防病治病、延年益寿的目的。运动调理方案的制定原则如下。

（1）因人而异

根据顾客的性别、年龄、体质、职业、身体状况，选择可行的运动方式。

（2）因时制宜

根据气候阴阳交替规律，结合人体状态，选择合适的运动方式。

2. 运动调理注意事项

运动是通过长期、持续的锻炼，逐渐累积，最后产生质变的过程。在选择合适的锻炼方式后，不可随意更换。在进行锻炼时，要树立恒心，循序渐进，根据人体实际情况逐步增加运动量和运动时间。不可急于求成，或者突然加大运动量，以免造成新的损伤。

二、起居调理

1. 起居调理一般原则

（1）合适的起居环境

起居环境可分为居室周边环境和居室内环境。合适的起居环境可促进人的健康。

（2）顺应四时

根据季节的变化，调节作息规律。春季应该“夜卧早起”，缓缓步行于庭院内；夏季应该“夜卧早起”，不可过怒；秋季应该“早卧早起”；冬季应该“早卧晚起”，免受风寒侵扰。

（3）劳逸适度

劳逸适度是指工作和休闲娱乐应该相互调节，量力而行，不超过人体承受能力。

2. 起居调理注意事项

起居调理应结合自身体质，以有益于身心为原则，它是具有普适性的调理方法，把握以上调理原则即可，无明显禁忌。

三、饮食调理

1. 饮食调理一般原则

饮食从古至今都是头等大事。饮食调理是在中医理论指导下，通过饮食调理人体状态，提高生存质量的调理方法。

中国人的膳食结构主要是“五谷为养，五果为助，五畜为益，五菜为充，气味和而服之，以补精益气”。中医将食物的味道总结为酸、苦、甘、辛、咸五种，统称五味。酸入肝，苦入心，甘入脾，辛入肺，咸入肾，五味调和则有利于人体的健康。食物还有四气之说，即寒、凉、温、热，指未经过加工的食物本身所具有的性味，如鸭肉寒凉、鸡肉温补等。

人为对食物进行烹饪可改变食物原有的性味，同时使人在食用时感受到不同的温度刺激，如油炸、冰镇、烧烤等。即使是在炎热的夏天，也不能过食冷饮，以免损伤脾胃，热食亦是如此。

饮食调理的一般原则如下。

（1）以食为药

以食为药可以理解为食疗，用具有防病治病作用的食物来调理自身，如西瓜汁、薏苡仁粥等。

（2）食药结合

食药结合有两类，一种是以药物为主，食物为辅，重点在药，如药酒、药茶等；另一种以食物为主，药物为辅，习惯称为药膳，如生姜羊肉汤、梨膏糖、茯苓饼等。

（3）饮食有节

《黄帝内经》强调食不可过饱过饥，即通过控制食物摄入量来达到养生的目的。饮食过饱、饮食不足都会危及人体健康。没有食欲时也不可以强行进食，容易损伤脾胃。

2. 饮食调理注意事项

饮食调理是在保证食物美味的前提下，利用中医的药食同源理论，来达到保健调养的目的，切不可操之过急。在进行饮食调理的时候要注意合理饮食。阳虚体质者宜多吃一些温阳壮阳的食物，以温补脾肾阳气；阴虚体质者应该多吃一些滋补肾阴的食物；痰湿体质者则多吃清淡、不油腻的食物。不同年龄阶段的人，生理状态不同，饮食也各有讲究。如老人脏腑机能偏弱，饮食上要以清淡为主，忌油腻、辛辣等不容易消化的食物，可配合食用牛乳及各类粥食，也可以多吃甘薯来润肠通便。婴幼儿、学龄前儿童荤素搭配要合理，佐以水果、蔬菜等助其发育。体胖之人要少吃生痰、肥甘的食物。

四、精神调摄

1. 精神调摄一般原则

调理师应对顾客认真负责，详细询问，准确了解、判断顾客基本情况，认识其心理特征和可能发病因素。在调理中相互沟通，调动顾客的主观能动性，增强顾客抗病信心。

精神调摄是指保持淡泊宁静的状态，不见异思迁，不想入非非，思想安定。要树立正确的人生观、价值观。做一个道德高尚、豁达、开朗的人。保持乐观的情绪也有助于延缓衰老，舒畅情志。

精神调摄的方法有节制法、疏泄法、转移法、以情胜情法。

节制法：调和、节制情感，防止情绪过激，达到心理平衡。

疏泄法：将不良情绪通过适当的方式发泄出去，从而恢复心理的平衡。

转移法：用自身顽强的意志战胜不良情绪，将精力投入其他事物中，主要包括超脱升华法、转情移性法、运动移情法。

以情胜情法：有意识地用一种情绪去刺激并战胜另一种情绪，从而恢复心理平衡。

2. 精神调摄注意事项

精神调摄关键在于顾客对于自身健康状态的认识和调整的意愿。调理师在此主要起到辅助、指导、协同的作用。要在做好运动、起居、饮食调理的基础上进行精神调理，这样才能发挥更大的作用。

培训课程 2　技能培训与管理

一、培训讲义编写

讲义内容从基础知识到技能操作，覆盖面很广，增加初、中级保健调理师对自身身体情况的感性认识，基础知识教学以综合知识培训为主，使技术人员掌握基本知识；

技能操作教学的主要任务是锻炼操作能力。

基础知识可以分为职业道德和相关法律法规、正常人体生理解剖知识、中医基础理论、中医诊断基础知识、砭术的基本知识等模块；技能操作可以分为内科常见病证、外科常见病证及其他常见病证的砭石疗法、培训与指导等模块。

二、对初、中级技能人员进行技能培训

在人员的培训与指导方面，要求高级保健调理师需要具备以下能力才能指导初、中级人员。

1. 备教材，定目标

（1）认真研究教学大纲

教学大纲是关于教学内容的纲领性文件，它反映学科的教学目的、任务，教材内容的范围、深度与结构。讲师在备课过程中，要深入研究教学大纲，分析大纲与教材之间的内在联系，以教学大纲作为本门课程依据，掌握各章节的教学内容。

（2）仔细钻研教材

教材是教学内容的基本依据，是学员学习的主要内容。教学的过程是讲师“用教材教”的过程，而不是“教教材”的过程。讲师必须通览教材，吃透教材，了解全书的内容及各章节之间的内在联系，依据所授专业的要求来评估教材的深度和广度。同时也要跳出教材、超越教材，要有自己的钻研、解读和思考，不能一味地接受和照搬教材，否则讲师就只是教材的“传声筒”，这样很难讲出新意和深意。在钻研教材的同时，教师还要收集相关的参考资料和实践中的案例，及时地整理、融合到自己的教学中，以补充、丰富讲课的内容。

（3）确定教学目标

教学目标是预期教学结束时所达到的教学结果。教学目标包括认知目标、技能目标和情感目标。认知目标是指根据教学大纲要求，明确表述本课程应了解什么、掌握什么、应用什么等具体目标。技能目标则要求讲师不仅要关注学员的识记、模仿能力，更要注意培养学员的判断、操作、思维、自学和创新能力。情感目标是指培养学员作为一名保健调理师的职业道德，能够在实践中遵循职业规范，以及相关的情感态度和价值观。

2. 备学员

学员是学习的主体，讲师不仅要考虑课堂上让学员学什么、怎样学，更应考虑这样的学习对学员的发展有什么作用，要时时把学员的需要放在首位。讲师必须了解学

员的知识现状、文化基础、接受能力、学习习惯、思想状况和个别差异等，充分利用学员已有的知识和经验有的放矢地教学。

3. 备自我

这就是说讲师必须知晓、了解自身的特点。根据自己的优势、不足，找到适合自己的教学方法，创造自己的教学设计，做到扬长避短。

4. 备过程

不同的教学环节、教学内容和教学对象，需要有不同类型的课堂结构和教学方法与之相适应。选用恰当的教学方法，讲清基本概念、基础知识、基本原理，确保演示、实验、实习到位，注重培养学员基本技能，避免出现照本宣科、满堂灌的现象。砭术技术操作方面的教案宜采用示范的形式直观示教。

三、经营、培训业务的管理

1. 提供良好的教学环境

良好的教学环境直接影响教学效果。培训单位课堂环境要求安静、清洁、明亮、空气好、座位舒适、视线清楚，至少能容纳 40 人同时学习。实习时要提供有助于操作技能练习的环境，要有桌椅、治疗床及砭具等设备，并且要注意合理布局，方便学员进行实践操作。

2. 提供现代化教学设备

要求教室内具有投影机、电视机等现代化教学设备，以便为学员提供声情并茂的教学过程。演示是直观的教学方法，通过各种实物，如砭具、挂图、录音、幻灯片等进行演示，可使学员获得丰富的感性资料，加深理解，引发学员兴趣，帮助其巩固所学知识。

3. 组织操作技能实践练习

操作技能必须经过练习才能学会，讲师要组织学员进行集中练习和配对练习，以掌握砭术技巧。当学员熟练掌握基本操作技能后，要求培训单位为学员提供实践基地，实践基地必须具有群众基数和群众基础，并且有砭术适应范围内的典型病例。

四、业务指导

能指导中级以下保健调理师与顾客进行沟通交流，指导其根据顾客具体情况进行交流，交流期间注意态度、语气语调、肢体语言，并在精神上鼓励顾客，使其对调理充满信心，还要做详细记录并及时回访。

接待：培养高级以下技术人员的书写和口头表达能力，使其学会接待咨询。

确定主症：明确鉴别和确定主症，围绕主症进行问诊。

确定调理方法：根据中医脏腑、气血津液、经络等理论结合顾客主诉选择恰当的调理方法。

施术前准备：准备环境、工具并帮助顾客准备适当的体位。

施术：施术过程中注意手法，宜忌明确。

医嘱：要求顾客在调理后注意避风保暖，多喝热水，一般半小时内忌洗冷水澡。

前后对比：对比顾客调理前后的病情变化，以客观评价上次调理方案的效果。

反馈：通过以上对比预测调理进展，调整调理方案。

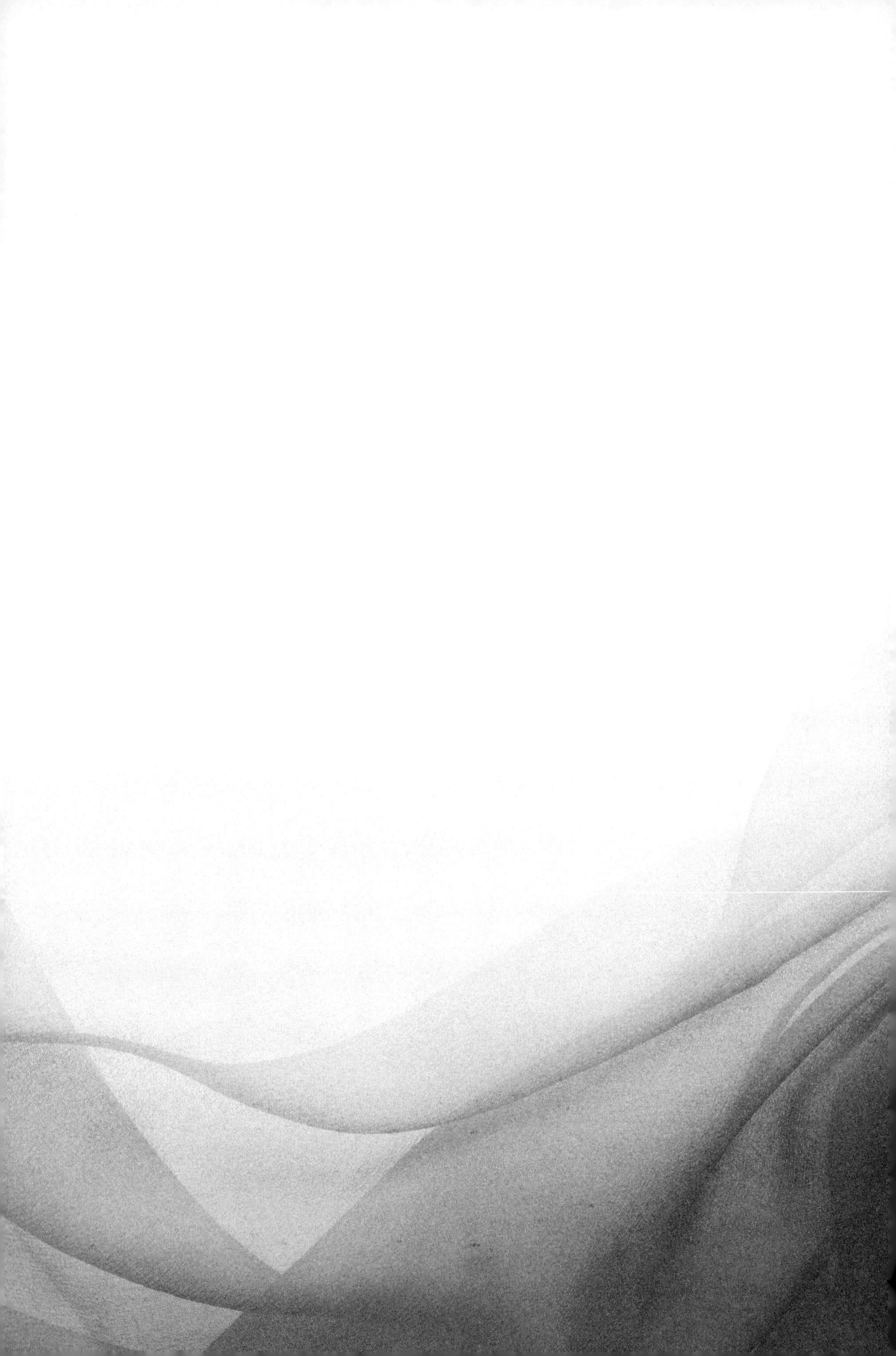

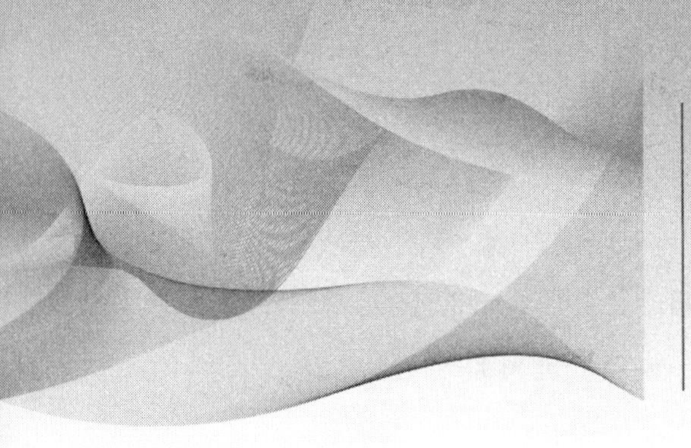

技　师

职业模块 10 保健调理判断

培训课程 1　八纲信息搜集

八纲属于中医学的辨证体系，也是中医不同辨证的总纲。八纲指阴、阳、表、里、寒、热、虚、实八个纲领。八纲辨证即通过四诊（望、闻、问、切）所获得的信息，对疾病的病证类别、病位深浅、病情性质、正邪关系进行整合分析，总结归纳出阴、阳、表、里、寒、热、虚、实八种证型。

疾病表现虽然多种多样，但是归纳起来总能用八纲加以概括，带有共性特点。疾病总体上能概括为阴证或阳证，所以阴阳是其他六纲的概括，表证、热证、实证为阳证，里证、寒证、虚证为阴证。就疾病的病位深浅而言，可以概括为表证或里证。根据疾病的性质可以分为寒证或热证。根据疾病的正邪关系，又可以分为正气虚或者邪气盛。总而言之，疾病的八纲辨证就是把疾病分为阴证和阳证、表证和里证、热证和寒证、实证和虚证的纲领，用以指导调理和保健。

一、阴阳辨证

阴阳是八纲辨证的总纲，是疾病属性的两个纲领。

阴阳代表了任何事物的两个对立面，抑制、沉静、衰退、晦暗或表现在内的、向下的、不易发现的属于阴证；兴奋、躁动、亢进、明亮或表现在外的、向上的、容易发现的属于阳证。所以疾病的性质、证候都可以归纳为阴或阳的范畴。阴阳辨证也是辨证体系的基础。《素问·阴阳应象大论》说到：“善诊者，察色按脉，先别阴阳。”

阴阳辨证可以对疾病的病位、症状、性质和病势进行分类，因为阴阳是对疾病从整体上作出的最基本的属性概括。阴阳两纲反映的是疾病的全貌，是对病情的整体归纳，使复杂的证型变得清晰明了，因此，阴阳两纲是其他六纲的总纲。

二、表里辨证

表里辨证是辨别疾病病位内外、深浅的两个纲领。表和里就如阳和阴，也是相对的概念。例如：皮肤和脏腑相对，皮肤属于表，脏腑属于里；脏和腑相对，腑属于表，脏属于里；皮肤和筋骨相对，皮肤属于表，筋骨属于里等。表里辨证，辨别的是病位，一般身体的皮毛、腠理在外，属于表；血脉、骨髓、脏腑在内，属于里。把外邪侵犯皮毛肌肤，病位相对较浅者，称为表证；把病在脏腑，病位相对较深者，称为里证。

三、寒热辨证

寒热辨证是辨别疾病性质的两个纲领。寒和热反映了疾病过程中人体阴阳的偏盛偏衰、病邪属性的属阴属阳。邪分阴邪阳邪，正气分阳气阴液。阳邪致病导致人体阳气偏盛而阴液耗伤，或是阴液亏损而阳气偏亢，都可以表现为热证；阴邪致病导致人体阴气偏盛而阳气受损，或阳气不足而阴寒内盛，都可以表现为寒证。

四、虚实辨证

虚实辨证是辨别疾病邪正盛衰的两个纲领。实就是邪气盛，虚就是正气弱。虚实主要反映了疾病过程中机体正气的强弱和致病邪气的盛衰。疾病过程中的根本矛盾就是邪正关系。阴阳盛衰及其形成的寒热证候，也有虚实之分。通过虚实辨证，可以了解机体的正邪盛衰，实证宜泻，虚证宜补，为调理提供依据。

培训课程 2　保健调理方案确定

一、表证

主症特点：急性起病，恶寒发热，或恶风，舌淡红，苔薄白，脉浮。

兼症特点：头身疼痛，打喷嚏，鼻塞，流涕，咽痒或咽痛，咳嗽气喘等。

表证调理方案：疏风解表，砭术调理穴位宜选用肺经的腧穴，如少商、鱼际、列缺、孔最、尺泽等，也可选用大椎、肺俞、风池等。

二、里证

主症特点：无新起的恶寒发热并见，以脏腑症状为主要表现。如表证未解，病邪入里，形成里证；或者外邪直接侵犯脏腑，直中脏腑的里证；也有情志内伤，饮食劳倦等因素，伤及脏腑气血，或脏腑气血功能紊乱而出现的里证。

里证调理方案：里实证，宜泻邪气，砭术宜用泻法。里虚证，宜补正气，砭术宜用补法。而后根据脏腑经络、气血阴阳进行辨证调理。

三、寒证

主症特点：常见恶寒、畏寒，冷痛，喜暖、喜温，口淡不渴，肢冷喜卧，痰涎清稀，小便清长，大便稀薄，面色无华，舌淡苔白，脉紧或迟等。

寒证调理方案：温中散寒，可以选用中脘、足三里、手三里、命门、大椎等腧穴进行砭术调理。

四、热证

主症特点：常见发热，不恶寒，烦躁不安，口渴欲饮，面红目赤，痰液、鼻涕黄稠，腹痛喜凉，大便硬结，小便短赤，舌红，苔黄，脉数等。

热证调理方案：清热，可以选用督脉、膀胱经等经脉，大椎、合谷、曲池等腧穴进行砭术调理。

五、实证

主症特点：病邪性质不同，致病病因病机不同，病邪侵袭停留的病位也各异，证候表现也各不相同。一般实证急性起病，病情急剧，体质壮实者也多实证。

实证调理方案：外感六淫、疫疠等侵犯人体，正气抗邪，调理以泻邪气为主，选用手太阴肺经、手阳明大肠经、督脉等经络进行砭术调理。

六、虚证

主症特点：面色苍白或萎黄，精神萎靡，身疲乏力，心悸气短，形寒肢冷或五心烦热，自汗盗汗，大便溏泻，小便频数失禁，舌少苔或无苔，脉虚无力等。慢性病症者多虚证；耗伤过多以虚证为主；体质素弱者多虚证。

虚证调理方案：气虚者补气，选用足太阴脾经和足阳明胃经等经脉进行砭术调理。血虚者补血，选用膈俞、血海、足三里等腧穴进行砭术调理。阴虚者滋阴，选用足少阴肾经或任脉等经脉进行砭术调理。阳虚者温阳，选用足三里、肾俞、命门、关元、气海、神阙等腧穴进行砭术调理。

七、阴证

主症特点：面色苍白暗淡、畏寒不发热，肢体冷，精神萎靡，脉沉无力。

阴证调理方案：以温阳为主，宜选用大椎、命门、关元、气海、神阙等腧穴进行砭术调理。

八、阳证

主症特点：面色赤红，恶寒发热，肌肤灼热，烦躁不安，语声高亢，呼吸气粗，喘促痰鸣，口干欲饮，小便短赤涩痛，大便秘结，舌红，苔黄，脉浮，脉象洪大、滑实。

阳证调理方案：以清热为主，宜选用大椎、太冲、合谷、曲池等腧穴进行砭术调理。

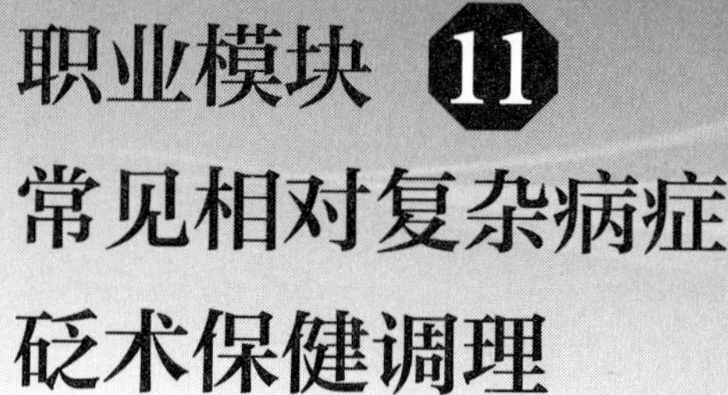

职业模块 11

常见相对复杂病症砭术保健调理

培训课程 1　伤科常见相对复杂病症砭术保健调理

学习单元 1　颈椎病调理

一、颈椎病概述

1. 颈椎病的概念

颈椎病又称颈椎综合征。颈椎间盘退变，颈椎间隙变窄，颈椎椎骨增生压迫颈神经根、颈部脊髓、椎动脉或交感神经产生的炎症，均可导致颈椎病。本病症状表现复杂，症状不一，属于中医“痹证”“头痛”“眩晕”等范畴。

2. 常见病因

中医认为，颈椎病主要由于肝肾不足，肝主筋、肾主骨，因而筋骨缺乏濡养，或由于气血不足，或由于体内病理产物的积聚，如湿、痰、瘀等，阻塞经络，造成筋骨不利而发病。

3. 表现特点

（1）神经根型颈椎病

项部、肩部疼痛，或伴有手臂（一侧或两侧）的放射痛、手指麻木、上肢无力、持物困难、颈部僵硬及活动功能受限等。

（2）脊髓型颈椎病

四肢麻木、无力（上肢或下肢，单侧或双侧），颈部和肩部颤动或抖动，甚至不完全痉挛性瘫痪，表现为四肢活动功能障碍，步态蹒跚，走路不稳，继而多以仰卧休息为主，严重时甚至影响呼吸，造成呼吸困难。

（3）椎动脉型颈椎病

主要表现为颈部、肩部疼痛，同时伴有位置性眩晕、猝倒、头晕、呕吐、恶心、持物功能减退、耳鸣、耳聋、视力模糊等。

（4）交感神经型颈椎病

枕部疼痛，头重、头晕或偏头痛，心慌，胸闷，四肢厥冷，皮肤温度低，手掌和脚掌有发热感，四肢酸痛或肿胀。

（5）颈型颈椎病

颈项部疼痛及活动功能受限。

二、颈椎病调理方法

1. 砭术方法

以刮、按揉等为主。

砭术的取穴：风池、天柱、大椎、大杼、肩井、天宗、曲池、外关等，以督脉、足太阳膀胱经、手太阳小肠经、手少阳三焦经和足少阳胆经等经脉为主。

常用体位：顾客可选择坐位或俯卧位。

2. 操作前准备

充分暴露操作部位和穴位，对砭板、调理师手部及顾客受术部位进行消毒。

3. 操作步骤

（1）刮拭项丛

选用合适的砭具，沿脑户—风府—哑门刮拭，如图 11–1 所示，不超过 30 次。脑户到乳突之间分成 6 等份，分段进行刮拭，同时可进行点揉，每等份操作 2 ~ 3 s，以酸胀为度。

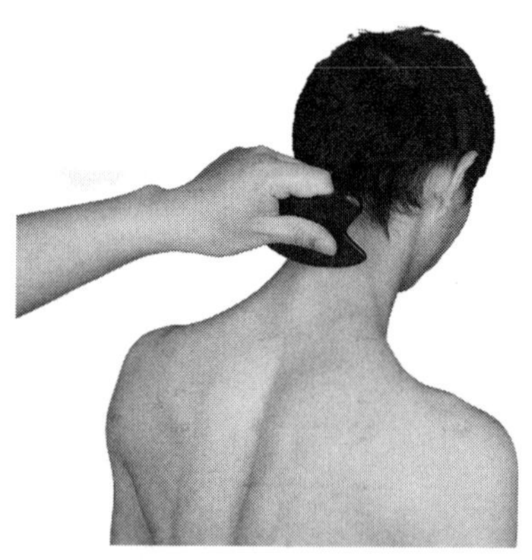

图 11–1 刮拭项丛

（2）刮拭项三带（见图 11–2）

选用合适的砭具，沿后发际正中至身柱刮拭，不超过 30 次。再从风池经肩井刮拭到肩髃，双侧进行，每侧刮拭不超过 30 次。

（3）刮拭项五带（见图 11–3）

在刮拭项三带的基础上增加刮拭第 3 颈椎到第 3 胸椎的夹脊，每侧刮拭不超过 30 次。

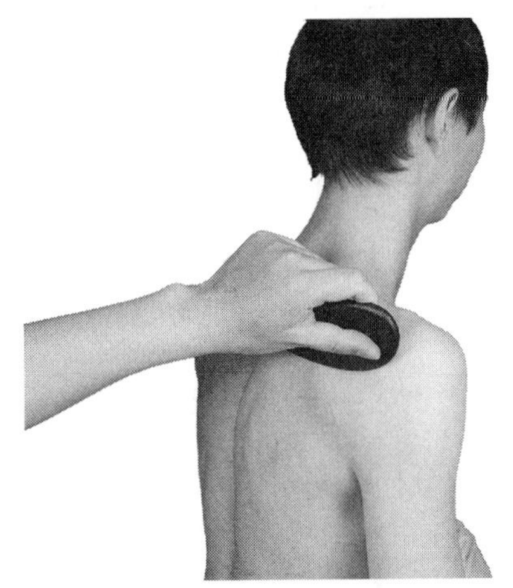

图 11–2　刮拭项三带

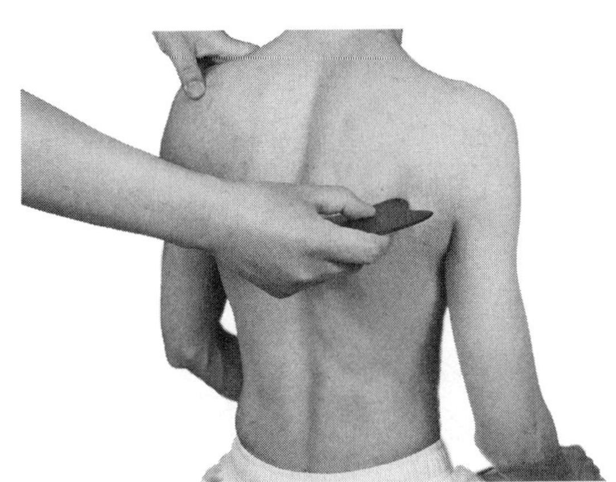

图 11–3　刮拭项五带

4. 注意事项

注意调理后的颈项部保暖，避风寒，砭术操作 2 h 后，局部方可沾水清洗。

颈项部功法锻炼：进行颈部后伸、前屈、侧屈等各个方向的主动活动，要求速度缓慢，并到达极限位。

可根据情况采用牵引疗法，能够增大椎间隙，减轻椎间盘对颈椎神经根的压迫与刺激，缓解或消除神经根水肿带来的不适。

三、颈椎病健康指导

要树立战胜疾病的信心。颈椎病的恢复过程较长，在恢复过程中可能出现反复，不必过于担心。

在睡眠时要注意调整枕头的高度，即在平卧时不可使颈部过度屈曲；在侧卧时，不可使头部过度歪斜，可使枕高与一侧肩宽相平，保持颈椎在中立位上。

四、调理案例

1. 情景描述

顾客男，42 岁，办公室人员。以“左侧颈项部疼痛不适 1 月，加重 1 天”前来调理。顾客平素有久坐、低头史，近来天气炎热，打开空调后，颈项部疼痛加重。纳眠可，二便可。

顾客取俯卧位，调理师选用合适的砭具，首先沿脑户—风府—哑门刮拭 20 次。脑户到乳突之间分成 6 等份，分段进行刮拭，同时点揉有结节压痛的位置，每等份操作 2 ~ 3 s，以酸胀为度。然后沿后发际正中至身柱刮拭 20 次。再从风池经肩井刮拭到肩髃，双侧进行，每侧刮拭 15 次。最后在刮拭项三带的基础上增加刮拭第 3 颈椎到第 3 胸椎的夹脊，每侧刮拭不超过 15 次。

按照 1 次 / 周、4 周 / 周期的频率进行调理。调理 1 个周期后，该顾客的疼痛明显减轻。

2. 案例分析

顾客为中年男性，平素身体尚可，但是因为久坐、低头，促使颈项部肌肉长期处于紧张状态，逐渐引发颈部的劳损，最终导致颈椎病，引发疼痛不适。又因为遭遇空调冷风，致使血液循环不畅、经络不通、筋骨不利而发病。采用砭术疗法，可以行气活血、通络止痛、通利关节，改善颈项部的疼痛和功能障碍。

学习单元 2　肩周炎调理

一、肩周炎概述

1. 定义

肩周炎又称五十肩、冻结肩、肩凝症等，是由于肩关节周围软组织病变而引起的肩部疼痛和肩关节活动障碍，一般认为由肩关节劳损、外伤、长期固定或寒冷刺激，使关节周围软组织充血、水肿、渗出，刺激神经而引发。中医称肩周炎为“肩痛”“肩不举”“痹证”等。

2. 常见病因

中医认为，肩周炎是因年老体弱、肝肾不足、气血亏虚，兼有劳损损伤、风寒湿邪，导致筋失濡养、气血凝滞，不通则痛。

3. 表现特点

（1）早期肩部疼痛。常因惧怕疼痛而不愿过多使用患肢；震动、触碰等均引起难以忍受的疼痛；夜间疼痛加重，痛醒后需要起床活动，方能重新入睡。

（2）慢性期肩关节疼痛减轻，但活动受限明显，运动功能出现障碍。急性期因疼痛出现主动运动障碍，慢性期呈“冻结”状态，患肢不能做洗脸、梳头的动作，穿脱上衣困难，严重者不能叉腰插袋，甚至影响大小便。患肢在运动时会出现明显的扛肩动作。

二、肩周炎调理方法

1. 砭术方法

以刮、按揉等为主。

砭术的取穴：肩内陵、肩髃、臂臑、肩井、天宗、曲池、肩贞、阿是穴等腧穴。

常用体位：常采用坐位。

2. 操作前准备

充分暴露操作部位和穴位，对砭板、调理师手部及顾客受术部位进行消毒。

3. 操作步骤

（1）刮拭肩前带

在肩锁关节前方，沿着肩关节自然弧度向下刮拭，不超过 30 次，如图 11–4 所示。

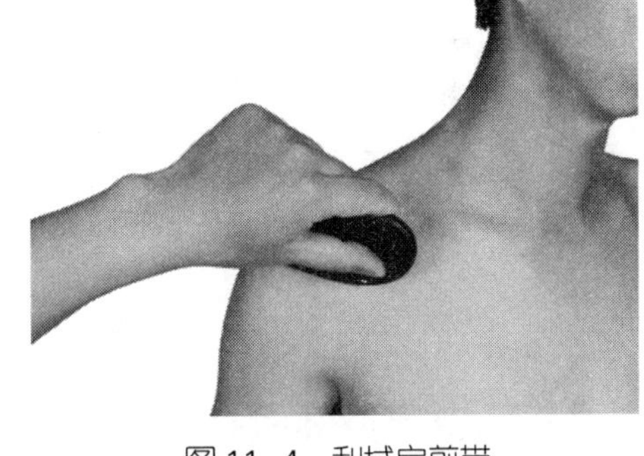

图 11–4　刮拭肩前带

（2）刮拭肩后带

在肩锁关节后方，沿着肩关节自然弧度向下刮拭，不超过 30 次，如图 11–5 所示。

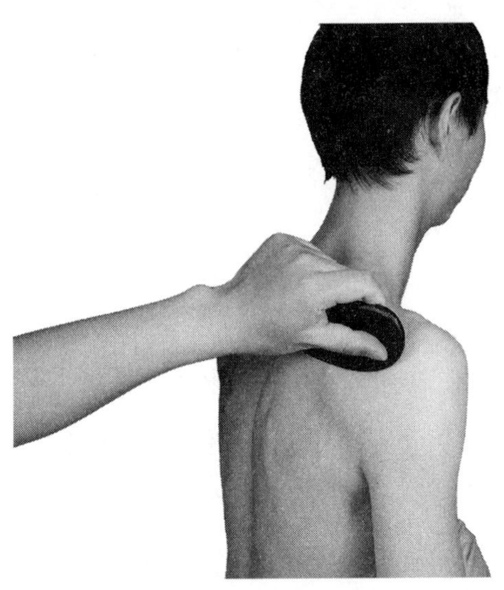

图 11–5　刮拭肩后带

（3）刮拭肘窝

内侧刮拭以尺泽、曲泽、少海为中心，从穴位上方 10 cm 开始，刮拭到穴位下方 10 cm，不超过 30 次，如图 11–6 所示。外侧刮拭对应于内侧的三带，不超过 30 次。

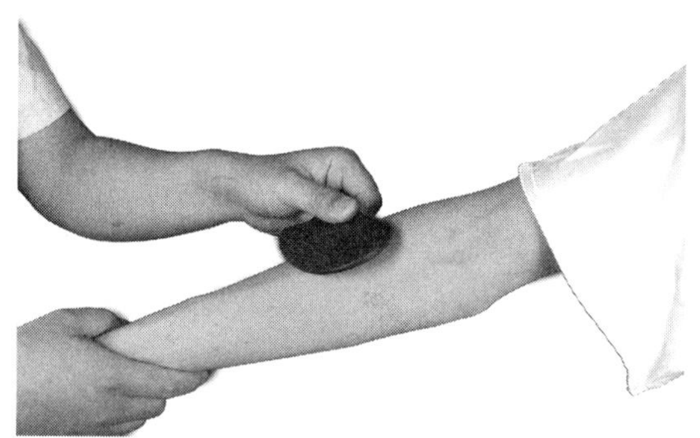

图 11–6　刮拭肘窝

4. 注意事项

注意肩关节保暖。加强肩关节功法锻炼：爬墙训练、体后拉手锻炼、肩关节环转锻炼。

三、肩周炎健康指导

避免过度劳累、提重物，注意肩关节局部保暖。急性期不宜过多活动肩关节，注意休息。

加强肩关节的活动，可以做上抬和拉伸锻炼，但是幅度要缓慢增大，以防意外损伤。当肩关节的疼痛程度轻微，或者在运动锻炼过程中疼痛轻微，能够忍受时，应该加强功能锻炼，促进活动能力的恢复。

体质虚弱者要加强营养，可适当多食用豆制品、牛奶、鸡蛋、骨头汤、黑木耳等。

四、调理案例

1. 情景描述

顾客女，50 岁，收银员。以“肩关节酸痛不适半年余，加重 1 天”前来调理。顾客在商场工作，由于从事收银员工作，还要负责物品的称重等工作，因此一直保持较大的劳动量。近来劳动强度增大，使用肩部较多，加上商场内温度较低，致使肩部受凉，疼痛加重，关节活动范围减小。纳眠可，二便可。

顾客取俯卧位，调理师选用合适的砭具，首先在肩锁关节前方，沿肩关节自然弧度向下刮拭 20 次。其次在肩锁关节后方，沿着肩关节自然弧度向下刮拭 20 次。最后在肘窝处，内侧刮拭尺泽、曲泽、少海等连线部位 15 次。

按照 1 次 / 周、4 周 / 周期的频率进行调理。调理 1 个周期后，顾客的疼痛缓解，活动范围改善。

2. 案例分析

顾客为中老年女性，正处于更年期，身体机能低下，加上平素肩关节受累时间长，工作强度大，导致局部肌肉劳损。主要病机是肝肾不足、风寒侵袭，导致气血凝滞，不通则痛。采用砭术的方法可以行气活血、散寒通络、缓急止痛。

学习单元 3　腱鞘炎调理

一、腱鞘炎概述

1. 定义

腱鞘炎指腱鞘发生的急、慢性炎症。腱鞘是处于近关节处的半圆形结构，包绕肌腱组织，固定肌腱。当关节活动时，肌腱与腱鞘会产生摩擦，过度摩擦就会使腱鞘发生水肿，甚至出现炎症，引起腱鞘炎，表现出局部疼痛、压痛、关节活动受限等症状。该病主要发生在中老年劳动人群中，女性较多，好发于手部和腕部。在软件工程师、纺织工人、管弦乐器演奏家等群体中多见，可能与长期、过度使用手指和腕关节有关。另外，随着手机、计算机等电子产品的普及，“鼠标手”人群日益增多，腱鞘炎更加常见。

2. 常见病因

不同类型的腱鞘炎，病因各不相同。狭窄性腱鞘炎是本文介绍的疾病，主要病因是慢性劳损、外伤等。急性化脓性腱鞘炎的常见病因是感染。急性浆液性腱鞘炎属于急性风湿热的一种反应。结核性腱鞘炎多由邻近骨关节结核病变所致。

3. 表现特点

腱鞘炎多为局部症状，主要表现为疼痛、压痛，受累关节的功能活动受限，甚至伴有放射痛，一般自腱鞘病变处向肢体末端放射。其中，弹响指是狭窄性腱鞘炎的重要特征。调理师可在患指的掌侧摸到结节。患者在弯曲伸展手指时，可感觉到结节的滑动或弹响。

该病早期，手指根部可有酸痛感，晨起明显，稍活动后缓解。疼痛可能会向腕部或指尖放射。做手指的弯曲动作时，可产生扳机样弹响。在后期，患者的手指可出现不能弯曲或者不能伸直。

二、腱鞘炎调理方法

1. 砭术方法

以热熨、点按、刮、拨等为主。

砭术的取穴：三焦俞、肾俞、大肠俞、委中、承山、膀胱经腰背部腧穴。

常用体位：常采用坐位或卧位。

2. 操作前准备

充分暴露操作部位和穴位，对砭板、调理师手部及顾客受术部位进行消毒。

3. 操作步骤

（1）刮韧带

选用合适的砭具，刮拨掌指关节的韧带，如图 11-7 所示。一般操作 10 ~ 30 次，共持续 1 ~ 3 min。

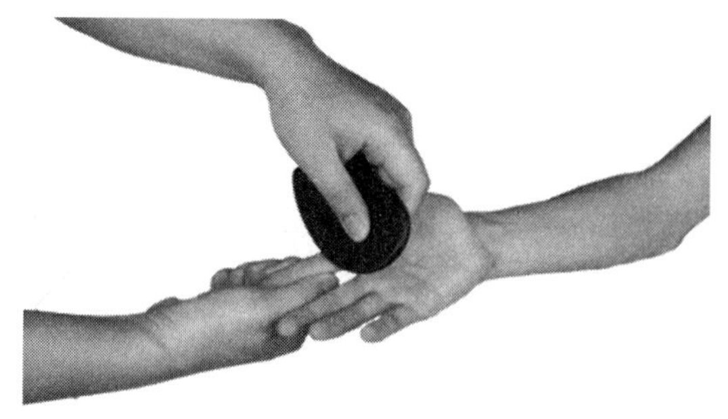

图 11-7　刮韧带

（2）捻揉结节

一只手捻揉腱鞘炎局部的结节，另一只手牵患指侧摆，最后用拇指用力纵推顾客的手指屈肌腱。一般操作 30 ~ 300 次，共持续 1 ~ 3 min。

（3）屈指

屈曲近端、远端指间关节成直角，然后用屈曲的指间关节勾住另一只手拇指做抗阻运动。一般操作 3 ~ 10 次，共持续 10 ~ 30 s。

4. 注意事项

在日常工作和生活中，要减少过度、频繁的手指关节活动。在急性发作时，要注意休息，减少患病部位的活动。

适当进行关节的被动活动，按摩局部，避免关节僵硬。日常生活中要注重保暖，养成用温水洗手的习惯。

多吃富含维生素的水果、蔬菜，补充优质蛋白质，避免进食刺激性食物。

三、腱鞘炎健康指导

在做手工、家务，或应用计算机等使用手指、手腕比较多的工作中，手指、手腕要保持正确姿势，不要过度屈曲或后伸，指间关节、掌指关节、腕关节勿用力过大，尤其是发作期间不要拎重物。

不宜连续工作过长时间，工作结束后可以揉捏手指和手腕，用温水洗手或泡手，不要用凉水洗手，在冬天更不能让手部受凉。在身体关节感觉疲劳时，可以泡热水澡，促进身体的血液循环，舒筋解痉；也可以局部热敷，减轻酸痛感。

对于长期伏案工作的人群，如果使用双手比较多，应该尽量让双手保持平衡，手腕不能悬空，可以在手腕下方垫一物品，使手腕能触及实物，达到减少腕部压力、减轻手腕疲劳感的目的。

平时可以做局部的锻炼：①两手对抗用力，使指间关节和腕关节处于拉伸状态；②手腕关节可做 360° 的缓慢旋转运动，或用力握拳再放松，以缓解手部酸痛感。

四、调理案例

1. 情景描述

顾客男，26 岁，木工。以“右手拇指疼痛不适 1 月余”前来调理。顾客为木工，右手拇指曾受过伤，遗留疼痛和关节活动不利的问题，在受累后疼痛加重。纳眠可，二便可。

顾客取坐位，调理师选用合适的砭具，首先刮拨掌指关节的韧带。然后一只手捻揉腱鞘炎局部的结节，另一只手牵患指侧摆，再用拇指用力纵推顾客的手指屈肌腱。最后屈曲近端、远端指间关节成直角，再用屈曲的指间关节勾住另一只手拇指做抗阻运动。

按照 2 次 / 周、4 周 / 周期的频率进行调理。调理 1 个周期后，该顾客的疼痛和弹响明显改善。

2. 案例分析

顾客是木工，曾因外伤导致腱鞘损伤，后来恢复不彻底，导致拇指屈肌腱出现无菌性炎症。早期只是频繁活动后掌指关节掌侧疼痛，后来手指屈伸时出现弹响，采用砭术疗法，可扩大腱鞘，拉长、拉细肌腱，恢复关节的功能状态。

学习单元 4　腕管综合征调理

一、腕管综合征概述

1. 定义

腕管综合征（carpal tunnel syndrome，CTS）是指正中神经在腕管内受到挤压而引起的一种周围神经卡压综合征，俗称“鼠标手”，主要表现为腕前部疼痛，手部麻木无力，在正中神经分布的拇指、食指、中指区域较常见。

腕管综合征在中老年女性中发病率较高，常伴有劳损病史。男性多为长期腕部用力的程序员、木工、厨工等职业人员。双侧发病率可高达 30%，其中绝经期女性大约占双侧发病者的 90%。

2. 常见病因

（1）外源性压迫

外源性压迫可通过腕横韧带直接作用于腕管，当手腕部长期受到压迫时，容易导致腕管内正中神经受压迫而发病。此外，局部皮肤有严重瘢痕、良性肿瘤等压迫物时，也可发病，但较少见。

（2）腕管管腔变小

肢端肥大症、黏液性水肿等内分泌病变或外伤后，可使腕横韧带形成疤痕，并逐渐增厚，导致管腔变小。此外，桡骨、腕骨等腕部的骨折、脱位畸形愈合，也可导致腕管后壁或侧壁凸向管腔，使腕管直径变小。

（3）职业因素

从事程序员、木工、厨工等职业的人员，长期过度使用腕部，腕管内压力反复出现变化，将引起正中神经慢性损伤。

3. 表现特点

主要表现为拇指、食指、中指指端的麻木或疼痛，持物无力，尤其以中指较重，夜间或清晨症状较明显。部分症状严重的患者，疼痛放射至前臂、上臂，甚至肩部。

初期主要特征是间歇性手腕部的感觉异常、迟钝，深夜可因烧灼样剧痛而痛醒，常伴有麻木、针刺感，适当抖动手腕可恢复知觉，减轻不适。

中期可见持续性手指疼痛、麻木，感觉减退或丧失，精细动作出现障碍，如捏硬币、扣纽扣等，麻木、疼痛症状甚至会延伸至手肘、肩膀。

后期可见大鱼际部肌力减退，肌肉萎缩，伸展困难，甚至出现正中神经支配区的感觉完全丧失，但极少见。

二、腕管综合征调理方法

1. 砭术方法

以热熨、点按、刮、拨等为主。

砭术的取穴：三焦俞、肾俞、大肠俞、委中、承山、膀胱经腰背部腧穴。

常用体位：常采用坐位或卧位。

2. 操作前准备

充分暴露操作部位和穴位，对砭板、调理师手部及顾客受术部位进行消毒。

3. 操作步骤

（1）刮松韧带

选用合适的砭具，沿着垂直腕横韧带的走向刮拨，重点松解该韧带两端，即连接腕骨之处，如图 11–8 所示。一般操作 10 ~ 30 次，共持续 1 ~ 3 min。

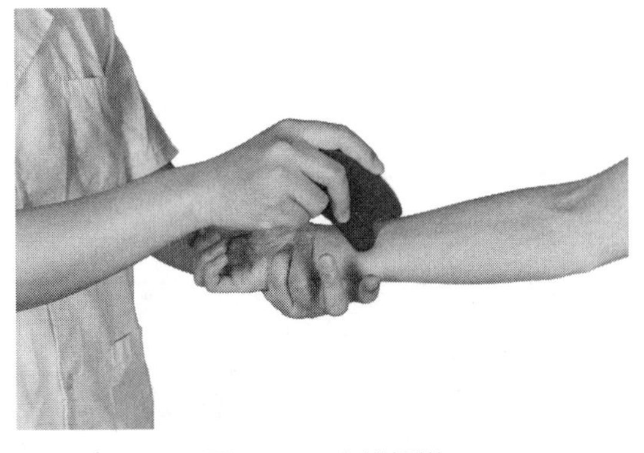

图 11–8　刮松韧带

（2）掰拿肌腱

沿拇指、食指、中指的伸肌肌腱，由腕管处逐渐掰拿至指尖。一般操作 10 ~ 30 次，共持续 1 ~ 3 min。

（3）拔伸牵抖

将顾客的患指向下，调理师一手握顾客的腕部，另一手牵伸顾客的手指，做腕关节的上下抖动，滑利关节。一般操作 30 ~ 300 次，共持续 1 ~ 3 min。

三、腕管综合征健康指导

不宜连续工作过长时间。在工作结束后，要揉搓手指和手腕，用温水泡手。冬天戴棉手套，防止手部受寒。身体疲劳时，可泡热水澡，或在酸痛部位热敷。

长期伏案工作的人员要定时休息。手腕采用的工作姿势要正确，让双手手腕能触及实物，不悬空，避免腕关节过度劳损。

在编织毛衣、使用计算机或做家务时，要注意手指、手腕不要过度屈曲或后伸。养成工作后用温水洗手的习惯，并适时活动双手，自行按摩。

四、调理案例

1. 情景描述

顾客女，45 岁，办公室人员。以“左手腕疼痛不适半年”前来调理。顾客左手腕部疼痛，伴拇指、食指、中指麻木半年，长期操作计算机。近来在劳累后，症状更加明显。纳眠可，二便可。查体：拇指、食指、中指的感觉减退，屈指肌力减退，腕部有叩击痛、电击感，并向拇指、食指、中指放射。结合病史和查体，诊断为腕管综合征。采用刮松韧带、掰拿肌腱、拔伸牵抖的砭术操作调理，15 min/ 次，1 次 / 天。调理 3 次后，顾客疼痛、麻木等症状缓解，调理 10 次后痊愈，随访 3 个月未复发。

2. 案例分析

顾客为中年女性，平素身体尚可，但是因为长期使用计算机，手腕部肌肉长期处于紧张状态，有时还要进行频繁、反复、用力的手腕部活动，引发腕管综合征，主要症状表现为手腕部感觉异常，拇指、食指、中指的放射痛和麻木感。给予砭术疗法，松解腕横韧带，扩大腕管内腔，减轻神经压迫，进而缓解症状。

培训课程 2　内科常见相对复杂病症砭术保健调理

学习单元 1　腹 泻 调 理

一、腹泻概述

1. 定义

腹泻是一种常见症状，俗称“拉肚子”，表现为排便次数明显超过平日排便频率，粪质稀薄，水分增加，每日排便量超过 200 g，或含未消化食物或脓血、黏液。腹泻常伴有排便急迫感、肛门不适、失禁等症状。按病程长短，将腹泻分为急性和慢性两类。

急性腹泻发病急剧，病程为 2 ~ 3 周，大多由感染引起。慢性腹泻指病程在 2 个月以上或间歇期在 2 ~ 4 周的复发性腹泻，发病原因更为复杂，可由感染性或非感染性因素所致。

2. 常见病因

腹泻首载于《黄帝内经》,《素问·气交变大论》中有“鹜溏”“飧泄”“注下”等病名，对其病因病机等有较全面的论述，指出风、寒、湿、热皆可致病。

中医认为，腹泻的主要病变在脾胃和大小肠，其致病因素可分为内因和外因。外因包括感受外邪和饮食所伤，内因包括情志失调和脾胃阳虚等。这些病因导致脾虚湿盛，脾失健运，大小肠传化失常，升降失调，清浊不分，而致腹泻。

现代医学认为引起急性腹泻的主要原因如下。

（1）感染

病毒（轮状病毒、诺瓦克病毒、柯萨奇病毒、埃可病毒等）、细菌（大肠杆菌、沙门菌、志贺菌、痢疾杆菌、霍乱弧菌）或寄生虫（溶组织阿米巴原虫、梨形鞭毛虫）引起的肠道感染。

（2）中毒

食物中毒如进食未煮熟的扁豆、毒蕈、河豚中毒，重金属中毒，农药中毒等。

（3）药物

泻药、胆碱能药物、洋地黄类药物等。

（4）其他疾病

溃疡性结肠炎急性发作、急性坏死性肠炎、食物过敏等。

慢性腹泻的病因比急性腹泻的更复杂，肠黏膜本身病变、小肠内细菌繁殖过多、肠道运输功能缺陷、消化能力不足、肠运动紊乱及某些内分泌疾病和肠道外肿瘤，均有可能导致慢性腹泻的发生。

3. 表现特点

（1）急性腹泻

起病急，病程在 2 ~ 3 周之内，可分为水样泻和痢疾样泻，前者粪便不含血或脓，可不伴里急后重，腹痛较轻；后者有脓血便，常伴里急后重和腹部绞痛。感染性腹泻常伴有腹痛、恶心、呕吐及发热，小肠感染常为水样泻，大肠感染常含血性便。

（2）慢性腹泻

大便次数增多，每日排便在 3 次以上，便稀或不成形，粪便含水量大于 85%，有时伴黏液、脓血，持续2个月以上，或间歇期在2～4周内。病变位于直肠和/或乙状结肠的患者多有里急后重，每次排便量少，有时只排出少量气体和黏液，颜色较深，多呈黏冻状，可混血液，腹部不适位于腹部两侧或下腹。小肠病变引起腹泻的特点是腹部不适多位于脐周，并于餐后或便前加剧，无里急后重，粪便不成形，可呈液状，色较淡，量较多。慢性胰腺炎和小肠吸收不良者，粪便中可见油滴，多泡沫，含食物残渣，有恶臭。血吸虫病、慢性痢疾、直肠癌、溃疡性结肠炎等病引起的腹泻，粪便常带脓血。肠易激综合征和肠结核常有腹泻和便秘交替现象。因病因不同可伴有腹痛、发热、消瘦、腹部包块等症状。

（3）常见证型

寒湿内盛：泄泻清稀，甚则如水样，脘闷食少，腹痛肠鸣，舌质淡，苔白腻，脉濡缓。若兼外感风寒，则恶寒发热头痛，肢体酸痛，苔薄白，脉浮。

湿热伤中：泄泻腹痛，泻下急迫，或泻而不爽，粪色黄褐，气味臭秽，肛门灼热，烦热口渴，小便短黄，舌质红，苔黄腻，脉滑数或濡数。

食滞肠胃：腹痛肠鸣，泻下粪便，臭如败卵，泻后痛减，脘腹胀满，嗳腐酸臭，不思饮食，舌苔垢浊或厚腻，脉滑。

肝气乘脾：素有胸胁胀闷，嗳气食少，每因抑郁恼怒，或情绪紧张之时，发生腹痛泄泻，腹中雷鸣，攻窜作痛，矢气频作，舌淡红，脉弦。

脾胃虚弱：大便时溏时泻，迁延反复，食少，食后脘闷不舒，稍进油腻食物，则大便次数明显增加，面色萎黄，神疲倦怠，舌质淡，苔白，脉细弱。

肾阳虚衰：黎明之前脐腹作痛，肠鸣即泻，泻下完谷，泻后则安，形寒肢冷，腰膝酸软，舌淡苔白，脉沉细。

二、腹泻调理方法

1. 砭术方法

砭术治则：总的原则为运脾化湿。急性腹泻多以湿盛为主，根据寒湿和湿热的不同，分别采用温化寒湿与清化湿热之法。夹有表邪者，佐以疏解；夹有暑邪者，佐以清暑；兼有伤食者，佐以消导。久泻以脾虚为主，当以健脾；肝气乘脾者，宜抑肝扶脾；肾阳虚衰者，宜温肾健脾。

砭术调理部位以腹部任脉、足阳明胃经、足太阴脾经、足太阳膀胱经、手阳明大肠经等经穴为主。

主穴：中脘、天枢、关元、脾俞、胃俞、大肠俞、曲池、手三里、合谷、足三里、下巨虚、阴陵泉等。

配穴：寒湿困脾者，加水分；肠腑湿热者，加合谷；饮食停滞者，加建里；肝郁气滞者，加期门、太冲；脾气虚弱者，加气海；肾阳亏虚者，加肾俞、命门。

2. 操作前准备

操作前首先进行辨证，并通过沟通，解除顾客的思想顾虑与紧张感。与顾客沟通完毕后准备好调理时所需要的砭具，清洗干净并使用 75% 的医用酒精擦拭消毒，稍微温暖砭石，避免冰冷的砭石直接接触顾客。指导顾客采取合适的体位，背部的操作可采用俯卧位，面部、上肢和下肢的操作可选择坐位或仰卧位。调理师可采用坐位或站立位。使施术部位充分暴露，使顾客皮肤保持清洁干燥，确认无破损、溃疡及化脓性皮肤病等影响操作的情况后即可开始操作。

3. 操作步骤

（1）腹部

沿任脉，从上脘开始向下经过中脘刮至下脘，避开肚脐，再向下经过气海、关元刮至耻骨联合，刮拭 10 ~ 20 次。再从肋缘的下方沿足阳明胃经（前正中线旁开 2 寸）向下刮至腹股沟，刮拭 20 ~ 30 次。在中脘和关元、天枢采取点压、按揉法进行重点刮拭，每个穴位刮拭 20 ~ 30 次。

（2）背部

沿膀胱经两侧从脾俞刮至大肠俞以下，宜用直线刮法、重手法刮拭，每侧刮拭 20 ~ 30 次为宜；再运用轻柔手法点压、按揉脾俞、胃俞、大肠俞。

（3）四肢部

刮拭手臂外侧的大肠经，由上向下从曲池刮拭至合谷，分别刮拭 10 ~ 20 次。再运用由轻到重的手法点压、按揉曲池、手三里和合谷。沿小腿前外侧面的足阳明胃经从胫骨下方刮至踝部，刮拭 20 ~ 30 次，并用砭板点压、按揉足三里、下巨虚和阴陵泉。

4. 注意事项

操作过程中注意顾客皮肤局部有脓疱、结节、囊肿的部位不宜直接刮拭，以免损伤皮肤而诱发感染。

操作结束后嘱咐顾客饮温开水 500 mL 以上，以补充水分，促进代谢；注意不可立即洗澡，应等到痧退或 8 h 后再洗；注意避风寒，此时皮肤腠理打开，外邪易侵入人体。

三、腹泻健康指导

注意休息，防止过劳。防止受寒，经常用热水袋热敷腹部。保持饮食清洁，饮食要以清淡、稀软、少油脂、少纤维、易于消化为原则。定时定量，不暴饮暴食。忌食生冷、油腻、粗硬、多渣、易产气、不卫生的食物。

四、调理案例

1. 情景描述

顾客女，45岁。主诉：腹泻3年，每日如厕3～6次。大便时溏时泻，迁延反复，食后脘闷不舒，稍进油腻食物则大便次数明显增加，西医诊断为慢性结肠炎。

刻下症：每日腹泻3～6次，大便不成形。面色萎黄，神疲倦怠，舌质淡，苔白，脉细弱。

调理：行砭术调理，调理部位以腹部任脉、足阳明胃经、足太阴脾经、足太阳膀胱经经穴为主。每周调理2～3次。

调理2个月后，腹泻有明显缓解，每日如厕1～2次，大便成形。面色红润，体重有所增加，舌红，苔薄白，脉滑。

2. 案例分析

顾客胃肠虚弱，不能受纳水谷，运化精微，则聚水成湿，积谷为滞，致脾胃升降失司，清浊不分，混杂而下，遂成泄泻，故辨为泄泻（脾胃虚弱）。调理以任脉、脾经、胃经、膀胱经等循行部位为主。选用天枢与大肠俞为俞募配穴，共同调理肠腑而止泻，疏通脾经、胃经、膀胱经经络，通调肠道而止泻。

学习单元2　便秘调理

一、便秘概述

1. 定义

便秘是以粪便在肠内滞留过久，秘结不通，排便周期延长，或周期不长，但粪质干结、排出艰难，或粪质不硬，虽有便意但便而不畅为表现特征的一种病症。便秘以排便困难为主症，常伴有腹胀、腹痛、头晕、便血等症状。

2. 常见病因

《黄帝内经》已经认识到便秘与脾胃受寒、肠中有热和肾病有关，如《素问·厥论篇》曰：“太阴之厥，则腹满䐜胀，后不利。”《素问·举痛论篇》曰：“热气留于小肠，肠中痛，瘅热焦渴，则坚干不得出，故痛而闭不通矣。”《灵枢·邪气脏腑病形》曰：“肾脉微急，为不得前后。”张仲景对便秘已有较全面的认识，提出了寒、热、虚、实不同的发病机制，为后世医家认识和调理本病确立了基本原则。

中医认为便秘的病因是多方面的，其中主要的有外感寒热之邪、内伤饮食情志、病后体虚、阴阳气血不足等。本病病位在大肠，并与脾、胃、肺、肝、肾密切相关。脾虚传送无力，糟粕内停，致大肠传导功能失常，而成便秘；胃与肠相连，胃热炽盛，下传大肠，燔灼津液，大肠热盛，燥屎内结，可成便秘；肺与大肠相表里，肺之燥热下移大肠，则大肠传导功能失常，而成便秘；肝主疏泄气机，若肝气瘀滞，则气滞不行，腑气不能畅通；肾主五液而司二便，若肾阴不足则肠道失润，若肾阳不足则大肠失于温煦而传送无力，大便不通，均可导致便秘。

现代医学认为便秘主要有以下原因。

生活习惯不良：没有养成定时排便的习惯；饮食过于精细少渣，缺乏食物纤维；液体摄入量不足；缺乏运动。

药物因素：长期服用泻剂、鸦片类镇痛药、抗胆碱能药、抗抑郁药、钙离子拮抗剂、利尿剂等。

某些疾病的影响：肠道的病变有炎症性肠病、肿瘤、疝、直肠脱垂等，全身性疾病有糖尿病、尿毒症、脑血管意外、帕金森病等。

年龄因素：老年人的食量和体力活动明显减少，胃肠道分泌消化液减少，肠管的张力和蠕动减弱，腹腔及盆底肌肉乏力，肛门内外括约肌功能减弱，胃结肠反射减弱，直肠敏感性下降，使食物在肠内停留过久，水分被过度吸收而引起便秘。

3. 表现特点

本病主要表现特征为大便排出困难，排便时间或排便间隔时间延长，粪质多干硬。大便次数减少，常三五日、七八日，甚至更长时间解一次大便，每次解大便需半小时或更长时间，常伴腹胀腹痛、头晕头胀、嗳气食少、心烦失眠等症状；或粪质干燥坚硬，排出困难，排便时间延长，常由于排便努挣导致肛裂、出血，日久还可引起痔疮，但排便间隔时间可能正常；或粪质并不干硬，也有便意，但排便无力，排出不畅，常需努挣，排便时间延长，多伴有汗出、气短乏力、心悸头晕等症状。由于燥屎内结，可在左下腹扪及质地较硬的条索状包块，排便后消失。根据中医辨证，便秘可分为 6

个证型。

实热秘：大便干结，腹胀腹痛，口干口臭，面红心烦，小便短赤，舌红，苔黄燥，脉滑数。

冷秘：大便艰涩，腹痛拘急，胀满拒按，胁下痛，手足不温，呃逆呕吐，舌苔白腻，脉弦紧。

气虚秘：大便并不干硬，虽有便意但排便困难，用力努挣则汗出气短，便后乏力，面白神疲，肢倦懒言，舌淡苔白，脉弱。

血虚秘：大便干结，面色无华，头晕目眩，心悸气短，口唇色淡，舌淡苔白，脉细。

阴虚秘：大便干结，如羊屎状，形体消瘦，头晕耳鸣，两颧红赤，心烦少眠，潮热盗汗，腰膝酸软，舌红少苔，脉细数。

阳虚秘：大便干或不干，排出困难，小便清长，面色白，四肢不温，腹中冷痛，或腰膝酸冷，舌淡苔白，脉沉迟。

二、便秘调理方法

1. 砭术方法

砭术治则：实证以祛邪为主，据热、冷、气秘之不同，分别施以泻热、温散、理气之法；虚证以养正为先，依阴阳气血亏虚的不同，主用滋阴养血、益气温阳之法。

砭术调理部位以腹部任脉、足阳明胃经、足太阴脾经、足太阳膀胱经、手阳明大肠经、手少阳三焦经经穴为主。

主穴：脾俞、胃俞、大肠俞、八髎、中脘、天枢、大横、天井、外关、支沟、足三里、下巨虚。

配穴：热盛者，加合谷、曲池；气滞者，加气海、太冲；阳气虚者，加关元；阴血虚者，加三阴交、太溪。

2. 操作前准备

操作前首先进行辨证，并通过沟通，解除顾客的思想顾虑与紧张感。与顾客沟通完毕后准备好调理时所需要的砭具，清洗干净并使用75%的医用酒精擦拭消毒，稍微温暖砭石，避免冰冷的砭石直接接触顾客。指导顾客采取合适的体位，背部的操作可采用俯卧位，面部、上肢和下肢的操作可选择坐位或仰卧位。调理师可采用坐位或站立位。使施术部位充分暴露，使顾客皮肤保持清洁干燥，确认无破损、溃疡及化脓性皮肤病等影响操作的情况后即可开始操作。

3. 操作步骤

（1）腹部

沿前正中线由中脘向下经气海刮拭至关元，刮拭 20 ～ 30 次。再从肋缘的下方沿足阳明胃经（前正中线旁开 2 寸）和足太阴脾经（前正中线旁开 4 寸）向下刮至腹股沟，刮拭 20 ～ 30 次。可在腹部两侧天枢和大横采用重刮法进行重点刮拭，刮拭 5 ～ 10 次。

（2）背部

沿膀胱经两侧从膈俞刮至大肠俞以下，宜用直线刮法、重手法刮拭，每侧刮拭 20 ～ 30 次。再用轻柔手法点压、按揉脾俞、胃俞、大肠俞、八髎，每穴刮拭 20 ～ 30 次。

（3）四肢部

刮拭手臂外侧的三焦经，由上向下从天井刮拭至外关，分别刮拭 10 ～ 20 次，重点按揉支沟。最后沿小腿前外侧面的足阳明胃经从胫骨下方刮至踝部，刮拭 20 ～ 30 次，并点压、按揉足三里和下巨虚。

4. 注意事项

操作过程中注意观察顾客皮肤，局部有脓疱、结节、囊肿的部位不宜直接刮拭，以免损伤皮肤、诱发感染。

操作结束后嘱咐顾客饮温开水 500 mL 以上，以补充水分，促进代谢；注意不可立即洗澡，应等到痧退或者 8 h 后再洗；注意避风寒，此时皮肤腠理打开，外邪易侵入人体。

三、便秘健康指导

注意饮食调节，适当多食富含纤维素的粗粮、蔬菜、水果。多饮水，每日至少饮水 1 500 mL。不吃辛辣燥火的食物。避免使用引起便秘的药品，不滥用泻药。

养成良好的排便习惯，每日定时排便，形成条件反射，建立良好的排便规律。坚持参加适当的体育锻炼，避免久坐少动。保持心情舒畅，戒忧思恼怒。

四、调理案例

1. 情景描述

顾客，女，50 岁。主诉便秘 4 年，每 2 ～ 7 天一行，每次临厕，大便秘结而欲便不行，胁肋痞满，腹部胀痛，口干口臭，面红心烦。

刻下症：大便秘结，胁肋痞满，腹部胀痛，舌红，苔黄燥，脉滑数。既往体健，无高血压、糖尿病病史。

医院诊断：便秘（实热秘）。

调理：行砭术调理，调理部位以腹部任脉、手阳明大肠经、足太阴脾经、足太阳膀胱经经穴为主。每周调理 2 ~ 3 次。

调理 3 周后，便秘情况较之前明显改善，每 1 ~ 3 天一行，无明显脘腹痞满、胀痛。口干口苦症状缓解，口臭减轻。舌淡红，苔薄黄，脉滑。

2. 案例分析

顾客粪质干燥坚硬，便下困难，胁肋痞满，腹部胀痛，口干口臭，面红心烦。舌苔黄燥腻，则属热，辨为便秘（实热秘）。调理以清热通便、调肠除秘为原则。选用腹部任脉、足阳明胃经、足太阴脾经、足太阳膀胱经调整脏腑功能，再辅以手阳明大肠经泻热，起到通便的功效。

学习单元 3　头 痛 调 理

一、头痛概述

1. 定义

头痛是指由于外感与内伤，致使脉络拘急或失养，清窍不利所引起的以头部疼痛为主要特征的疾病。头痛既是一种常见病证，也是一个常见症状，可以发生于多种急慢性疾病过程中，有时亦是某些相关疾病加重或恶化的先兆。

近年来，头痛发病率呈上升趋势，尤其是偏头痛，一般人群发病率达 5%，流行病学调查表明，我国头痛患病率为 985.2/10 万人，30 岁以下发病者逐年增长，男女患病率之比约为 1∶4。

2. 常见病因

我国对头痛认识很早，在殷商甲骨文中就有“疾首”的记载，《黄帝内经》称本病为“脑风”“首风”，《素问·风论》认为其病因乃外在风邪寒气犯于头脑。《素问·五脏生成篇》还提出“是以头痛巅疾，下虚上实”的病机。

头痛的病因可分为外感和内伤两大类。外感头痛多因感受风、寒、湿、热等外邪而发病，且以风邪为主；内伤头痛与肝、脾、肾三脏有关。此外，外伤跌仆，久病入络，气滞血瘀，脉络瘀阻，亦可导致头痛。

感受外邪多因起居不慎，坐卧当风，感受风寒湿热等外邪上犯于头，清阳之气受阻，气血不畅，阻遏络脉而发为头痛。外邪中以风邪为主，因风为阳邪，“伤于风者，上先受之”，“巅高之上，唯风可到”。但“风为百病之长”、六淫之首，常挟寒、湿、热邪上袭。若风挟寒邪，寒为阴邪伤阳，清阳受阻，寒凝血滞，络脉绌急而痛；若挟热邪，风热上炎，侵扰清空，则气血逆乱而痛；若挟湿邪，湿性黏滞，湿蒙清阳，头为“清阳之府”，清阳不布，则气血不畅而疼痛。

情志郁怒导致头痛。长期精神紧张忧郁，肝气郁结，肝失疏泄，络脉失于条达，拘急而头痛；或平素性情暴逆，恼怒太过，气郁化火，日久肝阴被耗，肝阳失敛而上亢，气壅脉满，清阳受扰而头痛。

饮食不节导致头痛。素嗜肥甘厚味，暴饮暴食，或劳伤脾胃，以致脾阳不振，脾不能运化转输水津，聚而痰湿内生，以致清阳不升，浊阴不降，清窍为痰湿所蒙；或痰阻脑脉，痰瘀痹阻，气血不畅，均可致脑失清阳、精血之充，脉络失养而痛。如朱丹溪所言：“头痛多主于痰。”饮食伤脾，气血化生不足，气血不足以充盈脑海，亦为头痛之病因病机。

内伤不足导致头痛。先天禀赋不足，或劳欲伤肾，阴精耗损，或年老气血衰败，或久病不愈，产后、失血之后，营血亏损，气血不能上营于脑，髓海不充则可致头痛。此外，外伤跌仆，或久病入络则络行不畅，血瘀气滞，脉络失养而易致头痛。头为“神明之府”、“诸阳之会”，“脑为髓海”，五脏精华之血、六腑清阳之气皆能上注于头，即头与五脏六腑之阴精、阳气密切相关，凡能影响脏腑之精血、阳气的因素皆可成为头痛的病因，归纳起来不外外感与内伤两类。病位虽在头，但与肝、脾、肾密切相关。风、火、痰、瘀、虚为致病之主要因素。邪阻脉络，清窍不利；精血不足，脑失所养，为头痛之基本病机。

现代医学认为引起头痛主要有以下原因。

外伤性头痛：包括头部局部外伤、脑震荡、脑挫伤、颅内血肿。以外伤为原因，根据损伤程度不同及受伤部位不同，其症状、体征、调理结果都有明显的差异。

热性头痛：指因其他疾病出现发热而伴随头痛症状，包括上呼吸道感染、肺炎等，不包括颅内感染、外伤、肿瘤等中枢性高热。

中毒性或药物性头痛：包括酒精中毒，一氧化碳中毒，铅、苯、硝酸盐等中毒及口服血管扩张药物（如硝酸甘油等）引起的头痛。

五官科疾病头痛：包括眼病（如青光眼、屈光不正）、鼻窦炎、中耳炎、乳突炎、龋齿、齿槽脓肿等。

其他原因引起的头痛：高血压性头痛及颅内低压性头痛，癫痫性头痛，有癫痫病史，呈短暂的发作性头痛，反复出现。由颈椎病引起的头痛，包括颈椎骨质增生，颈椎间盘、骨关节及韧带的变性等疾病所引起的头痛、神经痛，包括三叉神经痛、枕神经痛、偏头痛与丛集性头痛，属于血管性头痛。肌收缩性头痛，常由紧张、疲乏、环境喧闹、光线刺目而引起，多见于青壮年，尤其是女性。颅内压增高性头痛，包括脑瘤、脑脓肿、脑血肿等占位性病变引起的头痛。脑膜炎症性头痛，包括乙型脑炎、结核性脑膜炎等引起的头痛。

3. 表现特点

顾客自觉头部包括前额、额颞、顶枕等部位疼痛，为本病的证候特征。按部位有在太阳、阳明、少阳经的头痛，或在太阴、厥阴、少阴经的头痛，或痛及全头，但以偏头痛者居多。按头痛的性质有掣痛、跳痛、灼痛、胀痛、重痛、头痛，如裂或空痛、隐痛、昏痛等。按头痛发病方式有突然发作，有缓慢发病。按疼痛时间有持续疼痛，痛无休止；有痛势绵绵，时作时止。根据病因，还有相应的伴发症状。根据中医辨证，头痛可分为 8 个证型。

风寒证：起病较急，其痛如破，痛连项背，恶风畏寒，口不渴，苔薄白，脉多浮紧。

风热证：起病急，头部胀痛，甚则头痛如裂，发热或恶风，口渴欲饮，面红目赤，便秘溲黄，舌红苔黄，脉浮数。

风湿证：头痛如裹，肢体困重，胸闷纳呆，小便不利，大便或溏，苔白腻，脉濡。

肝阳证：头胀痛而眩，心烦易怒，面赤口苦，或兼耳鸣胁痛，夜眠不宁，舌红苔薄黄，脉弦有力。

肾虚证：头痛而空，每兼眩晕耳鸣，腰膝酸软，遗精，带下，少寐健忘，舌红少苔，脉沉细无力。

气血两虚证：头痛而晕，遇劳加重，面色少华，心悸不宁，自汗，气短，畏风，神疲乏力，舌淡，苔薄白，脉沉细而弱。

痰浊证：头痛昏蒙，胸脘满闷，呕恶痰涎，苔白腻，或舌胖大有齿痕，脉滑或弦滑。

瘀血证：头痛经久不愈，其痛如刺，入夜尤甚，固定不移，或头部有外伤史，舌紫或有瘀斑、瘀点，苔薄白，脉沉细或细涩。

二、头痛调理方法

1. 砭术方法

砭术治则：头痛的调理“须分内外虚实”(《医碥·头痛》)，外感所致属实，调理当以祛邪活络为主，视其邪气性质不同，分别采用祛风、散寒、化湿、清热等法。内伤所致多虚，调理以补虚为要，视其所虚，分别采用益气升清、滋阴养血、益肾填精等法。若因风阳上亢所致，则治以熄风潜阳，因痰瘀阻络所致，又当以化痰活血为法。虚实夹杂，则扶正祛邪并举。

砭术调理部位以督脉、足少阳胆经、足阳明胃经、足太阴脾经、足厥阴肝经、足太阳膀胱经、经外奇穴为主。

主穴：神庭、头维、印堂、阳白、太阳、百会、风池、天柱、肩井、膈俞、脾俞、胃俞、肾俞、曲池、合谷、三阴交、太冲等。

配穴：外感加曲池、外关点刺；痰浊加丰隆、阴陵泉点压；血瘀加血海、三阴交点压；气滞加膈俞、中脘点压；肝阳加行间、太溪、太冲点压；肾虚加三阴交、太溪点压。

2. 操作前准备

操作前首先进行辨证，并通过沟通，解除顾客的思想顾虑与紧张感。与顾客沟通完毕后准备好调理时所需要的砭具，清洗干净并使用 75% 的医用酒精擦拭消毒，稍微温暖砭石，避免冰冷的砭石直接接触顾客。指导顾客采取合适的体位，背部的操作可采用俯卧位，面部、上肢和下肢的操作可选择坐位或仰卧位。调理师可采用坐位或站立位。使施术部位充分暴露，使顾客皮肤保持清洁干燥，确认无破损、溃疡及化脓性皮肤病等影响操作的情况后，即可开始操作。

3. 操作步骤

（1）刮拭头颈部（见图 11–9）

额部以面中线为起点，分别向左右两侧前额发际头维方向刮拭，轻手法刮拭 10 ~ 20 次，重点按揉神庭、头维、印堂、阳白等穴位。

头部两侧砭术，从头前侧太阳附近向风池方向刮拭胆经，轻手法刮拭 10 ~ 20 次。从头顶部的百会向前额方向刮拭督脉及两侧膀胱经，再从百会向头后部至颈项方向刮拭督脉及两侧膀胱经，每侧刮拭 20 ~ 30 次。先轻刮，然后力度逐渐加重，最后逐渐减力轻刮 10 ~ 20 次。重点按揉太阳、头维、百会、风池。用砭板刃部刮风池两侧至肩井处，重点按揉风池、天柱、肩井，一般操作 10 ~ 30 次，共持续 1 ~ 3 min。

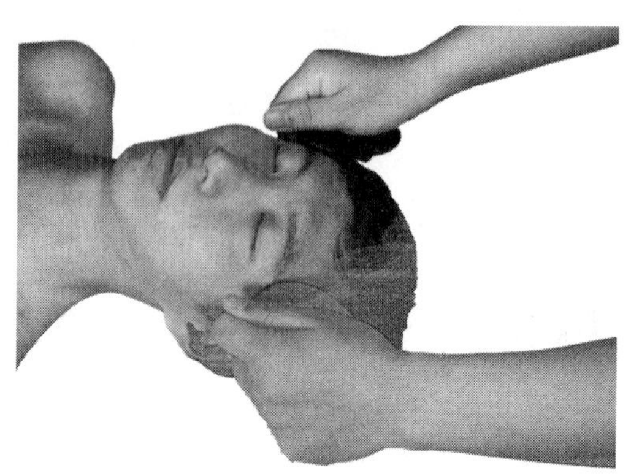

图 11-9　刮拭头颈部

（2）刮拭背部（见图 11-10）

沿膀胱经两侧从大杼一直刮至肾俞以下，宜用直线刮法，重手法刮拭，每侧刮拭 20 ~ 30 次；再用轻柔手法点压、按揉膈俞、脾俞、胃俞和肾俞。一般操作 10 ~ 60 次，共持续 1 ~ 5 min。

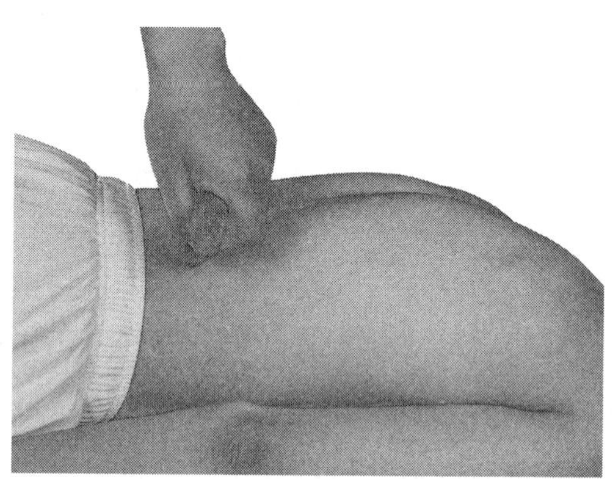

图 11-10　刮拭背部

（3）刮拭四肢部

刮拭手臂外侧的大肠经，由上向下从肘部刮拭至腕横纹，左右手臂分别刮拭 10 ~ 20 次，重点按揉曲池（见图 11-11）、合谷。最后用砭板点压、按揉太冲和三阴交 20 ~ 30 次。

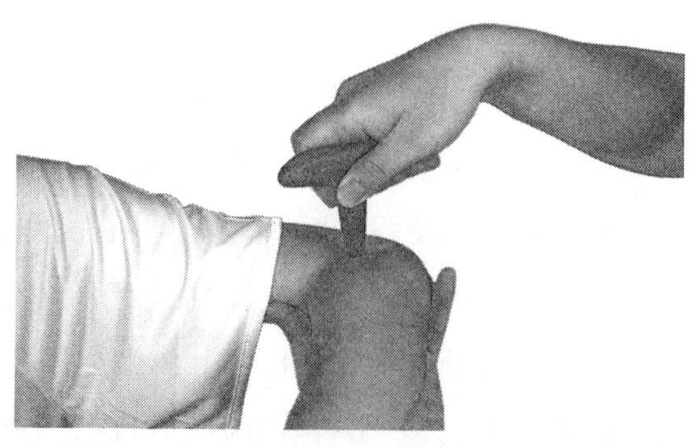

图 11-11　按揉曲池

4. 注意事项

操作过程中注意观察顾客皮肤，局部有脓疱、结节、囊肿的部位不宜直接刮拭，以免损伤皮肤，诱发感染。

操作结束后嘱咐顾客饮温开水 500 mL 以上，以补充水分，促进代谢；注意不可立即洗澡，应等到痧退或者 8 h 后再洗；注意避风寒，此时皮肤腠理打开，外邪易侵入人体。

三、头痛健康指导

头痛的预防在于针对病因采取措施，如避免感受外邪，勿情志过激，慎劳倦，勿过食肥甘等。头痛的急性发作期应适当休息，不宜食用炸、烤、辛辣的厚味食品，以防生热助火，同时限制烟酒。若顾客精神紧张、情绪波动，可疏导、劝慰以稳定情绪。适当保证环境安静，有助缓解头痛。

四、调理案例

1. 情景描述

顾客男，46 岁，教师。主诉：头部疼痛 2 天。

顾客 2 天前因天气骤然变冷而出现头痛及项背、肩部疼痛，伴有鼻塞、纳呆、恶风，喜裹头，在家自服药未见好转。

刻下症：头痛恶风，鼻塞，肩背痛。既往无头痛病史。舌淡红，苔薄白腻，脉浮紧。

医院诊断：头痛（风寒证）。

调理：行砭术调理，部位以头面部、颈项部局部，督脉、足太阳膀胱经经穴为主。隔天调理 1 次。

调理 3 次后，头痛、肩背痛消失。舌红，苔薄白，脉滑。

2. 案例分析

顾客感受风寒，寒主收引，故头痛、项背疼痛。调理以散寒、活血、止痛为原则。选取头面部、颈项部、督脉和膀胱经穴位进行砭术调理。督脉为“阳脉之海”，具有温煦固摄的作用。头面部膀胱经主痛症、筋病，主治头痛、项强痛。

学习单元4　头晕调理

一、头晕概述

1. 定义

头晕是一种常见的脑部功能性障碍疾病，也是常见的症状之一。头晕表现为头昏、头胀、头重脚轻、脑内摇晃、眼花等。轻者闭目可止，重者如坐车船，旋转不定，不能站立，或伴有恶心、呕吐、汗出、面色苍白等症状。因体位改变而引起的偶尔头晕不会有太大的问题；如果长时间头晕，可能是重病的先兆，应引起重视。

中医将头晕归属于“眩晕”“头眩”“掉眩”“冒眩”“风眩”等范畴，西医常见于梅尼埃病、颈椎病、椎基底动脉系统血管病及贫血、高血压、脑血管病等。

2. 常见病因

眩晕的病因主要有情志、饮食、体虚年高、跌仆外伤等。病机不外虚实两端。虚者为髓海不足，或气血亏虚，清窍失养；实者为风、火、痰、瘀扰乱清空。病位在头窍，病变脏腑与肝、脾、肾三脏相关。

（1）情志内伤

素体阳盛，加之恼怒过度，肝阳上亢，阳升风动，发为眩晕；或因长期忧郁恼怒，气郁化火，使肝阴暗耗，肝阳上亢，阳升风动，上扰清空，发为眩晕。

（2）饮食不节

饮食不节，损伤脾胃，脾胃虚弱，气血生化无源，清窍失养而作眩晕；或嗜酒肥甘，饥饱劳倦，伤于脾胃，健运失司，以致水谷不化精微，聚湿生痰，痰湿中阻，浊阴不降，引起眩晕。

（3）外伤、手术

头部外伤或手术后，气滞血瘀，痹阻清窍，发为眩晕。

（4）体虚、久病、失血、劳倦过度

肾为先天之本，藏精生髓，若先天不足，肾精不充，或年老肾亏，或久病伤肾，或房劳过度，则导致肾精亏虚，不能生髓，而脑为髓之海，髓海不足，上下俱虚，而发生眩晕。或肾阴素亏，肝失所养，以致肝阴不足，阴不制阳，肝阳上亢，发为眩晕。大病久病或失血之后，虚而不复，或劳倦过度，气血衰少，气血两虚，气虚则清阳不展，血虚则脑失所养，皆能发生眩晕。

现代医学认为，头晕可由多种原因引起，最常见于发热性疾病、原发性高血压、脑动脉硬化、颅脑外伤综合征、神经症等。此外，还见于贫血、心律失常、心力衰竭、低血压、药物中毒、尿毒症、哮喘等。抑郁症早期也常有头晕。

3. 表现特点

本病的表现是头晕与目眩，轻者仅眼花，头重脚轻，或有摇晃浮沉感，闭目即止；重者则如坐车船，视物旋转，甚则欲仆。或兼目涩耳鸣，少寐健忘，腰膝酸软；或恶心呕吐，面色苍白，汗出肢冷等。发作间歇期长短不一，可为数月发作一次，亦有一月数次。常可有情志不舒的诱因，但也可突然起病，并逐渐加重。根据中医辨证，头晕可分为 6 个证型。

肝阳上亢：眩晕耳鸣，头痛且胀，遇劳、恼怒加重，肢麻震颤，失眠多梦，急躁易怒，舌红苔黄，脉弦。

肝火上炎：头晕且痛，其势较剧，目赤口苦，胸胁胀痛，烦躁易怒，寐少多梦，小便黄，大便干结，舌红苔黄，脉弦数。

痰浊上蒙：眩晕，头重如蒙，视物旋转，胸闷作恶，呕吐痰涎，食少多寐，苔白腻，脉弦滑。

瘀血阻窍：眩晕头痛，兼见健忘，失眠，心悸，精神不振，耳鸣耳聋，面唇紫暗，舌瘀点或瘀斑，脉弦涩或细涩。

气血亏虚：头晕目眩，动则加剧，遇劳则发，面色㿠白，爪甲不荣，神疲乏力，心悸少寐，纳差食少，便溏，舌淡苔薄白，脉细弱。

肝肾阴虚：眩晕久发不已，视力减退，两目干涩，少寐健忘，心烦口干，耳鸣，神疲乏力，腰酸膝软，遗精，舌红苔薄，脉弦细。

二、头晕调理方法

1. 砭术方法

砭术治则：头晕的调理原则主要是补虚而泻实，调整阴阳。虚证以肾精亏虚、气血衰少居多，精虚者填精生髓，滋补肝肾；气血虚者益气养血，调补脾肾。实证则以潜阳、泻火、化痰、逐瘀为主要治法。

砭术调理部位以督脉、足太阳膀胱经、足厥阴肝经为主。

主穴：百会、四神聪、太阳、风池、心俞、肝俞、脾俞、曲池、内关、太冲、三阴交。

配穴：肝阳上亢者，加肾俞、行间；痰浊中阻者，加中脘、丰隆；气血亏虚者，加气海、足三里；肝肾阴虚者，加悬钟、太溪。

2. 操作前准备

操作前首先进行辨证，并通过沟通，解除顾客的思想顾虑与紧张感。与顾客沟通完毕后，准备好调理时所需要的砭具，清洗干净并使用75%的医用酒精擦拭消毒，稍微温暖砭石，避免冰冷的砭石直接接触顾客。指导顾客采取合适的体位，背部的操作可采用俯卧位，面部、上肢和下肢的操作可选择坐位或仰卧位。调理师可采用坐位或站立位。使施术部位充分暴露，确认顾客皮肤清洁干燥，且无破损、溃疡及化脓性皮肤病等影响操作的情况后即可开始调理。

3. 操作步骤

（1）刮拭头部

从头前侧太阳附近向风池方向刮拭胆经，轻手法刮拭10 ~ 20次，重点按揉太阳、头维、风池。从头顶部的百会向前额方向刮拭督脉及两侧膀胱经，再从百会向头后部至颈项方向刮拭督脉及两侧膀胱经。每侧刮拭20 ~ 30次，先轻刮，然后力度逐渐加重，最后逐渐减力轻刮10 ~ 20次。重点刮拭百会、四神聪。

（2）刮拭背部

沿膀胱经两侧从大杼刮至脾俞以下，宜用直线刮法，重手法刮拭，每侧刮拭20 ~ 30次，再运用轻柔手法点压、按揉心俞、肝俞和脾俞。一般操作10 ~ 30次，共持续1 ~ 3 min。

（3）刮拭四肢部

刮拭手臂外侧的大肠经和内侧的心包经，由上向下从肘部刮拭至腕横纹，分别刮拭10 ~ 20次，重点按揉曲池和内关。最后用砭板点压、按揉太冲和三阴交20 ~ 30次。

4. 注意事项

操作过程中注意观察顾客皮肤，局部有脓疱、结节、囊肿的部位不宜直接刮拭，以免损伤皮肤，诱发感染。

操作结束后嘱咐顾客饮温开水500 mL以上，以补充水分，促进代谢；注意不可立即洗澡，应等到痧退或者8 h后再洗；注意避风寒，此时皮肤腠理打开，外邪易侵入人体。

三、头晕健康指导

保证充足的睡眠，注意劳逸结合。保持心情愉快，增强战胜疾病的信心。饮食以清淡易消化为宜，多吃蔬菜、水果，忌烟酒、油腻、辛辣之品，少食海腥发物。虚证眩晕者可配合食疗，加强营养。

眩晕发作时应卧床休息，闭目养神，少做或不做旋转、弯腰等动作，以免诱发或加重病情。

四、调理案例

1. 情景描述

顾客女，48 岁，会计。主诉：头晕 4 月余。

顾客时常头晕目眩，持续 4 月余，起身站立不稳，时时眼前发黑，劳累后易发，自觉乏力。偶有心悸失眠，胃口差。经西医检查，已排除美尼尔综合征、原发性高血压、眼病、耳病、颅内疾病、颈椎病、贫血。服中西药 1 个月无效。

刻下症：面色㿠白，气短，大便溏泄，舌淡白，苔薄，舌体胖，脉细弱。既往体健，无高血压病史。

医院诊断：眩晕（气血亏虚）。

调理：行砭术调理，调理部位以头部局部、督脉、足太阳膀胱经、足太阴脾经、足阳明胃经经穴为主。每周调理 2 ~ 3 次。调理 2 周后眩晕减轻，1 月余眩晕症状基本消失，精神饱满，大便成形，舌淡红，脉和缓。

2. 案例分析

顾客气血亏虚，不能上荣头目，故头晕目眩。气血不足则乏力，面色㿠白，气短，大便溏泄，舌淡白，苔薄，脉细弱。调理以督脉、足太阳膀胱经、足太阴脾经、足阳明胃经经穴为主。调理督脉、膀胱经可以疏通头部气血，改善血液循环。调理足太阴脾经、足阳明胃经可以调整相应脏腑功能，振通脾胃之气，起到健脾和胃的作用，促进气血新生。

培训课程 3　其他相对复杂病症砭术保健调理

学习单元 1　更年期综合征调理

一、更年期综合征概述

1. 定义

更年期综合征，中医称为“经断前后诸证”，是绝经前后的女性因卵巢功能衰退引起的一系列功能紊乱，其中以自主神经功能紊乱最典型，同时伴有神经心理症状的一组症候群。

2. 常见病因

女性更年期卵巢功能衰退，会引起一系列功能紊乱。中医认为，女性更年期天癸将竭，随后出现肾气虚、肾阴不足、肾阳虚衰等情况，最终导致精血不足；或因脾失健运，造成痰气郁结。

3. 表现特点

（1）更年期综合征的症状

月经改变：月经紊乱，是更年期女性最普遍、最典型的表现。月经先期或后期，经期延长，崩漏，闭经。

潮热汗出、眩晕、心悸，是更年期的主要症状。

神经精神改变：烦躁易怒，情绪不稳定，失眠多梦，健忘多疑，记忆力减退等。

运动系统症状：部分女性会出现腰背、四肢酸痛。

泌尿生殖系统症状：部分女性会出现尿频尿急，甚至尿失禁，或阴道干涩、灼痛，阴痒等。

（2）更年期综合征的体征

绝经后期可见外阴及阴道萎缩，阴道分泌物减少，阴道皱襞消失，宫颈、子宫可有萎缩。

二、更年期综合征调理方法

1. 砭术方法

砭术治则：健脾、益肾、养肝。

辨证：以肾虚为本，常影响到心、肝、脾等脏腑，辨证注意有无水湿、痰浊、瘀血之兼夹证。

主穴：印堂、神庭、百会、大椎、气海、关元、肝俞、脾俞、肾俞、八髎、三阴交、足三里。

配穴：有水湿者加阴陵泉，有痰浊者加丰隆，有瘀血者加膈俞。

2. 操作前准备

顾客一般可采用仰卧位和俯卧位。调理师在术前要明确疾病情况，准备好合适的砭具，检查砭具边角是否圆润、有无裂纹，以免损伤顾客皮肤。调理师手指、手掌及顾客施术部位用 75% 的医用酒精消毒；加强与顾客之间的交流，向其讲述砭术知识，使其精神放松，消除不必要的顾虑；施砭术前，使顾客施术部位充分暴露，皮肤保持清洁干燥，无破损、疤痕、溃疡及化脓性皮肤病等影响操作的情况。

3. 操作步骤

（1）刮印堂至百会（见图 11–12）

选用合适的砭具，从印堂刮至神庭，最后到百会连线，刮 10 ～ 20 次。

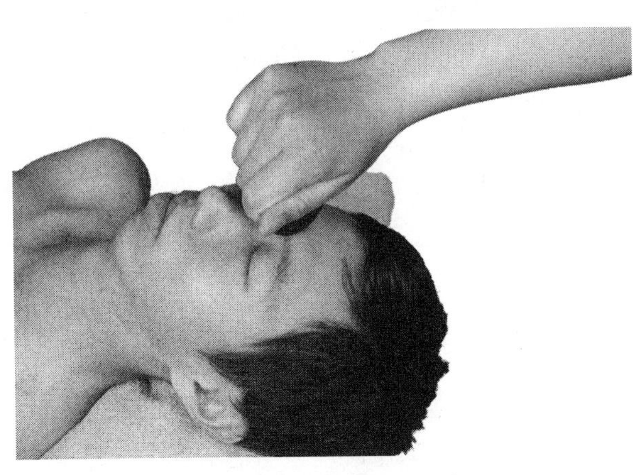

图 11–12　刮印堂至百会

（2）点按头面部（见图 11–13）

选用合适的砭具，点按、按揉印堂、太阳、百会、风池，每穴操作约 1 min。

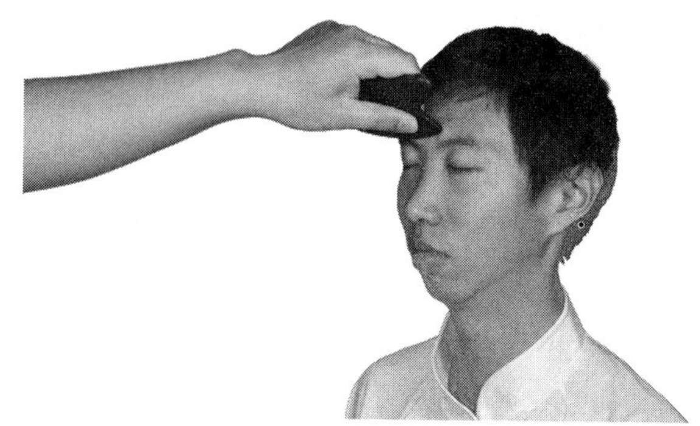

图 11–13　点按头面部

（3）热熨腹部（见图 11–14）

选用合适的砭具，将其加热后热熨腹部，以关元、气海为主，约 10 min。

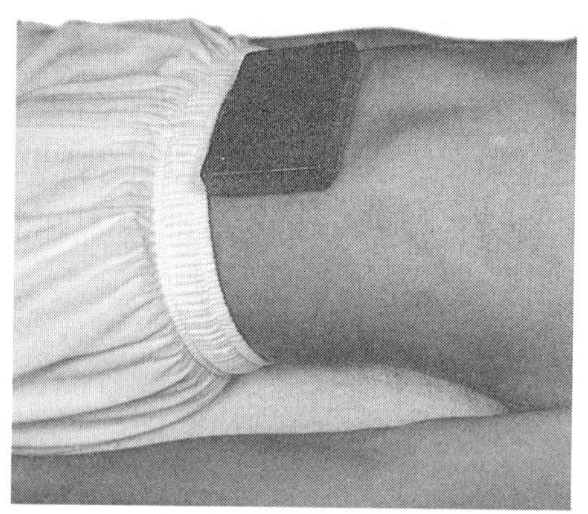

图 11–14　热熨腹部

（4）按揉腹部（见图 11–15）

选用合适的砭具，按揉气海、关元、子宫，每穴操作 3 min，以酸胀为度。

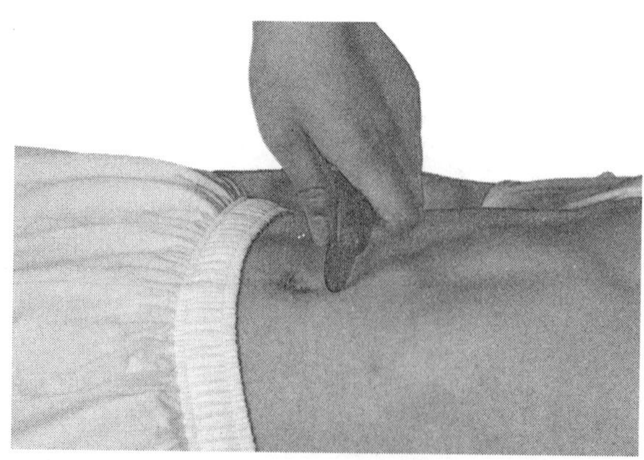

图 11–15　按揉腹部

（5）点按下肢

选用合适的砭具，点按足三里、三阴交，每穴操作 3 min，以酸胀为度。

（6）点按腰骶部（见图 11–16）

选用合适的砭具，点按肝俞、脾俞、肾俞、八髎，每穴操作 3 min，以酸胀为度。

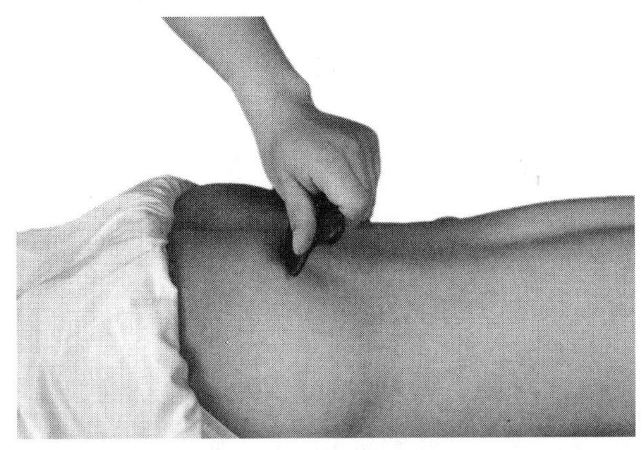

图 11–16　点按腰骶部

4. 注意事项

调畅情志，保持乐观、豁达的心情；作息有规律，劳逸结合，睡眠充足。

饮食方面，减少高脂肪、高糖类食物的摄入，少吃或不吃刺激性食品，如咖啡、浓茶、酒及葱、姜、蒜、辣椒等辛辣之品。

三、更年期综合征健康指导

1. 保持乐观、稳定的情绪

正确认识这一阶段身体的变化，尽量避免不良情绪的刺激，减少焦虑、紧张、恐惧等情绪的出现，怡情养性，适当转移注意力以保持情绪乐观、稳定，顺利度过更年期。

2. 进行适当的体育运动

进行适当的体育运动与锻炼，可以调节气血，改善睡眠，从而保证休息。同时，适当的体育运动也可以很好地释放不良情绪，改善心情。

3. 定期体检

女性更年期容易出现月经紊乱等情况，定期体检可以了解更年期女性的身体情况，同时预防疾病。

四、调理案例

1. 情景描述

顾客女，46岁，文字工作者。近半年出现月经延期、量少，经常烦躁易怒，心悸气短，出汗量较大，口干口苦，身体微胖，久行容易出现双下肢困重，双下肢酸累无力。胃纳一般，睡眠质量稍差，梦多，健忘，记忆力减退。舌淡红，苔滑腻，脉象弦滑。

医院诊断：更年期综合征（痰湿型）。

调理方案：行砭术予以调理，以腰骶为主，砭石点按腰骶部；以下腹部及下肢为辅，热熨、按揉腹部，点按下肢；佐以头面部砭术调理，点刮头面部腧穴以安神定志。1周1次，在月经来潮前7天开始，隔天进行1次调理，直至月经来潮。

调理2个月后顾客月经逐渐正常，约30天来潮1次，量较前稍有增加，双下肢酸累无力情况较前明显改善，梦少，睡眠质量较前明显改善。

2. 案例分析

该更年期女性由于工作原因需久坐，较多脑力思考，较少肢体活动，导致身体微胖，睡眠质量较差。梦多、寐差又引起健忘、记忆力减退的症状。女性更年期天癸将竭，随后出现肾阴不足等情况，如烦躁易怒，心悸气短，出汗量较大，口干口苦等症状。予以砭石调理，以腰骶为主，砭石点按腰骶部，以健脾益肾；以下腹部及下肢为辅，热熨、按揉腹部，点按下肢，以缓解下肢症状；同时佐以头面部砭术调理，点刮头面部腧穴以安神定志。

学习单元2　耳鸣耳聋调理

一、耳鸣耳聋概述

1. 定义

耳鸣、耳聋是生活中听觉异常较为常见的症状。耳鸣是自觉耳中或颅内鸣响，或如闻蝉声等，而周围环境中并无相应声源的病症。耳聋则是听力逐渐减退，最后听觉丧失的症状。在生活中，耳鸣可伴有耳聋，耳聋也可能从耳鸣发展而来。

2. 常见病因

本病有虚证、实证之分，虚证多因脏腑虚损、气血不足、神经亏虚，导致精血无法上承，耳窍失养；实证多因外邪、火邪、瘀血、饮食内伤等，导致痰湿内生、气郁化火、蒙蔽清窍。

3. 表现特点

耳鸣：可急性发病，可缓慢发病；可单侧，可双侧；可持续性，可间歇性；多在夜间或安静时加重，严重者影响睡眠，甚至对生活造成较大影响。

耳聋：轻者听不清，重者听力完全丧失。急性耳聋多为单侧，伴有耳鸣，亦有双侧急性暴聋；慢性多为双侧渐进性听力下降。

二、耳鸣耳聋调理方法

1. 砭术方法

砭术治则：疏风泻火，化痰开窍，清肝利胆，补肾填精，健脾和胃。

辨证：风邪外袭，肝胆火盛，痰火郁结，肾精亏虚，脾胃虚弱。

主穴：耳门、听宫、听会、角孙、风池、阳池、外关、中渚。

配穴：风邪外袭加风门；肝胆火盛加足临泣；痰火郁结加丰隆；肾精亏虚加太溪；脾胃虚弱加足三里。

2. 操作前准备

顾客一般可采用仰卧位和俯卧位。调理师在术前要明确疾病情况，准备好合适的砭具，检查砭具边角是否圆润、有无裂纹，以免损伤顾客皮肤。调理师手指、手掌及顾客施术部位用 75% 的医用酒精消毒；加强与顾客之间的交流，向其讲述砭术知识，使其精神放松，消除不必要的顾虑；施砭术前，使施术部位充分暴露，皮肤保持清洁干燥，无破损、疤痕、溃疡及化脓性皮肤病等影响操作的情况。

3. 操作步骤

（1）点按耳周腧穴（见图 11–17）

选用合适的砭具，点按耳门、听宫、听会、角孙、风池，每穴操作 3 min，以酸胀为度。

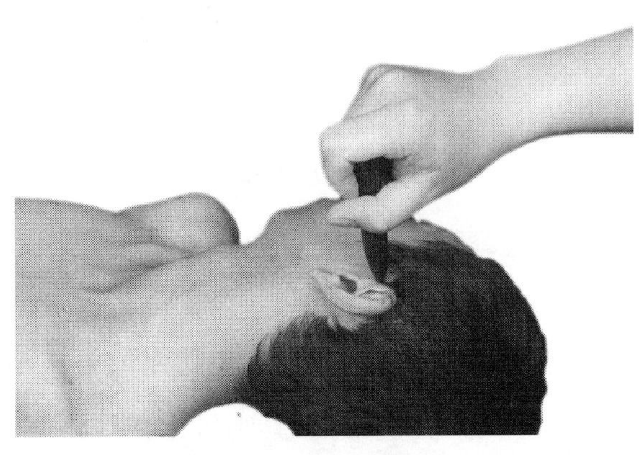

图 11–17 点按耳周腧穴

（2）刮耳门至听会（见图 11–18）

选用合适的砭具，从耳门刮至听宫，最后到听会连线，每侧刮按 10 ～ 20 次。

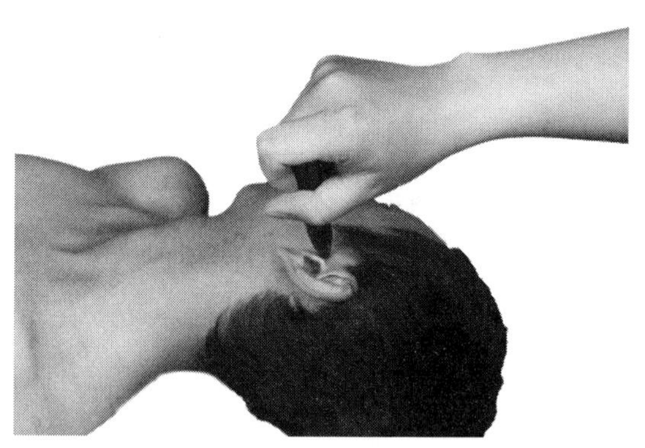

图 11–18　刮耳门至听会

（3）刮按耳后（见图 11–19）

选用合适的砭具，从耳上角刮至耳后，最后到耳垂连线，每侧刮按 10 ～ 20 次。

（4）刮按三焦经（见图 11–20）

选用合适的砭具，从阳池刮至外关连线，每侧刮按 10 ～ 20 次。同时点按中渚 3 min，以酸胀为度。

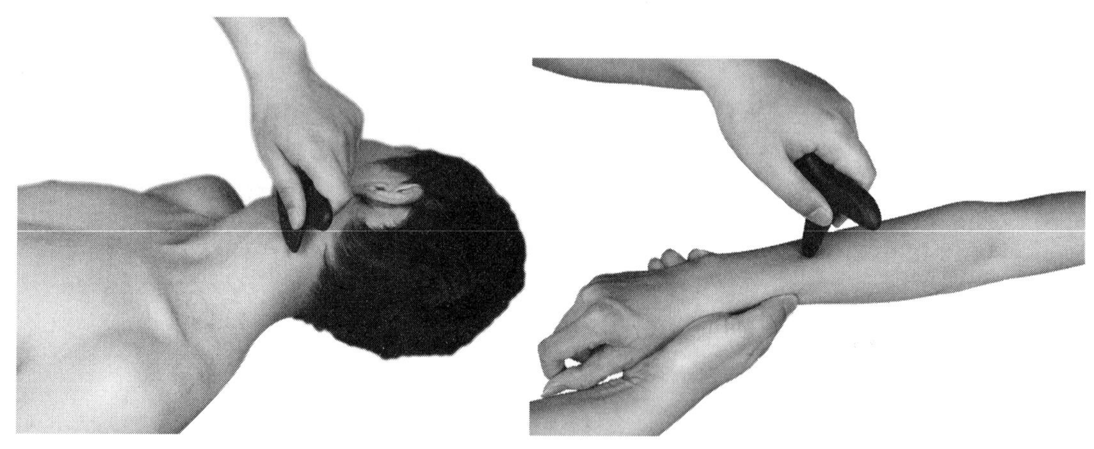

图 11–19　刮按耳后　　　图 11–20　刮按三焦经

4. 注意事项

生活中注意保护耳朵，不要用尖锐的物品掏耳朵；戒烟戒酒，调畅情志，保持乐观、轻松、愉快的心情；避免噪声危害，不要长时间使用耳机，听音乐时音量不要过大。

作息有规律，劳逸结合，睡眠充足，避免熬夜、过度疲劳；饮食方面，少吃或不吃刺激性饮料与食品，如咖啡、浓茶、酒及葱、姜、蒜、辣椒等辛辣之品；避免使用耳毒性药物。

三、耳鸣耳聋健康指导

1. 养成良好的生活习惯

早睡早起，保证充足的睡眠，避免或减少处于噪声环境中的时间，减少用耳机听音乐的时间等，不要用锐器掏耳朵，谨慎使用各类抗生素。

2. 自我按摩保健

鸣天鼓：两手掌心紧贴两耳，两手食、中二指拨弹，重重叩击枕部，如击鼓状，共叩击 36 次。可较好地改善耳内胀闷感。

搓耳轮：两手按耳轮，随后上下摩擦，3 ~ 5 min。

四、调理案例

1. 情景描述

顾客男，38 岁，公司职员。因年底工作繁忙，连续加班 3 天后自觉双耳持续出现鸣响，如蝉鸣，周围环境安静时症状更加明显，严重影响睡眠时间与质量。自觉口干口苦，烦躁易怒，小便较黄，大便干结。当下面容疲倦，舌红少苔，脉弦滑。胃口一般。

医院诊断：耳鸣（肝胆火盛）。

调理：以手、足少阳经为主，刮按耳前、耳后，点按耳周腧穴及三焦经。1 天 1 次，10 天为 1 个周期。调理 1 个周期后，顾客自述耳鸣次数、持续时间较前明显减少，耳鸣声响音量也较前降低，工作劳累后夜间会出现耳鸣现象，发作持续时间较短，较前明显改善。

2. 案例分析

因年底工作量较大，工作压力与强度也明显增加，顾客因熬夜加班多日，耗伤体内阴液，而出现口苦、口干，同时引起肝胆火盛，出现耳鸣、小便黄、大便干结等症状，加之睡眠质量降低，睡眠时间不够，出现情绪焦躁、烦躁易怒的情绪。在顾客手、足少阳经行砭术，刮按手少阳三焦经，为手、足少阳经疏风泻火，从而达到清肝利胆的目的。

学习单元3　鼻 炎 调 理

一、鼻炎概述

1. 定义

鼻炎是鼻黏膜和黏膜下层的炎性病变，分为急性鼻炎、慢性鼻炎和过敏性鼻炎。

2. 常见病因

多因外感寒热之邪，伤于皮毛，导致肺气不利，最后堵塞鼻窍。

3. 表现特点

（1）鼻炎的症状

鼻窍不通，鼻腔分泌物增多，流涕，鼻痒，打喷嚏，嗅觉减退。部分患者伴有头胀痛、头昏、精神不振、记忆力减退等症状。

（2）鼻炎的体征

鼻腔检查可见：鼻黏膜充血，下鼻甲肿胀，鼻道有较多分泌物。

二、鼻炎调理方法

1. 砭术方法

砭术治则：祛风通窍，行气活血，益气补肺。

辨证：风邪袭表，气滞血瘀，气虚伤肺。

主穴：印堂、上星、百会、迎香、风府、风池、大椎、肩井、肺俞、大杼、风门。

配穴：风邪袭表加列缺，气滞血瘀加膈俞，气虚伤肺加足三里。

2. 操作前准备

顾客一般可采用仰卧位和俯卧位。调理师在术前要明确疾病情况，准备好合适的砭具，检查砭具边角是否圆润、有无裂纹，以免损伤顾客皮肤。调理师手指、手掌及顾客施术部位用75%的医用酒精消毒；加强与顾客之间的交流，向其讲述砭术知识，使其精神放松，消除不必要的顾虑；施砭术前，使施术部位充分暴露，皮肤保持清洁干燥，无破损、疤痕、溃疡以及化脓性皮肤病等影响操作的情况。

3. 操作步骤

（1）刮印堂至百会

选用合适的砭具，从印堂刮至上星，最后到百会连线，刮按10 ~ 20次。

（2）点按面部

选用合适的砭具，点按迎香、印堂、上星，每穴操作 3 min，以酸胀为度。

（3）刮项三线（见图 11–21）

选用合适的砭具，刮拭后正中线（风府到大椎）和双侧侧线（风池至肩井），每条线刮 10 ~ 20 次。重点刮风池、风府、大椎与肩井。

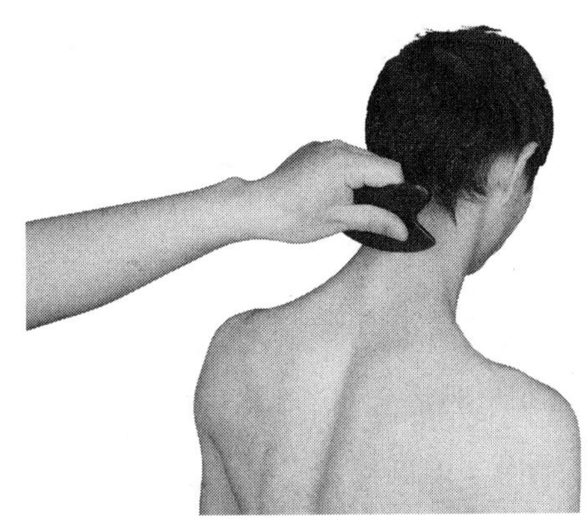

图 11–21　刮项三线

（4）刮膀胱经（见图 11–22）

选用合适的砭具，刮脊柱两侧足太阳膀胱经，从上到下刮拭 10 ~ 20 次，以皮肤潮红为度。

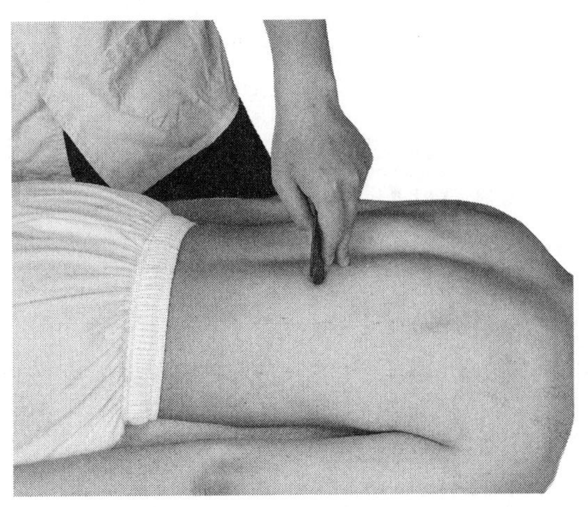

图 11–22　刮膀胱经

4. 注意事项

戒烟戒酒，调畅情志，保持乐观、轻松、愉快的心情；注意劳逸结合，作息有规律，睡眠充足，避免熬夜、过度疲劳。饮食方面，少吃或不吃刺激性饮料与食品，如咖啡、浓茶、酒及葱、姜、蒜、辣椒等辛辣之品。

适当加强体育锻炼，增强体质，提高机体免疫力；注意保暖，避免感冒。

三、鼻炎健康指导

1. 按摩鼻周腧穴

浴面：又称“干洗脸”，双手搓热后，由下到上搓面，像洗脸一样。

搓鼻翼：用中指指腹从鼻翼两侧迎香向正中的上星，快速往返推搓鼻翼，往返算1次，搓30次。

点按鼻周腧穴：经常点按鼻子周围的腧穴如迎香、上迎香、印堂、上星，每穴点按1 ~ 2 min，以酸胀为度。

鸣天鼓：两手掌心紧贴两耳，两手食、中二指拨弹，重重叩击枕部，如击鼓状，共叩击36次，可较好地改善耳内胀闷感。

搓耳轮：两手按耳轮，随后上下摩擦，3 ~ 5 min。

2. 充足睡眠

适当运动后，合理休息，避免劳累，同时注意防寒保暖。

3. 多饮水、清淡饮食

建议多饮水、清淡饮食，饮食应营养丰富，荤素搭配合理。

四、调理案例

1. 情景描述

顾客男，15岁，学生。过敏性鼻炎1年余，每天早上起床连续打喷嚏10 min左右，吹风、受寒、闻到刺激性气味时容易诱发打喷嚏，且多为连续性喷嚏，偶尔会出现鼻塞、流涕的情况。胃纳佳，睡眠可。舌淡红，苔薄白。

医院诊断：过敏性鼻炎（风邪袭表）。

调理：行砭术予以调理，以面部为主，先刮按面部，点按面部腧穴，然后刮膀胱经，最后用砭石熨印堂、大椎等腧穴，每周3次。

连续调理1个月后，每天早起时打喷嚏的程度较前减轻，发作次数、持续时间都较前减少。鼻塞、流涕等情况未再出现。吹风、受寒后偶尔还是会出现打喷嚏的情况，但是发作次数较前明显减少。

2. 案例分析

顾客1年前因为一次重感冒未处理好，之后出现过敏性鼻炎的症状，以打喷嚏为主要症状，偶尔会鼻塞、流涕。吹风、受寒后容易诱发，属于风邪袭表型过敏性鼻炎。以砭石刮按面部，点按面部腧穴，刮膀胱经以祛风通窍，之后用砭石熨印堂、大椎等腧穴行气活血，减轻或消除过敏性鼻炎的症状。

学习单元 4　咽喉肿痛调理

一、咽喉肿痛概述

1. 定义

咽喉肿痛，是以咽喉红肿疼痛、吞咽不适为主要症状的病变，属中医“喉痹”范畴，见于西医学中的急慢性扁桃体炎、急慢性咽炎等病。

2. 常见病因

本病由风热火毒侵袭咽喉或脾胃积热循经上扰，或过食辛辣香燥之品，或肾阴亏虚，虚火上炎所诱发。

3. 表现特点

（1）咽喉肿痛的症状

咽喉红肿疼痛，吞咽不适，伴有发热、咳嗽、痰多。部分人还会出现咽干、口渴、尿黄、便秘。

（2）咽喉肿痛的体征

口咽、鼻咽黏膜、扁桃体弥漫性充血、肿胀，腭弓及悬雍垂水肿，咽喉壁淋巴滤泡红肿，严重者可见脓点。更有甚者会出现下颌淋巴结肿大并伴有压痛。

二、咽喉肿痛调理方法

1. 砭术方法

砭术治则：清热泻火，消肿止痛，育阴潜阳。

辨证：风热壅肺，胃火痰盛，阴虚火旺。

主穴：天突、大杼、肺俞、曲池、合谷、中渚。

配穴：阴虚加涌泉，声音嘶哑加照海，便秘加天枢。

2. 操作前准备

顾客一般可采用仰卧位和俯卧位。

调理师在术前要明确疾病情况，准备好合适的砭具，检查砭具边角是否圆润、有无裂纹，以免损伤顾客皮肤。调理师手指、手掌及顾客施术部位用 75% 的医用酒精消毒；加强与顾客之间的交流，向顾客讲述砭术知识，使其精神放松，消除不必要的顾虑；施砭术前，使施术部位充分暴露，皮肤保持清洁干燥，无破损、疤痕、溃疡及化脓性皮肤病等影响操作的情况。

3. 操作步骤

（1）刮颈两侧

选用合适的砭具，刮胸锁乳突肌前缘，从上到下，每侧轻轻刮拭 10 ~ 20 次，以皮肤潮红为度。

（2）刮拭上背部（见图 11–23）

选用合适的砭具，刮拭大杼至肺俞连线，同时刮按大椎，从上到下，刮拭 10 ~ 20 次，以皮肤潮红为度，能出痧为佳。

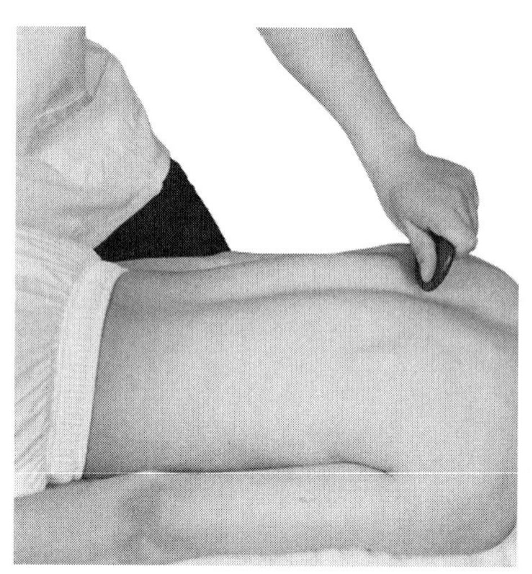

图 11–23　刮拭上背部

（3）刮推手阳明大肠经

选用合适的砭具，沿着手阳明大肠经的循行路线，从曲池刮至合谷，单方向刮 10 ~ 20 次，其中重刮曲池，以局部皮肤潮红为度。同时点按阳溪、合谷两穴，每穴操作 3 ~ 5 min，以酸胀为度。

（4）其他操作

可指揉天突、照海：将食指、中指并拢，用两指指腹按揉天突、照海，每穴操作 3 ~ 5 min，以酸胀为度。按揉照海时可嘱咐顾客多咽口水。

4. 注意事项

清淡饮食，少吃或不吃刺激性饮料与食品，如咖啡、浓茶，远离葱、姜、蒜、辣椒等辛辣之品，忌烟酒。

注意劳逸结合，作息有规律，睡眠充足，避免熬夜、过度疲劳；预防感冒，切忌用嗓过度，避免诱发咽喉肿痛；清晨用盐水漱口，适当进食梨、生萝卜等，以利咽化痰。

三、咽喉肿痛健康指导

1. 适当运动锻炼

通过锻炼身体增强自身体质，预防呼吸道感染等疾病。

2. 适当使用嗓子

避免长时间大声说话，及时多喝水润喉，注意嗓子休息，可以每天早晚用淡盐水漱口，以保持口腔清洁。

3. 养成良好的生活习惯

清淡饮食，多吃蔬菜与水果，保证充足的睡眠等都可以提高人体免疫力。戒烟戒酒，避免辛辣刺激、煎炸食品的摄入。

四、调理案例

1. 情景描述

顾客女，23 岁，护士。3 天前食用麻辣火锅后出现咽部不适，自行服用凉茶以缓解症状，2 天前值夜班后咽部肿痛，吞咽口水时疼痛明显，口干无口苦。因吞咽困难，胃纳明显受影响，进流质饮食，睡眠可。舌红少苔，咽部红肿，有明显红点，脉数。

医院诊断：咽喉肿痛（风热壅肺）。

调理：刮拭上背部，以皮肤潮红为度，能出痧为佳；刮推手阳明大肠经，以局部皮肤潮红为度，同时点按腧穴，以酸胀为度；轻轻刮拭颈两侧。每天 1 次，连续调理 3 天。

调理 3 天后，顾客咽部疼痛消失，咽部稍红，其余症状均有明显改善。

2. 案例分析

顾客进食辛辣、刺激之品后诱发扁桃体炎症，因未及时处理，加之夜班熬夜耗伤阴液，导致扁桃体炎症加重，出现吞咽困难。予以刮拭上背部、刮推手阳明大肠经、轻轻刮拭颈两侧引邪外出，清热泻火，消肿止痛。

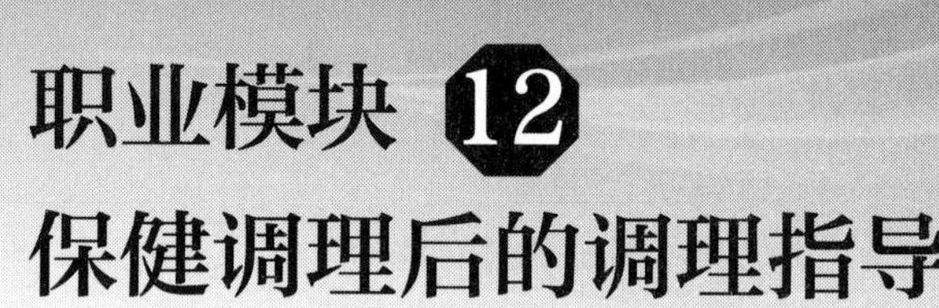

职业模块 12 保健调理后的调理指导

培训课程 1 运动、起居、饮食、精神调摄一般作用原理

一、运动健康指导

中医认为，人体是一个有机的整体，身体局部的变化可能会影响到全身；内脏的变化会在与脏腑对应的四肢官窍中表达出来。因此，调理师应以中医基础理论为指导，通过望、闻、问、切来收集顾客的基本情况，通过诊察疾病表现在体表的症状，运用辨证论治的思路，更好地了解顾客身体的健康状况及病因、性质和内在联系，从而进行保健调理及下一步的健康指导。

调理师需要了解一些常见的运动，如跑步、登山、游泳、篮球、羽毛球等，了解这些运动的运动强度、适合群体、最佳运动量与运动频率等，为指导顾客进行健康、合理的运动打好基础。

需要明确运动方式的选择因人而异，顾客的年龄、喜好、身体基本情况、一些基础运动设施要求等都需要考虑。例如，40 岁以下的顾客，身体无任何基础疾病，可以建议其每周运动 3 ~ 5 次，每次运动 30 ~ 60 min，运动时心率应控制在 108 ~ 135 次 /min。

要注意让顾客养成良好的运动习惯，运动前要做热身运动，充分舒展身体，运动后要做拉伸运动，让疲劳的肌肉放松以避免乳酸的堆积。饭前饭后 1 h 内，不建议做强度较大的运动，以免影响消化；运动后也不建议立即洗澡，至少休息 30 min 才可以洗澡，不建议用过冷的水洗澡，以免加重心脏负担。

运动要循序渐进、持之以恒，切忌“三天打鱼，两天晒网”，要养成定期运动的习惯，让运动成为生活的一部分。同时根据四时的气候变化、运动时间段、运动的环境选择适合的运动，如北方冬天遇到大雪、大风等恶劣天气，就不适合在室外运动。

对于年龄较大、有较严重基础疾病的顾客，建议在专业医务人员的指导下进行运动锻炼，运动过程中若出现胸闷、心慌、头晕等不适症状，应该立即停止运动，并尽快到正规医院就医。

二、起居健康指导

起居健康最重要的是要在日常生活中养成良好的生活习惯，并形成顺应自然、顺应自身需求的规律。这些都是预防疾病、延年益寿的基本条件。

1. 睡眠充足

睡眠是人体正常的生理现象，睡眠让人的精神、体力得到恢复，充足的睡眠可以保证身心健康，远离肥胖与焦虑。中医认为，白天属阳，主动，晚上属阴，主静。正常情况下，白天阳气在外，阴气在内，因此人需要日出而作，进行日常生活活动；到了晚上，阳气归于内，阴气主外，所以需要日落而息，晚上睡觉。一旦这种阴阳平衡被打破，人就会出现阳盛阴衰的情况，即睡眠障碍，这时候会出现白天嗜睡、晚上兴奋而无法入睡的情况。因此，需要养成良好的睡眠习惯，让阴阳保持平衡，从而做到阴平阳秘，保证睡眠质量，远离疾病。

2. 劳逸结合

劳动与休息需要合理调节，这是保证身体健康的必要条件。过度劳累或过度安逸都有可能导致人体脏腑、经络、精气血、津液失常而引起疾病。正如《素问·宣明五气篇》所言："久视伤血，久卧伤气，久坐伤肉，久立伤骨，久行伤筋。"因此劳逸结合、保持规律的生活习惯是保证体魄健康的基础。

三、饮食健康指导

都说民以食为天，对于顾客而言，除了运动健康指导外，饮食健康指导也必不可少。因此，调理师需要具备一定的中医基础知识，了解食材的四气五味、食物之间的合理搭配、食物的不同烹饪方法、不同地域的饮食文化与饮食习惯，掌握饮食健康调理的基本原则，这样才能在日常工作中为顾客提供合适的饮食健康指导。

1. 遵循三因制宜原则

因时制宜：饮食要适应四时气候的变化，如夏季的饮食要清热消暑，秋季的饮食要清润养肺等。

因地制宜：我国地域辽阔，地势高低不同，南北差异较大，沿海与内陆的饮食习惯各异，不同地域居民的生活习惯更是不尽相同。因此，只有了解不同的饮食文化，才能为顾客提供合理的饮食方案，如北方居民口味相对重些，南方居民口味相对清淡。

因人制宜：饮食健康需要因人而异，年龄不同，饮食不同，如婴幼儿、青壮年、老人的饮食应有差异。

2. 良好的饮食习惯

定时、定量饮食，吃早餐，少吃或者不吃宵夜，清淡饮食，不可暴饮暴食，避免过食辛辣、刺激、寒凉之品，以免损伤胃气，影响消化，损害身体健康。同时，多进食富含纤维素的食物，以利于排便。

四、精神调摄健康指导

社会因素会影响人们的精神、情绪，从而引起心理变化，间接地影响身体健康。当今社会，生活工作节奏快、压力大，加上人们对于精神情志的调摄不足，使得现在心脑血管疾病与恶性肿瘤成为威胁人们健康和生命的常见疾病。这些疾病与心理因素密切相关，精神调摄是保持人体健康的一个很重要的环节。

培训课程 2　常见症状调理

一、常见症状的运动调理

1. 颈椎病的运动调理

在进行运动调理时要循序渐进，逐步增强体质，从而预防颈椎病的发生或加重。适合颈椎病的运动有医疗体操、太极拳、步行、慢跑、散步、舞蹈、游泳、娱乐性球类等。一些耐力训练和有氧运动如快走、跑步、骑自行车、游泳、滑雪等对颈椎病也有防治作用，可根据顾客身体情况为其制定运动调理方案。适当的运动可改善颈椎椎间关节功能，增强颈部肌肉、韧带等组织的张力，增加颈椎稳定性，改善颈椎血液循环，长期坚持，有助于改善颈椎病的症状，巩固疗效，减少复发。因此在颈椎病的防治中，运动调理起着重要的作用。

2. 肩周炎的运动调理

患肩周炎的顾客采用合适的运动调理，不仅可以缩短病程，还可以改善疼痛部位的功能活动状况，进而提高生活质量。合适的运动调理，如做柔软操、太极拳、八段锦等，不仅可以使局部血液循环畅通，还可以加强肩部关节囊及关节周围软组织的功能，从而避免肩周炎的加重。运动调理时需注意掌握合适的运动量与节奏，以免过大的运动量和幅度过大的动作造成运动损伤。

3. 踝关节扭伤的运动调理

踝关节扭伤的运动调理需要在踝关节功能大致恢复的基础上，做一些踝关节抗阻运动、牵伸运动、平衡训练等，以改善踝关节不稳、肌力下降的情况。运动过程中要循序渐进、持之以恒。

二、常见症状的起居调理

1. 鼻炎的起居调理

有鼻炎的顾客要保证健康的饮食、充足的睡眠，以提高机体的免疫力，注意避风防寒，适时添衣加被，减少感冒等外感疾病。适当的体育运动如慢跑、游泳等也能提高身体素质，结合头面部的保健按摩，能预防鼻炎。

2. 便秘的起居调理

养成良好的生活习惯，如良好的饮食习惯，常吃一些富含粗纤维的饮食有助于消化系统功能的平衡，有利于胃肠道的正常蠕动及食物的消化吸收和排泄；养成良好的排便习惯，每天定时上洗手间，为人体形成生物钟，到时间就需要排便，以免宿便蓄积于肠道；养成良好的运动习惯，适当的运动能加快营养的吸收、促进胃肠道的蠕动，利于排便。

三、常见症状的饮食调理

1. 腹泻的饮食调理

发病初期宜进食清淡的流质食物，如果汁、米汤、薄面汤等，以咸为主。早期禁牛奶、蔗糖等易产气的流质食物。腹泻基本停止时，可食用低脂少渣的半流质食物或软食，以利于消化，如面条、粥、馒头、烂米饭、瘦肉泥等。少吃多餐，而且适当限制粗纤维多的蔬菜、水果等，以后逐渐过渡到普通饮食。调理期间禁酒，忌肥肉、坚硬及粗纤维多的蔬菜、生冷瓜果，以及油脂多的点心及冷饮等。

2. 便秘的饮食调理

采取多渣饮食，多吃富含纤维素的蔬菜、水果、粗粮，尤其是生拌鲜菜和瓜果，以促进肠道的蠕动，利于排便。多喝水，每日清晨空腹喝 1 杯温开水，刺激胃肠道蠕动，还能使大便软化，同时对排便有刺激作用。同时纠正偏食、挑食的不良习惯，少食用过于精细的食品，多食用豆类及其制品，增加维生素的摄取量，以促进胃肠道蠕动，利于食物的消化吸收和排泄。

四、常见症状的精神调摄

1. 更年期综合征的精神调摄

正确认识与接纳更年期，保持情绪稳定，以乐观积极的态度投入生活与工作，避免焦虑、抑郁、紧张与恐惧等不良情绪。良好的情绪可以提高大脑皮层和神经系统的兴奋性，充分发挥身体潜能，使人精神饱满、精力充沛、食欲增强、睡眠安稳，这对提高抗病能力、促进健康、适应更年期的变化大有裨益。同时，家人及周围的人对更年期综合征患者进行正确、耐心的引导，对她们顺利度过更年期有很大的帮助。

2. 耳鸣耳聋的精神调摄

耳聋耳鸣与肝胆关系密切，因此，要重视精神调摄，保持乐观开朗，切忌暴怒、焦虑、恐惧、担忧，学会及时调整不良情绪，保持平常心。

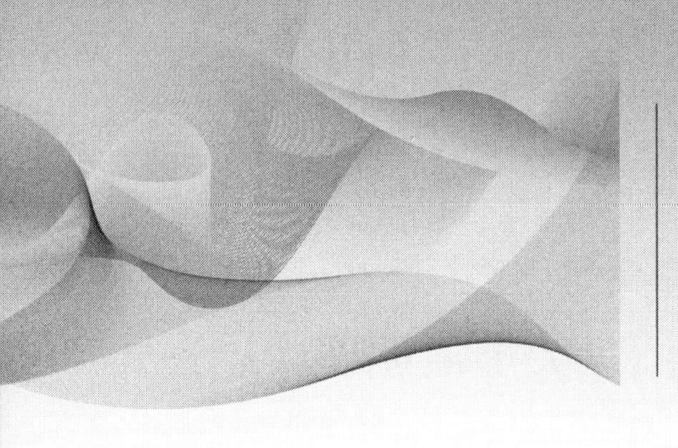

高级技师

职业模块 13 常见复杂病症砭术保健调理

培训课程 1　伤科常见复杂病症砭术保健调理

学习单元 1　腰椎间盘突出症调理

一、腰椎间盘突出症概述

1. 定义

腰椎间盘突出症是指由于腰椎间盘的变性，外力或积累性劳损使纤维环破裂，以及髓核突出，刺激或压迫神经根、马尾神经所引起的以腰痛并伴有一侧或双侧下肢放射性疼痛等症状为特征的一种综合征，简称“腰突症”，又称“腰椎间盘纤维环破裂症”。本病十分常见，好发于青壮年，男性多于女性，且以 20 ~ 50 岁人群居多。由于下腰部负重大、活动多，因此，腰椎间盘突出症多发于第 4 至第 5 腰椎及第 5 腰椎与第 1 骶椎之间的椎间盘。本病以肝肾亏虚为本，感受外邪、跌仆闪挫为标，致气血凝滞、瘀血阻络、经脉不通而作痛。本病属中医“痹证”“腰痛”范畴。

2. 常见病因

（1）解剖结构

腰椎间盘纤维环后外侧较为脆弱，加之后纵韧带自第 1 腰椎平面以下逐渐变窄，至第 5 腰椎和第 1 骶椎间后纵韧带宽度削减为原来的一半。而腰骶部是承受动、静力最大的部位，故后纵韧带的变窄造成自然结构的缺陷，使髓核易向后方两侧突出。

（2）椎间盘退变

经历青春期后，人体各类组织即出现退行性变化（以下简称“退变”），其中椎间盘的退变发生较早，主要是髓核脱水，使椎间盘失去其原有的弹性和张力。若在此基础上受到较重的外伤或多次反复不明显的损伤，则容易造成纤维环脆弱或破裂，髓核即由该处突出，从一侧（少数可同时在两侧）的侧后方突入椎管，也可由中央向后突出。

（3）外力作用

由于外力导致腰脊柱内外力失衡，突出的髓核刺激周围组织导致损伤性炎症，形成混合性突出物，刺激或压迫神经根而产生神经根受损伤的征象；压迫马尾神经，可出现膀胱、直肠功能障碍；进入椎管，可造成广泛的马尾神经损害。

3. 表现特点

（1）腰椎间盘突出症的症状

腰部疼痛，可持续疼痛，也可反复发作，严重者不能久坐、久立、久行，翻身转侧困难，休息后症状减轻。伴有下肢放射性疼痛，常涉及手足，可与腰痛同时出现，也可单独出现。咳嗽、大便用力、打喷嚏时，腰痛及放射性疼痛加重。

久病顾客，常有主观麻木感，多局限于小腿后外侧、足背、足跟或足掌。中央型髓核突出巨大者，可因压迫马尾神经引发鞍区麻木，甚至排便功能或性功能障碍等。患侧下肢有发凉感。

（2）腰椎间盘突出症的体征

第 4 至第 5 腰椎或第 5 腰椎至第 1 骶椎棘旁及棘间两旁可触及明显的压痛点，按压痛点时，可诱发或加重下肢放射性疼痛；腰椎生理曲度消失或后突，并可见脊柱侧弯；腰部活动受限。

屈颈试验阳性，严重者坐位屈颈试验不能完成；挺腹试验阳性；患侧直腿抬高试验及加强试验阳性。

小腿前外侧或后外侧皮肤感觉减退；患侧跟腱反射减退或消失，甚至肌肉萎缩。根据突出椎间盘位置的不同，可以出现足背伸、跖屈肌力的减弱。马尾神经受压，可见提肛反射和提睾反射减弱或消失。

二、腰椎间盘突出症调理方法

1. 砭术方法

以热熨、点按、刮、推、按揉等为主。

砭术的取穴：腰阳关、大肠俞、肾俞、环跳、殷门、委中、承山等腧穴。

常用体位：常采用俯卧位。

2. 操作前准备

充分暴露操作部位和穴位，对砭板、调理师手部及顾客受术部位进行消毒。

3. 操作步骤

（1）腰背部

首先选用合适的砭具，在腰部的疼痛部位热熨约 30 min，以皮肤微红为度。其次适当用力点按腰阳关、大肠俞、肾俞，每个穴位操作 3 ~ 5 min，以局部酸胀为度；如遇疼痛敏感部位可以适当延长按压时间。

（2）腰骶部

选用合适的砭具，沿足太阳膀胱经两侧背肋部，自上而下推至腰骶部，以皮肤红晕温热为度。

（3）下肢部

选用合适的砭具，点按环跳、殷门、委中、承山及阿是穴，每个穴位操作 3 ~ 5 min，以局部有酸、麻、胀感为度。

4. 注意事项

调理前应排除骨、关节疾病及砭术调理禁忌证；操作手法应柔和有力，避免使用暴力和蛮力；有膨出者腰部禁用刮法、擦法。

调理期间，顾客宜采取仰卧位，睡硬板床休息，佩戴腰围，并注意腰部保暖，不宜用力过度，尽量避免重体力劳动。病情好转后，适当进行腰背肌肉功能锻炼，促进康复。

三、腰椎间盘突出症健康指导

1. 生活起居指导

环境要良好，空气要清新，室内温度要适中，不可太低，以免肌肉、筋骨受寒，邪气侵入机体，使病情加重。

2. 生活姿势指导

坐姿：腰部靠在椅背上，身体正直。椅子要坚固，表面柔软，但坐上不会下沉。不能久坐，要定时站起来做伸腰的放松运动。

站姿：重心尽量往前，然后让重心轮流从一只脚换到另一只脚上，也可双脚轮换承重，久站之后要活动腰膝关节。

卧姿：可仰卧或右侧卧，使腰背和全身肌肉放松，脊柱不弯曲。

此外，从地面拿东西，尤其是搬重物时要屈膝蹲下、腰背挺直，让物体贴近身体，依靠下肢用力起身。在担、抬重物时，腰要正直，起身时主要靠下肢发力。

3. 加强锻炼

坚持做腰部的“小燕飞”、五点支撑等功能锻炼，循序渐进，避免强行运动或剧烈活动。腰围不宜经常佩戴，以防肌肉萎缩。

四、调理案例

1. 情景描述

顾客女，33 岁，体力劳动者。以“右侧腰腿部疼痛不适 2 月余”前来调理。顾客以收废品为生，平素弯腰较多，劳动强度大，纳眠可，二便可。诉说曾因搬重物，扭伤过腰部，后来遗留腰部怕凉和不适。近来由于劳累，导致腰部疼痛加重。

让顾客取俯卧位，先选用合适的砭具，在腰部的疼痛部位热熨约 30 min，以皮肤微红为度。再适当用力点按腰阳关、大肠俞、肾俞，每个穴位操作 3 ~ 5 min，以局部酸胀为度；如遇疼痛敏感部位可以适当加长按压时间。再选用合适的砭具，沿足太阳膀胱经两侧背肋部，自上而下推至腰骶部，以皮肤红晕温热为度。最后，选用合适的砭具，点按环跳、殷门、委中、承山及阿是穴，每个穴位操作 3 ~ 5 min，以局部有酸、麻、胀感为度。

按照 3 次 / 周、4 周 / 周期的频率进行调理。调理 1 个周期后，顾客右侧腰腿疼痛明显减轻。

2. 案例分析

顾客为青壮年女性，平素身体尚可，但是由于平时体力劳动强度大，下腰部负重大、活动多，致使椎间盘突出。其病机主要是气血凝滞、瘀血阻络、经脉不通。予以砭术疗法调理，可以疏通经络、行气活血、缓急止痛。

学习单元 2　增生性膝关节炎调理

一、增生性膝关节炎概述

1. 定义

增生性膝关节炎是指因膝关节的退变和慢性积累性关节磨损造成的一种以关节软骨破坏及骨质增生为主要病理特征的慢性关节病，常称为“膝关节炎”。以中老年，尤其是 50 ~ 60 岁人群发病较普遍，因此又称老年性关节炎、退行性关节炎，发病女性多于男性。本病属于中医“痹证”“骨痹”范畴。

2. 常见病因

（1）常年劳损

膝关节疼痛多发生于肥胖的中老年妇女，发病率随年龄的增大而增加，因为关节软骨基质随年龄增加而减少，发生纤维化，软骨营养不良而变薄，易受外界的机械力影响，使软骨细胞受损。异常的腔内压刺激局部血管、神经，使其反射性调节减弱，应力下降，形成作用于关节的应力，造成对抗该应力的组织性能失调。

（2）骨质疏松

中老年人的内分泌系统功能减弱，骨钙流失，营养关节的滑液分泌减少，各种化学成分也逐渐改变，出现骨质疏松，关节软骨面变薄弱，承受机械压力的功能逐渐减弱，加上长年的磨损和外力损伤，因此关节软骨面出现反应性软骨增生，经骨化形成骨刺或骨赘。中老年人的胫骨髁部呈蝶形，骨质疏松，而股骨髁则呈半球形，骨质较硬，在站立和行动时，特别是老年肥胖者，其重力通过股骨髁而作用于胫骨髁的髁间嵴上。当骨刺形成后，则可对滑膜产生刺激，关节面变形或关节间隙狭窄时，关节伸屈活动明显受限且疼痛加剧。

中医认为，增生性膝关节炎的病因以虚和瘀为主，并由风、寒、湿等外邪引发。人至中年，肝肾亏虚，膝关节局部劳损瘀阻，复感风寒湿等外邪，使膝关节周围组织形成寒凝、痰阻、瘀滞，不荣则痛，局部症状较全身症状更为突出。因此，肝肾亏虚是本病的基本病机。感受外邪侵袭及跌仆扭伤为诱发因素，血瘀为病理产物，同为致病因素。

3. 表现特点

（1）增生性膝关节炎的症状

膝关节活动时疼痛，初期疼痛为发作性，后为持续性，劳累和夜间疼痛较重，上下楼梯时明显，遇阴雨天气疼痛加重。

（2）增生性膝关节炎的体征

膝关节主动活动受限，跑、跳、跪、蹲均受不同程度的限制；关节活动时可有摩擦或弹响音，部分患者出现关节肿胀的症状。

膝、髌处有明显压痛，股四头肌可有萎缩。

二、增生性膝关节炎调理方法

1. 砭术方法

以刮、按揉等为主。

砭术的取穴：膝眼、梁丘、鹤顶、阳陵泉、阴陵泉、足三里、委中、承山、悬钟、风市、血海、三阴交等腧穴。

常用体位：常采用仰卧位或俯卧位。

2. 操作前准备

充分暴露操作部位和穴位，对砭板、调理师手部及顾客受术部位进行消毒。

3. 操作步骤

（1）刮拨松骨缝

沿胫股关节、髌股关节间隙刮拨，松解骨赘与软组织粘连。

（2）局部点按

逐一点按膝眼、梁丘、鹤顶、阳陵泉、阴陵泉、足三里、委中、承山、悬钟，以局部有酸、麻、胀感为度，每穴操作时间约 1 min；在风市、血海、三阴交进行砭术振法，每穴操作时间约 2 min。

（3）滚膝关节

使用砭礲在膝关节两侧及周围施以滚法，操作约 5 min。

（4）拍打局部

使用砭尺或砭砧在腘窝处使用拍法，拍 5 ～ 10 次，以皮肤潮红为度。

（5）屈伸关节

俯卧位，屈患膝。使顾客被动做屈伸、侧摆的联合运动，力求使患侧足跟能抵住臀部，以便松解胫股关节和髌股关节。一般操作 10 ～ 20 次，共持续 1 ～ 3 min。

4. 注意事项

膝关节肿痛严重者，应予休息，避免膝关节超负荷活动，减轻膝关节负担。顾客应尽早进行主动的膝关节功能非负重锻炼，如卧位或坐位膝关节的主动屈伸和旋转活动，增大膝关节的活动范围，加强股四头肌肌力。锻炼强度与症状表现成反比。

肥胖顾客应注意节食，以减轻膝关节负担；对有持续性疼痛且伴有明显关节破坏、关节间隙狭窄及明显功能障碍者可考虑手术。

三、增生性膝关节炎健康指导

慎起居，避风寒。增生性膝关节炎的发生与气候变化关系密切，尤其是老年人等体质虚弱者，要注意膝关节保暖防寒，在使用膝关节的时候可戴上护膝或弹性绷带，休息时脱下。

情志疏导。要建立自信，克服抑郁、紧张、恐惧等不良情绪，相信预后良好，培养生活情趣，采取积极乐观的态度参加社交，有利于康复。

改变不良生活方式。在调理师的指导下积极锻炼，避免膝部肌肉萎缩，可消除或减轻乏力症状。尽量减少上下台阶、跑步等增加膝关节负担的运动，避免或减少膝关节软骨的磨损，必要时配上手杖。尤其是老年人，不要以半蹲姿势做膝关节的左右摇晃动作，防止因为摇晃致使膝关节软骨磨损加重。

减轻体重。通过控制饮食、改善饮食结构（低脂肪、低糖、低盐饮食）、加强非负重运动等方法来减轻体重。

合理锻炼。在疼痛缓解后，可每日平地慢走 1 ~ 2 次，每次 30 ~ 50 min，以身体舒服、轻微出汗为度，持之以恒，可增加膝关节周围肌肉的肌力，打破恶性循环，促进病情好转。

四、调理案例

1. 情景描述

顾客女，62 岁，保洁人员。以“右膝疼痛 5 年，加重 1 天”前来调理。顾客诉说平素走路较多，在行走时膝关节疼痛，运动困难，后来逐渐加重，并有轻微的肿胀。纳眠可，二便可。医院诊断为“右膝关节增生性关节炎”。每次调理 30 min，每天 1 次，5 次为 1 个周期。调理 2 个周期后，顾客的疼痛明显缓解，可大步行走。

2. 案例分析

顾客为老年女性，由于工作原因，膝关节运动负荷较大。由于膝关节为人体负重和活动量最大的关节，结构复杂，其稳定性主要依靠关节周围的肌肉、韧带等结构。老年人体质较弱，膝关节稳定性差，易受急慢性损伤和风寒湿邪的侵袭，导致膝骨关节炎。以砭术的方法调理，可起到松动关节、理骨松筋的作用，缓解顾客的疼痛和功能障碍。

学习单元 3　风湿骨病调理

一、风湿骨病概述

1. 定义

风湿骨病主要是由风寒邪气引起的气血不畅，导致肌肉、韧带、滑囊、筋膜出现异常改变。关节的病变除了疼痛外，还可伴有肿胀、活动障碍，呈慢性病程，间歇性发作，有时可导致关节残疾和内脏功能衰竭。该病以青壮年发病率较高。

2. 常见病因

常见主因：细菌、病毒因素，遗传因素，性激素等。

常见诱因：寒冷、潮湿、疲劳、营养不良、创伤、精神因素等。

3. 表现特点

初发时，起病缓慢。一般先出现几周至几个月的疲倦、乏力，也可表现为体重减轻、食欲不佳、低热和手足麻木刺痛等前驱症状。

在发作阶段，顾客出现关节疼痛、僵硬、肿大，周围皮肤温热、潮红，关节在做主动和被动运动时都可引起疼痛，受累关节往往呈游走性疼痛。

随着疾病进展，对称性多关节炎可从四肢远端的小关节，发展至其他关节，逐渐累及掌指、趾、腕、膝、肘、踝、肩和髋等关节，呈现晨起关节僵硬、肌肉酸痛的症状。

在疾病严重阶段，患者出现不规则发热，脉搏加快，显著贫血，关节僵硬、畸形，出现残疾。膝、肘、手指、腕部关节固定于屈曲位，手指向外侧呈半脱位。患者失去生活自理能力，终日不离床褥，极度痛苦。

二、风湿骨病调理方法

1. 砭术方法

本节操作以膝关节为例。

以刮法、擦法、滚法、揉法、摩法、点按等手法为主。

砭术的取穴：三焦俞、肾俞、大肠俞、委中、承山、膀胱经腰背部腧穴。

常用体位：常采用坐位或卧位。

2. 操作前准备

充分暴露操作部位和穴位，对砭板、调理师手部及顾客受术部位进行消毒。

3. 操作步骤

（1）膝周部位的广泛操作

顾客取仰卧位。使用合适的板形砭具，沿着膝关节周围，上至髋关节、下至踝关节，自上而下地广泛施用砭术的刮法、擦法。可采用椭圆砭石、砭擀指等砭具，实施滚、揉、摩等手法，力度要适中，使作用部位产生发热的感觉，以局部皮肤微微泛红为度。操作时间约 10 min。

（2）主要穴位的刺激

顾客取仰卧位。在足三里、内外膝眼、伏兔、梁丘、膝关、血海等穴位上，先使用锥形砭具进行点刺操作，然后使用块形砭具或球形砭具实施按揉手法。力度应由轻到重，再由重到轻，每穴操作 1 min 左右。

（3）膝后部位的广泛操作

顾客取俯卧位。在顾客的大腿后侧、腘窝及小腿后侧，采用合适的砭具实施刮、擦、摩、揉、滚等手法，操作约 5 min。在腘窝委中处，重点实施点刺、按揉手法，操作约 3 min。

4. 注意事项

大多数顾客仅能缓解症状，很难控制病情进展，因此平时要注意以下事项。

（1）合理控制和增加关节及其他组织的活动量，注意防寒保暖，稳定病情，维持关节功能。

（2）养成良好的习惯。调养体质，可增强抗病能力，巩固疗效，防止病情加重、恶化，使关节功能保持在较好的状态。平时要加强锻炼，避免或减少不良气候与环境条件对病情的影响。

（3）充分的休息可使肌肉及韧带得到一定的恢复，使症状得到部分缓解，也可根据病情采取动静结合的方式，合理锻炼身体。

三、风湿骨病健康指导

1. 加强锻炼，增强体质

经常参加保健体操、气功、太极拳、广播体操、散步等运动，对身体状态的改善非常有利，可使机体的抗病能力增强，提高抗御风寒湿邪的能力。

2. 避免风寒湿邪侵袭

要避免受寒、淋雨和受潮等，要注意保暖，不穿湿衣、湿鞋、湿袜等，防止寒湿邪气侵袭机体。在夏季暑热时期，也不要出现贪凉、暴饮、喝冷饮等情况。秋季，气候干燥，天气转凉，要防止风寒侵袭。

3. 注意劳逸结合

要养成饮食有节、起居有常的习惯，注意劳逸结合。有些类风湿性关节炎患者处于恢复期，会因为劳累而加重病情或引起复发，活动与休息要适度，使机体尽早康复。

四、调理案例

1. 情景描述

顾客男，30 岁，菜农。以“双膝关节疼痛不适 1 年余”前来调理。在疾病初发时，身体出现疲倦、乏力，后来体重减轻，食欲不佳，偶尔出现低热和手足麻木、刺痛等症状。近来，顾客的膝关节疼痛、僵硬、肿大，周围皮肤温热、潮红，关节在做主动和被动运动时都有疼痛感觉，呈游走性。顾客素有劳累受凉史，纳眠可，二便可。结合病史，予顾客行砭术调理。嘱咐顾客取仰卧位。使用合适的板形砭具，沿着膝关节周围，上至髋关节、下至踝关节，自上而下地广泛施用砭术的刮法、擦法。采用椭圆砭石、砭擀指等砭具，实施滚、揉、摩等手法，操作 10 min。在足三里、内外膝眼、伏兔、梁丘、膝关、血海等穴位上，先使用锥形砭具进行点刺操作，然后使用块形砭具或球形砭具实施按揉手法，每穴操作 1 min。然后顾客取俯卧位。在顾客的大腿后侧、腘窝及小腿后侧，采用合适的砭具实施刮、擦、摩、揉、滚等手法，约 5 min。在腘窝委中处，重点实施点刺、按揉手法，操作约 3 min。

按照 3 次 / 周、4 周 / 周期的频率进行调理。调理 1 个周期后，顾客的疼痛程度明显减轻。

2. 案例分析

顾客由于工作原因，长期处于寒冷、潮湿环境，身体疲劳，有轻度营养不良，纳眠差，体质较弱。采用砭术调理，可驱散外邪、行气活血、消肿止痛，达到缓解疼痛和僵硬的目的。

培训课程 2　内科常见复杂病症砭术保健调理

学习单元 1　中风恢复期及后遗症调理

一、中风恢复期及后遗症概述

1. 定义

中风恢复期及后遗症是指急性脑血管病发病后，遗留半身不遂、肢体麻木、口眼歪斜、舌强语謇等表现的一种病症。本病多见于中老年人，有中经络、中脏腑之分。

2. 常见病因

中风多因脑血管意外引起，包括出血和缺血两种情况。脑出血的病因主要有情绪过于激动，天气过冷，用力过猛，过度疲劳，进餐过饱等，因其引起血压突然升高而导致脑血管出血。脑缺血的病因主要有心源性脑栓塞、动脉粥样硬化、高脂血症、高血压、糖尿病等。中风发病后，神经支配和肢体功能的恢复需要一段时间，即中风恢复期及后遗症期。

中医病因病机：多由于素体亏虚，或阴虚，或气虚，加之五志过极，过食肥甘，劳累过度，季节气候变化等，引动肝火、心火、肝风、痰湿，导致气逆血瘀而发病。

3. 表现特点

中风恢复期及后遗症也属于中经络的内容。病位浅，病情较轻，神志恢复，见肢体麻木，口舌歪斜，言语蹇涩。中医辨证分型特点如下。

肝阳亢盛：半身不遂，舌强语謇，口舌歪斜，兼见心烦易怒，口苦咽干。

痰瘀阻络：半身不遂，舌强语謇，口舌歪斜，兼见肢体麻木或手足拘急，头晕目眩。

痰热腑实：半身不遂，舌强语謇，口舌歪斜，兼见痰多、色黄，口干，腹胀，便秘。

阴虚风动：半身不遂，肢体麻木，兼见心烦失眠，眩晕耳鸣，手足拘挛或蠕动。

二、中风恢复期及后遗症调理方法

1. 砭术方法

砭术治则：肝阳亢盛型中风治以滋养肝肾，平抑肝阳；痰瘀阻络型中风治以健脾祛痰，化瘀通络；痰热腑实型中风治以清热化痰，泄热通便；阴虚风动型中风治以滋阴补虚，平肝息风。

砭术调理部位根据病情需要，可以选取头面部、躯干部、上肢部、下肢部等穴位进行操作。涉及的经脉主要包括督脉、足太阳膀胱经、手阳明大肠经、足阳明胃经、手少阳三焦经、足少阳胆经、足太阴脾经、足少阴肾经、足厥阴肝经。

主穴：百会、风池、阳白、四白、迎香、地仓、人中、下关、颊车、肩髃、曲池、外关、合谷、环跳、阳陵泉、足三里、丰隆、太冲、三阴交。

配穴：太冲、章门、期门、血海、膈俞、劳宫、内庭、太溪、照海。

2. 操作前准备

操作前要与顾客进行沟通，通过望闻问切，四诊合参，辨证证型。嘱咐顾客放松身心，指导顾客采取合适体位，头面部操作时选择坐位、仰卧位或健侧卧位，背部操作时采用俯卧位。

砭具准备：清洗砭具，温暖砭石，并用 75% 的医用酒精对砭具进行消毒。

3. 操作步骤

（1）头部操作

选用合适的砭具，点按、拨揉、刮拭百会、风池，每个穴位操作 1 min，以局部有酸、麻、胀感为度。

（2）面部操作

选用合适的砭具，轻手法刮拭神庭、头维、印堂、阳白、太阳、四白、颧髎、迎香、地仓、人中、下关、颊车等穴位，砭板与皮肤成 15° 角，每个穴位刮拭 20 次。

（3）上肢部操作

选用合适的砭具，点按、拨揉、刮拭肩髎、极泉、曲池、外关、合谷等穴，每个穴位操作 1 min，以局部有酸、麻、胀感为度。

（4）下肢部操作

选用合适的砭具，点按、拨揉、刮拭三阴交、环跳、阳陵泉、足三里、太冲等穴，每个穴位操作 1 min，以局部有酸、麻、胀感为度。

（5）辨证加减

肝阳亢盛：加太冲、章门、期门。

痰瘀阻络：加丰隆、血海、膈俞。

痰热腑实：加劳宫、内庭。

阴虚风动：加太溪、照海。

4. 注意事项

（1）操作过程中注意手法刺激力度不宜过大，以免刮破皮肤。注意避开脓疱、结节、囊肿的部位。

（2）操作结束后嘱咐顾客饮温开水 500 mL；术后注意避风寒，8 h 内禁止洗澡。

（3）嘱咐顾客平时注意合理膳食，清淡饮食；保持心情愉悦，调畅情志；适当运动。嘱咐顾客冬天谨防中风的发生。嘱咐顾客在调理期间坚持进行肢体的功能锻炼。

三、中风恢复期及后遗症健康指导

1. 心理护理

中风的恢复需要较长的时间，故顾客心情难免急躁。调理师应在心理上给予支持，多与其交流，缓解顾客的紧张情绪。

2. 饮食护理

指导顾客合理饮食，健康饮食，科学饮食。饮食宜清淡而富有营养，避免高油脂、高糖分、高盐分的食物。少食用刺激性食物，多食用当季时令水果蔬菜和高蛋白食物。

3. 生活起居护理

指导顾客规律作息，不可长时间熬夜，保证足够的睡眠时间，同时注意个人卫生。

4. 运动护理

在身体状况允许的情况下，尽可能多做运动，有利于肢体功能的恢复。多进行颈部、肩部、腰部及上下肢的运动功能锻炼，可以做相应部位的体操。

学习单元2 面瘫调理

一、面瘫概述

1. 定义

面瘫，俗称“歪嘴巴”“吊线风”，中医属于“口㖞”“口噼”的范畴，现代医学称为面神经炎或面神经麻痹。它是以面部肌群运动障碍为主要特征的一种病证。主要症状为口眼歪斜，无法进行抬眉、闭眼、鼓腮等动作。病程持续2个月以上，面部肌肉恢复不明显者，称为顽固性面瘫。

2. 常见病因

引起面瘫的原因有很多，根据损害发生部位可分为中枢性面瘫和周围性面瘫。中枢性面瘫通常由脑血管病、颅内肿瘤、脑外伤、脑部炎症等引起。周围性面瘫则由面神经核和面神经病变引起。

中医病因病机：由于顾客过度劳累或素体虚弱，导致体内正气不足，络脉空虚或脑髓瘀阻，外邪侵于面部经络，气血阻滞，经脉失养，以致肌肉弛缓不收，而见口眼歪斜等症状。

二、面瘫调理方法

1. 砭术方法

砭术治则：急性期以祛风为主，佐以通络牵正。风寒者，祛风散寒；风热者，疏散风热。恢复期治以养血通络。后遗症期，顾客久病多虚，多见气虚、阳虚，治以补气补阳。

砭术调理部位主要以头面部为主。主要涉及经脉为足少阳胆经、足太阳膀胱经、足阳明胃经、手阳明大肠经、手少阳三焦经、督脉、任脉。

主穴：风池、攒竹、阳白、四白、人中、地仓、下关、颊车、迎香、承浆及合谷。

配穴：曲池、外关、三阴交、丰隆、足三里。

2. 操作前准备

操作前要与顾客沟通，进行辨证论治。嘱咐顾客放松身心，消除紧张情绪。指导顾客采取适当体位，头面部操作可以选择坐位、仰卧位。调理师可采用坐位或站立位。术前仔细检查操作部位是否有皮肤破损等影响操作的情况。

砭具准备：清洗砭具，温暖砭石，并用 75% 的医用酒精对砭具进行消毒。

3. 操作步骤

（1）前额部操作

顾客处仰卧位，调理师选用合适的砭具，用平推法由前额正中线开始，先从印堂向两侧鱼腰进行刮拭，然后逐渐依次向上，由中间向两侧进行操作。刮拭要轻柔缓慢，避免出痧。一般操作 10 ~ 60 次，共持续 1 ~ 5 min。

（2）两颧部操作（见图 13–1）

顾客处仰卧位，调理师选用合适的砭具，用平抹法在两颧部进行刮拭操作。具体操作为先从上迎香向两侧上关进行刮拭，然后从迎香向两侧下关进行刮拭。刮拭要轻柔缓慢，避免出痧。一般操作 10 ~ 60 次，共持续 1 ~ 5 min。

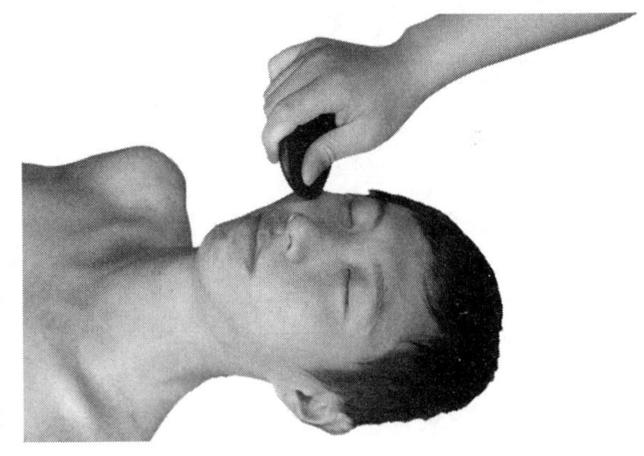

图 13–1　两颧部操作

（3）下颌部操作

顾客处仰卧位，调理师选用合适的砭具，用平抹法在下颌部进行刮拭操作。具体操作为从承浆经过地仓向两侧颊车的方向进行刮拭。刮拭要轻柔缓慢，避免出痧。一般操作 10 ~ 60 次，共持续 1 ~ 5 min。

（4）眼周部操作

顾客处仰卧位，调理师选用合适的砭具，用平压法在眼睛周围，即上下眼眶和眼睑部位，由内向外进行刮拭操作。具体操作为沿着上眼眶由睛明刮至攒竹，再至瞳子髎，然后沿着下眼眶由睛明刮至瞳子髎。刮拭完成后，可在睛明、攒竹、瞳子髎等穴位处点按、拨揉，每个穴位操作 2 ~ 3 s，以局部有酸、麻、胀感为度。一般操作 10 ~ 60 次，共持续 1 ~ 5 min。

4. 注意事项

面部操作前应做好皮肤清洁；面部操作可以选用护理乳液，避免面部皮肤损伤；面部操作手法宜轻柔、缓慢。

三、面瘫健康指导

1. 心理护理

面瘫症状表现在面部，故顾客难免有紧张情绪。调理师应在心理上给予支持，多与其交流，让顾客放松心情。

2. 饮食护理

指导顾客合理饮食，清淡饮食，多食用当季时令水果蔬菜，少食用刺激性食物、油炸食物、过甜食物及过咸食物等。

3. 生活起居护理

指导顾客注意避风寒、风热之邪。作息要有规律，注意早睡早起。注意个人卫生。患侧可以做热敷辅助治疗，也可以做一些摩面、熨面的自我保健操作。

学习单元 3　痤疮调理

一、痤疮概述

1. 定义

痤疮在中医传统文献中，又称“肺风粉刺”“面疮”，俗称“青春痘”，是一种累及毛囊皮脂腺的慢性炎症性皮肤疾病，好发于青少年，皮损常发于颜面、颈、上胸背部等部位，痤疮病变部位常伴有丘疹、脓疱、结节、囊肿等类型的皮疹，以多形性皮损为主要特点，并经常伴有皮脂溢出，可导致患者产生生理和心理上的痛苦，是目前皮肤科的常见病、多发病。

2. 常见病因

中医关于痤疮病因最早的叙述见于《黄帝内经》。《素问·生气通天论》中提到

“痤皆肺气内郁所为，劳汗当风……郁乃痤”，指出汗和风是痤疮发病的主要原因，而“郁”是痤疮发病机理的根源。

现代中医认为痤疮的病位主要在肺、胃，或因素体血热偏盛，青春期生机旺盛，营血日渐偏热，气血郁滞于肤腠而发病；或因饮食不节，过食辛辣肥甘之品，肺胃积热，血热循经上熏于胸面而发病；或因风寒湿痹等外感病邪侵袭肺卫皮毛，郁聚于皮毛而发病。若病情日久不愈，气血瘀滞，经脉失畅，肺胃积热，湿热煎熬津液，化湿生痰，痰瘀互结，可致使皮疹日渐扩大，甚至在局部出现结节，囊肿瘢痕，累累相连。

现代医学认为痤疮的病理生理与多种因素相关，主要致病诱因包括雄激素及皮肤油脂分泌过多、毛囊处过度角化、痤疮丙酸杆菌感染及继发性炎症等。影响痤疮发病的其他因素还包括遗传、个人卫生、饮食、化学药品、紫外线、职业等。

3. 表现特点

痤疮初起在毛囊口，呈现小米粒大小的红丘疹，也可演变成脓疱；此后可形成硬结样白头粉刺或黑头粉刺，严重病例亦可形成硬结性囊肿；多发于男女青春期，好发于面部及胸背部皮肤，多伴有皮脂溢出。患者多有饮食失节，过食肥甘厚腻，或有感外邪等诱因。青春期过后，多数患者可自然减轻。女性患者多伴有月经不调。根据中医辨证，痤疮可分为 3 个证型。

肺经风热：皮损呈丘疹状，颜色红，或局部有痒痛感。皮损多发于颜面、胸背的上部。舌红，苔薄黄，脉浮数。

湿热蕴结：皮疹红肿，有疼痛感，或有脓疱，常伴有口臭、便秘、尿黄。舌红，苔黄腻，脉滑数。

痰湿凝结：皮疹结成囊肿，脓疮、结节、瘢痕可同时存在，或有纳呆，便溏。舌淡胖，苔薄，脉滑。

二、痤疮调理方法

1. 砭术方法

砭术治则：肺经风热型痤疮治以清热解表，祛风止痛；湿热蕴结型痤疮治以清利湿热，通腑泄热；痰湿凝结型痤疮治以健脾化湿，化痰散结，兼以清热。

砭术调理部位以面部局部、手太阴肺经、手阳明大肠经、足太阴脾经、督脉、足太阳膀胱经经穴为主。

主穴：大椎、风池、肩井、肺俞、膈俞、曲池、合谷、血海、三阴交、太冲。

配穴：肺经风热者加尺泽，湿热蕴结者加阴陵泉，痰湿凝结者加丰隆。

2. 操作前准备

操作前首先进行辨证，并通过沟通解除顾客的思想顾虑与紧张感。与顾客沟通完毕后，准备好调理时所需要的砭具，清洗干净，并使用75%的医用酒精擦拭消毒，稍微温暖砭石，避免冰冷的砭石直接接触顾客。指导顾客采取合适的体位，背部的操作可采用俯卧位，面部、上肢和下肢的操作可选择坐位或仰卧位。调理师可采用坐位或站立位。充分暴露施术部位，使顾客皮肤保持清洁干燥，确认无破损、溃疡及化脓性皮肤病等影响操作的情况后即可开始操作。

3. 操作步骤

（1）面部

选用面部专用砭板，砭板与皮肤形成5° ~ 15°夹角，力量适中，动作连贯流利，不要牵拉皮肤。

额部以面中线为起点，分别向左右两侧前额发际头维方向刮拭，轻手法刮拭10 ~ 20次，重点按揉神庭、头维、印堂、阳白等穴位。眼眶部于鼻根处分别向左右刮拭，紧贴眶骨大孔上缘至耳前，对眼眶上下区采用轻手法刮拭10 ~ 20次。刮拭时注意嘱咐顾客闭眼，砭板不要挤压眼球。颧部从鼻翼开始分别向左右两侧刮拭，沿眶骨下缘至耳前，用轻手法刮拭10 ~ 20次，再依上法从迎香刮至耳垂前10 ~ 20次，到耳前均需停顿加压。自下颌部于面中线下端的承浆开始，压住颌下皮肤，沿下颌骨边缘向耳垂方向刮拭10 ~ 20次，到耳前稍停顿加压。

面部砭术操作时，整体的方向是向外和朝上的，采用轻刮法，如图13–2所示。刮拭前额及两颧时，由中间向两侧刮。刮拭下颌部时，分别由内向外、向上刮，刮拭时间宜短、力量宜轻。刮拭过程均以补法开始，逐渐过渡到平补平泻法，在痤疮处采用压力大、速度慢的手法。但面部有脓疱、结节、囊肿的患者不宜直接刮，以免感染。一般操作10 ~ 60次，共持续1 ~ 5 min。

（2）颈部

从风池刮至肩井，并从肩上过肩井延长至肩头，采用直线刮法刮拭，左右每侧刮拭20 ~ 30次。风池和肩井可采用点压、按揉法重点刺激，各操作1 min。

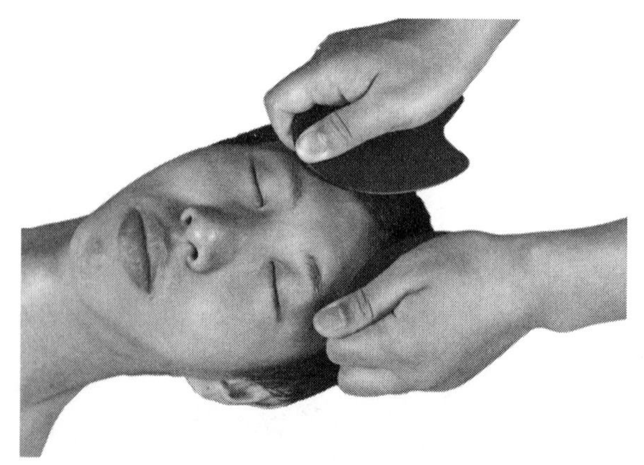

图13–2　轻刮面部

（3）背部

可循背部督脉及膀胱经进行刮拭。先刮拭背部正中线的督脉，采用重刮法，由上向下刮拭，大椎至长强分段刮拭 10 ～ 20 次。再刮拭两侧膀胱经第一侧线，由上向下用重刮法、直线刮法等运板手法，每侧刮拭 20 ～ 30 次。最后刮拭两侧膀胱经第二侧线，操作方法与刮拭第一侧线相同，每侧刮拭 20 ～ 30 次。整个背部操作时间为 15 ～ 20 min。

（4）四肢部

上肢的操作主要沿手臂外侧上缘的手阳明大肠经，从曲池自上而下直线重刮至合谷，刮拭 10 ～ 20 次，并对曲池、合谷进行重点点压，各 1 min。下肢血海、三阴交、太冲等穴以点压按揉法各刮拭 1 min。

4. 注意事项

操作过程中注意观察顾客皮肤，局部有脓疱、结节、囊肿的部位不宜直接刮拭，以免损伤皮肤，诱发感染。

操作结束后嘱咐顾客饮温开水 500 mL 以上，以补充水分，促进代谢；操作砭术后注意不可立即洗澡，应等到痧退或 8 h 后再洗；操作砭术后注意避风寒，此时皮肤腠理打开，外邪易侵入人体。

三、痤疮健康指导

1. 心理护理

痤疮好发于面部，有碍美观，易发于青春期，易对顾客心理产生影响。调理师要注意主动与顾客交流，通过交流掌握顾客的生活习惯及心理状态，对顾客的心理状态进行合适的干预，并耐心地向顾客讲解相关知识、调理和护理方法，解除顾客的心理负担。

2. 饮食护理

指导顾客进行科学饮食，饮食宜清淡，忌食油腻、糖分高、辛辣、刺激性食物，忌烟酒，多食用新鲜的水果蔬菜，预防便秘，保持大便通畅。

3. 皮肤护理

痤疮顾客要注意保持面部清洁，选择无刺激或刺激性小的护肤品进行皮肤护理，但在调理期间避免过度清洁皮肤，以免皮肤干燥而加重痤疮。同时禁止用手挤压或时常触摸皮肤。

4. 生活护理

注意规律生活，调整作息，避免熬夜。同时加强运动，提高免疫力。注意个人卫生，经常更换床上用品。

四、调理案例

1. 情景描述

顾客女，30 岁，主诉：颜面及下颌部多发丘疹、脓疱、结节半年余，加重 1 周。

顾客半年前因熬夜及情绪波动，颜面部暴发脓疱，于医院间断服药治疗，症状缓解后未再就诊。平素嗜食辛辣油腻的食物，工作劳累，作息不规律。1 周前，无明显诱因下症状突然加重。

刻下症：面部及下颌部红斑、粉刺、丘疹、脓疱、结节并见，自觉局部皮肤肿胀、灼热，偶有瘙痒疼痛。舌红，边有齿痕，苔黄腻，脉滑数。纳可，寐安，口干欲饮，口苦口臭，大便 1 ~ 2 日一行，稍干，小便可。既往体健，无吸烟史，每周饮酒 2 次，每次约 200 mL。月经周期 34 ~ 35 天，经行 5 ~ 6 天，量大，色红，偶发经行乳房胀痛。

医院诊断：痤疮（湿热蕴结）。

调理：行砭术调理，调理部位以面部局部、手太阴肺经、手阳明大肠经、足太阴脾经、督脉、足太阳膀胱经经穴为主。每周调理 2 ~ 3 次。

调理 7 次后，红肿消退，皮疹面积较前明显减小，遗留少量痘印，未见新发皮疹，口干口苦症状缓解，口臭减轻，舌淡红，苔薄黄，脉滑。

2. 案例分析

顾客素体阳盛，平素嗜食辛辣油腻的食物，好饮酒，脾胃运化不利，升降失司，则生湿热，湿热蕴结脾胃日久则生火，故舌红苔黄，脉滑数；湿热壅盛上行，故面部皮肤肿胀且灼热；湿热循经下行，则月经量大而色红；肺经郁热，感受风邪则偶觉瘙痒。结合脉证，辨为痤疮（湿热蕴结），调理以清肺、脾、胃三脏湿热为主，兼顾活血化瘀。督脉为“阳脉之海”，选取督脉和膀胱经进行砭术调理，可调节脏腑功能，起到清热解毒、清利湿热、活血化瘀的功效；肺主皮毛，选取手太阴肺经经穴进行调理，可以清宣肺气；手阳明大肠经、足阳明胃经皆循行于面部，阳明经穴位不仅可以调整相应脏腑功能，还可以发挥经络的循经远治作用；选取足太阴脾经进行调理是利用其健脾利湿的作用。

学习单元 4 遗尿调理

一、遗尿概述

1. 定义

遗尿，俗称“尿床”，是儿科的一种常见病。本病是指小儿睡眠中小便经常自遗，醒后方觉的一种病证。

2. 常见病因

遗尿可能与遗传有关。父母双方均患病，孩子有 3/4 的概率患病；父母一方患病，孩子有 1/2 的概率患病。此外，大多数孩子的遗尿还与睡眠深度、精神因素、卫生习惯、环境因素等有关。

中医病因病机：先天失养，加之后天调养不当，导致膀胱气化功能失常，而发生遗尿。主要涉及脏腑为肾、肺、脾。肾主水，主闭藏，若肾气不足，膀胱约束无权，气化失司，则可发生遗尿；肺主一身之气，通调水道，若肺气不足或闭塞，不能下输膀胱，也可发生遗尿；脾主运化，若脾气不足，不能正常运化水湿和水谷，上虚不能制下，膀胱约束无力，亦可发生遗尿。

3. 表现特点

小儿遗尿分为原发性遗尿和继发性遗尿。原发性遗尿是指小儿从 3 周岁至就诊时一直有遗尿，而继发性遗尿是指小儿曾经停止遗尿至少 6 个月，而后又发生的遗尿。该病男孩发病率高于女孩。小儿遗尿以原发性遗尿占大多数，其中以夜间遗尿最常见。每晚尿床，甚至每晚遗尿 2 ~ 3 次。白天兴奋、劳累、活动过度可致遗尿次数增多。常伴多梦、好动或其他行为障碍等症状。

中医辨证分型如下。

肾阳不足：夜间遗尿，醒后方觉，每夜可发生 1 ~ 2 次或更多，兼见面色无华，小便清长，甚则肢冷，喜温喜暖，舌淡苔白，脉沉迟无力。

肺脾气虚：患儿素体虚弱，或大病久病之后，睡中遗尿，尿频而量少，兼见面色㿠白，倦怠乏力，食欲不振，大便溏薄，舌淡红，苔薄白，脉缓而细。

二、遗尿调理方法

1. 砭术方法

砭术治则：肾阳不足型治以温肾助阳；肺脾气虚型治以补肺健脾，益气止遗。

砭术调理部位以腰腹部为主，主要选取任脉、足阳明胃经、足太阴脾经、足太阳膀胱经经穴进行调理。

主穴：百会、关元、中极、肾俞、膀胱俞、足三里、三阴交。

配穴：肾阳不足型加命门、太溪；肺脾气虚型加气海。

2. 操作前准备

因本病多发生于儿童，故操作前需要和患儿充分地沟通，使患儿能够尽量接受砭术调理。可以通过玩具或语言诱导等方式，让患儿放松情绪。指导患儿采取适当体位。如果患儿紧张，可选择坐位，先施术于百会，待患儿逐渐接受此疗法，再根据操作需要采用仰卧位和俯卧位。

砭具准备：清洗砭具，温暖砭石，并用 75% 的医用酒精对砭具进行消毒。

3. 操作步骤

（1）背腰部操作

选用合适的砭具，先轻轻刮拭百会，再从上向下沿背腰部肌肉，直线刮拭膀胱经第一侧线，重点从肾俞刮拭至膀胱俞，每侧操作 20 ~ 30 次。

（2）腹部操作

选用合适的砭具，点按、拨揉关元、中极，每个穴位操作 2 ~ 3 s，以局部有酸、麻、胀感为度。

（3）下肢部操作

选用合适的砭具，点按、拨揉足三里、三阴交，每个穴位操作 2 ~ 3 s，以局部有酸、麻、胀感为度。也可以击打、刮拭足三里、三阴交，每个穴位操作 1 min。肾阳不足者加命门、太溪；肺脾气虚者加气海。

4. 注意事项

操作前应做好皮肤清洁，避免感染的发生；由于患儿皮肤娇嫩，操作时可选用适合儿童的护理乳液，避免刮破皮肤；操作手法不宜过重，宜轻柔、缓慢。

嘱咐患儿父母控制患儿睡前的饮水量，少吃水果等。帮助患儿养成睡前排尿的习惯。

三、遗尿健康指导

1. 心理护理

遗尿患儿可能有自卑感，因此需要嘱咐家长关注患儿的心理健康，多鼓励患儿，有助于患儿恢复健康。砭术操作时，调理师也应在心理上给予支持，多进行交流，让患儿放松心情。

2. 饮食护理

指导遗尿患儿少食用刺激性食物。睡前避免喝水或食用含水量大的水果。患儿应多吃温补脾肾的食物，有助于该病的调理。

3. 生活起居护理

指导遗尿患儿注意避风寒。生活起居要有规律，注意早睡早起，睡前排空小便，注意个人卫生。也可进行唤醒疗法，父母根据患儿遗尿规律，在遗尿的时间段提前半小时将患儿唤醒，促使其主动排尿。

4. 功能锻炼

对于大一些的孩子，可以指导其做骨盆底部肌肉锻炼。做收缩骨盆底部的动作，憋住 10 s，放松，再憋住，每次做 10 下，每天坚持做 10 遍，持续 3 个月左右。也可做膀胱功能锻炼，让患儿白天多饮水，并延长排尿时间，为膀胱扩容。还可进行 2 周以上的膀胱排尿中断训练，即在排尿中间中断排尿，同时配合收腹，深吸气，停留 3 ~ 5 s，再排尿，重复练习提高膀胱括约肌对排尿的控制力。

四、调理案例

1. 情景描述

患儿男，4 岁 3 个月。主诉：遗尿 1 年余，每周遗尿 5 ~ 6 次。

刻下症：患儿因长期晚间使用纸尿裤，未养成排尿习惯，现每周遗尿 5 ~ 6 次，每日可有 1 ~ 2 次。夜间熟睡，遗尿不醒，尿量大，气味淡，色淡黄。平日喜饮水，纳可，眠差。望诊：患儿精神可，好动，面色红润，舌淡红，苔薄白，脉细数。

医院诊断：小儿遗尿（心肾不交型）。

调理：治以清心滋肾、安神固脬。行砭术调理，调理部位涉及头面部、躯干部、上肢部和下肢部。头面部选用百会、风池、风府进行刮拭，此外，刮拭头部膀胱经两条侧线及胆经循行路线各 10 下。躯干部选用丹田、中极、气海、膀胱俞、肾俞，每个穴位刮拭 30 下。上肢部刮拭五经穴中的肝经、肾经，离心刮拭肝经，向心刮拭肾经。一般操作 10 ~ 60 下，共持续 1 ~ 5 min。下肢部刮拭三阴交 30 下。

调理 10 次，2 次 / 周，患儿遗尿症状明显改善，遗尿次数减少到 3 次 / 周，每日遗尿少于 1 次。又继续调理 10 次，症状基本消失，可不叫醒患儿排尿，未再遗尿。随访 2 个月，未见复发。

2. 案例分析

患儿本身体质娇嫩，中枢神经系统发育尚未成熟，加上长期晚间使用纸尿裤，未养成排尿习惯，故心肾功能未得到锻炼，导致心肾不交，心火不能下移温煦肾阳，溺孔不固，则睡中排尿。选用头部穴位可以充养髓海，醒脑开窍，交通心肾。督脉总督一身之阳气，连通肾与脑，可振奋肾阳，外连膀胱，调节膀胱开合。通过局部刺激腹部穴位，可以疏通局部经脉气血，内外通联，使患儿能在日间正常排尿，而夜间能够安睡。膀胱俞、肾俞为足太阳膀胱经上的背俞穴，选择操作这两个穴位，更能使砭术的刺激直达病所。

培训课程3　其他复杂病症砭术保健调理

学习单元1　月经失调调理

一、月经失调概述

1. 定义

月经失调是指月经周期出现异常，同时伴有经量、经质、经色的改变，包括月经先期、月经后期、月经先后不定期等症。月经先期又称“经早”，是指月经周期提前7天或以上；月经后期又称“经迟”，是指月经周期延后7天或以上；月经先后不定期又称“经乱”，是指月经不按周期来潮，或提前或延后7天以上。多囊卵巢综合征、功能性子宫出血等病多伴有月经失调的症状。

2. 常见病因

本病多因素体阳盛，嗜食辛辣，助阳生热，而致血热妄行；或情志抑郁，肝气不舒，郁而化火，火助血行；或大病久病，损气伤阴，阴虚内热而致月经先期。若素体阳虚，内生寒邪；或行经之际，贪食生冷，冒雨涉水，寒邪侵犯冲任，血为寒凝；或肝气郁结，气滞血瘀；或素体虚弱，饮食劳倦，气血不足而致月经后期。若肾虚肝郁，冲任失调，则会导致月经周期不定。

3. 表现特点

经早：月经周期提前7天以上，月经量多，经质黏稠，经色暗红紫，烦热面赤，口渴咽干，大便干燥，小便黄赤，舌红苔黄，脉滑数，此为实热。若月经量少，经质黏稠，经色鲜红，手足心热，潮热盗汗，舌红少苔，脉细数，此为虚热。若月经量多，经质清稀，经色淡红，心悸气短，肢倦神疲，纳少便溏，舌淡苔薄，脉弱无力，此为气虚。

经迟：月经周期延后 7 天以上。若月经量少色暗，畏寒肢冷，小腹冷痛，得热痛减，舌暗苔薄，脉沉紧，此为实寒。若月经量少色淡，经质清稀，小腹隐痛，喜温喜按，舌淡苔白，脉沉迟，此为虚寒。若月经量少色淡，面色无华，头晕心悸，舌淡苔少，脉细弱，此为血虚。

经乱：月经周期提前或延后 7 天以上，经量或多或少，经色黯红，有瘀块，小腹和乳房胀痛，胸闷嗳气，苔薄白，脉弦，此为肝郁气滞。若月经周期不定，兼见腰膝酸软，头晕耳鸣，舌淡苔白，脉沉弱，此为肾虚。

二、月经失调调理方法

1. 砭术方法

砭术治则：实热者治以泄热除烦；虚热者治以滋阴清热；气虚者治以健脾补气；实寒者治以散寒止痛；虚寒者治以温阳散寒；血虚者治以补血调经；肝郁气滞者治以疏肝理气；肾虚者治以温肾补虚。

砭术调理部位以背部的腧穴为主。主要选取足太阳膀胱经、任脉、足太阴脾经经穴进行调理。

主穴：肝俞、脾俞、胃俞、肾俞、膻中、关元、中极、三阴交。

配穴：内庭、曲池、太溪、足三里、神阙、气海、膈俞、血海、太冲、命门、太溪。

2. 操作前准备

操作前要与顾客进行沟通，进行辨证论治。嘱咐顾客放松身心，消除紧张情绪。指导顾客采取适当体位，一般采用仰卧位和俯卧位，操作肢体穴位时可以采用坐位。调理师术前仔细检查操作部位是否有皮肤破损等影响操作的情况。

砭具准备：清洗砭具，温暖砭石，并用 75% 的医用酒精对砭具进行消毒。

3. 操作步骤

（1）背部操作

选用合适的砭具，直线刮拭双侧膀胱经背俞穴，重点刮拭肝俞、脾俞、胃俞、肾俞等，每侧操作 20 ~ 30 次。

（2）胸腹部操作

选用合适的砭具，点按、拨揉膻中、关元、中极，每个穴位操作 30 s，以局部有酸、麻、胀感为度。

（3）下肢操作

选用合适的砭具，点按、拨揉三阴交 30 s，以局部有酸、麻、胀感为度。

（4）辨证加减

经早：实热加内庭、曲池；虚热加太溪；气虚加足三里。

经迟：实寒加熨八髎；虚寒加熨神阙、气海；血虚加膈俞、血海。

经乱：肝郁气滞加太冲；肾虚加命门、太溪。

4. 注意事项

嘱咐顾客调理前饮温开水 1 杯；行经时避免刮拭。

嘱咐顾客平时注意合理安排饮食，经前和经期忌食生冷，月经量多者不宜食用辛辣。保持心情愉快，适当运动。注意房事养生，经期不可进行房事。

三、月经失调健康指导

1. 心理护理

月经失调在很大程度上与情志有关。女性情绪易于波动，尤其是当今社会，生活节奏很快，竞争也很激烈，对女性的要求也越来越高，个人承受压力大，因此加强心理调护非常重要。古今医家都非常重视女性的情志调理。应尽可能地消除紧张、忧虑等情绪，保持心情舒畅。

2. 饮食护理

平时宜多食富含蛋白质、维生素、矿物质的食物，忌食辛辣的食物。

3. 生活起居护理

避风寒，注意休息，早睡早起，不要做剧烈活动，适度锻炼。可以坚持练习六字诀等传统养生功法，调整呼吸，调整整个精神状态。

四、调理案例

1. 情景描述

顾客女，18 岁，主诉：月经后期 2 月余。

顾客月经后期，多为 40 天到半年，经期 5 天，量少，经色淡，无血块，无痛经。形体偏胖，体毛较多。舌淡红，边有齿痕，苔薄白，脉滑。

医院诊断：月经后期（痰湿型）。

调理：健脾祛痰，化湿调经。根据调经的周期疗法行砭术调理。调理取穴分别包括 3 个时期，经后期（卵泡期）、经间期（排卵期）、经前期（黄体期）。月经期间不做砭术调理。经后期选用关元、气海、足三里、三阴交、阴陵泉、太白、太溪。经间期选用卵巢、子宫、血海、阴陵泉、太白、太冲、合谷。经前期选用肝俞、脾俞、肾俞、阴陵泉、太白。每个穴位刮拭 60 下。

调理 3 个周期后，月经周期逐渐趋于稳定，接下来的 3 个月每个月都有月经来潮，经量适中。坚持调理 1 年，随访至今，月经周期基本正常。

2. 案例分析

顾客素体痰湿，调护不当，故导致月经后期。因痰湿阻滞气机，致气血不畅，故月经量少色淡，舌象也显示气血不足。由于女性月经周期本就有气血阴阳的消长变化，因此根据月经不同时期进行调理，效果更佳。月经期为行经期，血海满而溢，子宫泻而不藏，气血下行。经后期为阴长期，经血排出后血海空虚，肾气封藏，蓄养阴精。经间期，冲任气血旺盛，重阴必阳，阴阳开始转化，孕育生命。经前期为阳长期，阳气逐渐增长，阴阳皆盛，气血充盈，血海由满而溢。故根据月经不同时期的生理特点进行选穴调理，效果显著。

学习单元 2　阳痿调理

一、阳痿概述

1. 定义

阳痿是以成年男子进行性交时，阴茎痿软不举，或举而不坚，或坚而不久，无法进行正常性生活为主要表现的一种病证。现代医学认为阳痿是性功能障碍的一种表现。但由于发热、过劳、情绪反常等因素引起的一时性阴茎勃起障碍，不能视为病态。临床上把阳痿分为功能性阳痿和器质性阳痿两大类。

2. 常见病因

中医认为，阳痿多因虚损、惊恐、湿热等原因所致。

命门火衰：房劳太过，或少年误犯手淫，或早婚，以致精气亏虚，命门火衰，发为阳痿。

惊恐：恐惧伤肾，大惊卒恐，惊则气乱，恐则气下，致举而不坚。

肝郁不舒：肝主筋，阴器为宗筋之汇，若情志不遂，忧思郁怒，肝失疏泄条达，不能疏通血气而畅达前阴，则宗筋所聚无能。

湿热下注：过食肥甘，伤脾碍胃，生湿蕴热，湿热下注，热则宗筋弛纵，阳事不兴，可导致阳痿。

现代医学认为功能性阳痿通常由精神因素诱发，如家庭矛盾或夫妻感情不和，造成思想负担过重；精神过度紧张、焦虑、抑郁，性格孤僻，缺乏自信心；配偶之间彼此缺乏吸引力；身体过度疲劳等。此外，长期频繁地进行手淫或纵欲过度，也可使神经系统经常处于高度兴奋状态，最终因兴奋过度而衰竭。器质性阳痿多因血管性疾病、内分泌疾病、生殖器本身病变、药物、烟酒等因素造成。

3. 表现特点

阳痿的表现以阴茎痿弱不举，或举而不坚，或坚而不能持久为主。常与遗精、早泄并见。常伴有神疲乏力，腰酸膝软，头晕耳鸣，畏寒肢冷，阴囊阴茎冷缩，或局部冷湿，精液清稀冰冷，精少或精子活动力低下，或会阴部坠胀疼痛，小便不畅，滴沥不尽，或小便清白、频多等症。根据中医辨证，阳痿常见可分为 4 个证型。

命门火衰：阳事不举，精薄清冷，阴囊阴茎冰凉冷缩，或局部冷湿，腰酸膝软，头晕耳鸣，畏寒肢冷，精神萎靡，面色苍白，舌淡，苔薄白，脉沉细，右尺尤甚。

惊恐：阳痿不举，或举而不坚，胆怯多疑，心悸易惊，夜寐不安，易醒，苔薄白，脉弦细。

肝郁不舒：阳痿不举，情绪抑郁或烦躁易怒，胸脘不适，胁肋胀闷，食少便溏，苔薄，脉弦。有情志所伤病史。

湿热下注：阴茎痿软，阴囊湿痒臊臭，下肢酸困，小便黄赤，苔黄腻，脉濡数。

二、阳痿调理方法

1. 砭术方法

点按法：取神阙、关元、中极、肾俞、命门，选用砭锥在诸穴进行点按，以酸痛为度。

刮拭法：于顾客小腿内侧，对肾经、肝经、脾经进行刮擦，通其经脉，以红晕为度。

2. 操作前准备

顾客常用体位：一般采用仰卧位和俯卧位。

调理师在术前要准备好砭锥和砭板，调理师手指、手掌及顾客施术部位用 75% 的医用酒精消毒；加强与顾客之间的交流，指导顾客放松精神，解除不必要的顾虑或紧张情绪；施砭术前，充分暴露施术部位，保持皮肤清洁干燥。

3. 操作步骤

（1）点压、按揉下腹部（见图 13–3）

顾客取仰卧位，两手置于身体两侧。调理师立于顾客一侧，一手固定顾客腹部，另一手握持砭具。对神阙、关元、中极进行点压、按揉，每个穴位 3 ~ 5 min，以酸胀感为宜。

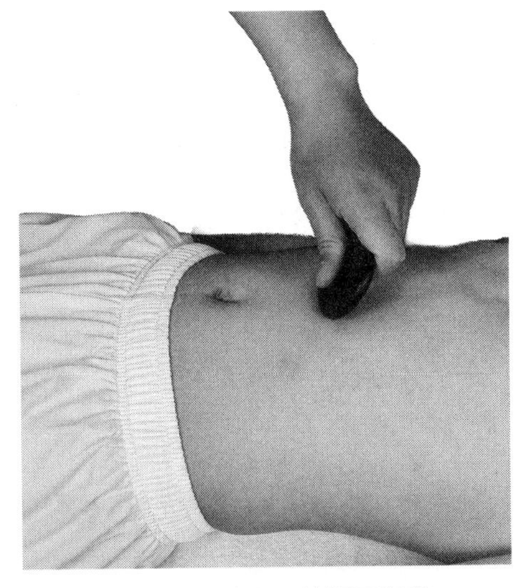

图 13–3 点压、按揉下腹部

（2）刮拭下肢（见图 13–4）

顾客取仰卧位，双下肢自然伸直。调理师立于顾客一侧，一手将顾客一侧下肢稍外展并固定，选取合适砭具，采用直线刮法，从顾客大腿内侧根部由上向下依次刮拭脾经、肝经、肾经，每经往返操作 3 ~ 5 min，以局部有酸、麻、胀感为度。

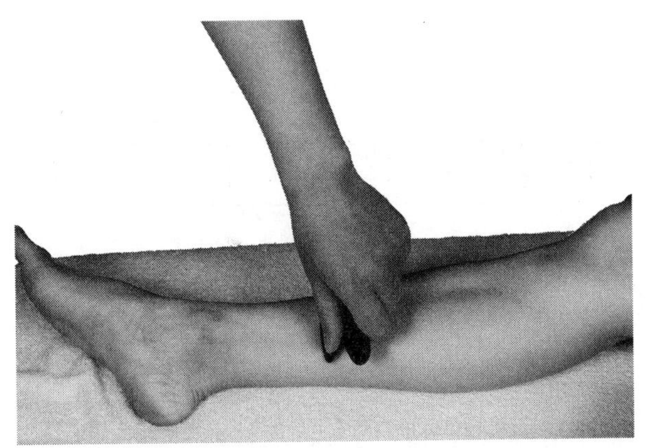

图 13–4 刮拭下肢

（3）腰背部

顾客取俯卧位，两手放于身体两侧。调理师立于顾客一侧。调理师一只手固定顾客背部，另一只手握持砭具。在背部肾俞、命门采用点压、按揉法进行操作，以局部有酸、麻、胀感为度。

4. 注意事项

施砭术后，让顾客喝 1 杯温开水，以补充体内消耗的津液，促进新陈代谢。

砭术不必强求出痧；若刮治部位的皮肤有溃烂、损伤、炎症，则不宜行砭术；气虚血亏、饥饿状态下也不宜行砭术。

三、阳痿健康指导

1. 消除心理因素

要对性知识有充分了解，清楚精神因素对性功能、阳痿病情的影响。当男性在发热、过度疲劳等情况下出现一时性或一个阶段的阳痿时，多半是一种对生理冲动的抑制，要及时调整情绪，不要徒增思想负担。

2. 节制房事

长期房事过度，沉迷于情色，导致精神疲乏，是阳痿的重要原因，当属禁忌之列。

3. 饮食调养

饮食以软食为主，适当进食滋养性食品，如蛋类、骨汤、莲子、核桃等。另外，阳痿患者不宜酗酒，禁食肥腻厚味。

4. 提高身体素质

身体虚弱，过度疲劳，睡眠不足，紧张、持久的脑力劳动，均易诱发阳痿，应当积极进行体育锻炼，增强体质，注意劳逸结合。

学习单元3　遗精调理

一、遗精概述

1. 定义

遗精是指不因性交而精液自行外泄的一种男性疾病。古谓：“有梦而遗精者，名曰遗精，无梦而遗精者，甚则醒时精液流出者，称为滑精。”因系精液外泄，故统称遗精，为男科常见病、多发病。在未婚男青年中，80% ~ 90% 的人有遗精现象。一般 1 周不超过 1 次属正常的生理现象；如果 1 周数次或 1 日数次，并伴有精神萎靡、腰酸腿软、心慌气喘等，则属于病理性遗精。

2. 常见病因

中医认为，肾为先天之本，精之处也，藏真阴而育元阳。肾气充盛，阴阳平调，则阴精固秘，反之则精不内守而外泄，故遗精与肾的关系最为密切。然心藏神，神安则精固；肝主疏泄，其经经过腹部，绕阴器，故遗精与心、肝脏腑的病变也有关。遗精可因劳心过度、多思妄想，致心火亢盛、心肾失交而泄；也可因过度手淫、房劳无度、恣情纵欲，耗损肾精，以致肾阴亏虚、精关不固而泄；或可因情志不遂，肝失条达，气郁化火，扰动精室，以致遗精；或可因下焦湿热、郁热于内、痰湿下注、先天不足、病后虚弱、饮食不节等，以致遗精。

现代医学认为，遗精多为性器官及性神经功能失调所致。多因劳倦过度、纵欲过度、饮食不节、药物影响及某些慢性疾病波及所引发。可见于包茎及包皮过长、尿道炎、前列腺疾患等。

3. 表现特点

精液在不进行性交时，不受控制地流出，可伴有头昏、耳鸣、健忘、心悸、失眠、短气、腰酸、腿软、多汗、精神萎靡、小腹和阴部发胀等症。根据中医辨证，遗精可分为 6 种证型。

心肾不交型：夜寐不香，多梦，频繁梦中遗精，失眠健忘，头昏耳鸣，心悸心烦，精神不振，口燥咽干，腰腿酸软，疲倦乏力，小便短赤。舌尖红或舌质红，苔薄黄，脉细数。

阴虚火旺型：遗精频繁，性欲亢进，阴茎易举，甚至欲动即遗，腰膝疼痛，下肢疲软，形瘦神疲，头晕耳鸣，五心烦热，颧红烘热。舌红少津，脉细数。

肝火亢盛型：梦中遗精，阳物易举，性欲亢进，烦躁易怒，胸闷胁痛，头晕目眩，口苦咽干。舌红苔黄，脉弦数。

心脾两虚型：梦遗滑泄，心悸气短，失眠多梦，神疲乏力，脘闷纳呆，面色萎黄，便溏。舌淡苔白，脉细弱。

湿热下注型：遗精频作，或尿时少量精液外流，小便赤热混浊，或尿涩不爽，口苦口渴，心烦少寐，或口舌生疮，或少腹及阴茎根部胀痛，阴囊湿痒。舌红苔黄腻，脉濡数或滑数。

命门火衰型：遗精频繁，头晕目眩，面白神倦，畏寒肢冷，腰膝酸软。舌淡苔白，脉沉细。

二、遗精调理方法

1. 砭术方法

采用泻法刮拭心俞、命门、志室、肾俞、次髎 5 穴各 30 次，或至出痧为止；点揉气海、关元 2 穴各 30 次，或至局部酸麻为止；刮足三里、三阴交、太溪 3 穴各 30 次。

2. 操作前准备

顾客体位：一般可采用仰卧位和俯卧位。

调理师在术前要明确疾病情况，准备好合适的砭具，检查砭具边角是否圆润、有无裂纹，以免损伤顾客皮肤。调理师手指、手掌及顾客施术部位用75%的医用酒精消毒；加强与顾客之间的交流，向其讲述砭术知识，使其精神放松，消除不必要的顾虑；施砭术前，要使施术部位充分暴露，皮肤保持清洁干燥，无破损、疤痕、溃疡及化脓性皮肤病等影响操作的情况。

3. 操作步骤

（1）下腹部

顾客取仰卧位，两手置于身体两侧。调理师立于顾客一侧，一手固定顾客腹部，另一手握持砭具。在下腹部用摩法进行刮拭，一般3 min为宜；此外，在气海、关元穴位处采用点压、按揉法进行重点刮拭，每个穴位刮拭20 ~ 30次。

（2）下肢部

顾客取仰卧位，双下肢自然伸直。调理师立于顾客一侧，一手将顾客一侧下肢稍外展并固定，选取合适砭具，采用直线刮法，从顾客大腿内、外侧由上向下依次刮拭足太阴脾经、足少阴肾经、足阳明胃经，每经往返操作3 ~ 5 min，并在三阴交、太溪、足三里穴位处采用点压、按揉法进行重点刮拭，以局部有酸、麻、胀感为度。

（3）腰骶部

顾客取俯卧位，两手放于身体两侧。调理师立于顾客一侧。调理师一只手固定顾客腰骶部，另一只手握持砭具。采用直线重刮法刮拭腰骶部两侧足太阳膀胱经第一、第二侧线及督脉，往返操作3 ~ 5 min，并在命门、心俞、肾俞、志室、次髎穴位处采用点压、按揉法进行重点刮拭，以局部有酸、麻、胀感为度。

4. 注意事项

防止感染：如果刮拭局部皮肤的力量较大，要注意保护好皮肤不要被污染，以免受感染。

避开风寒：行砭术时，身体处于毛孔张开状态，要避免受凉，若护理不当，邪气易顺着毛孔进入体内，引发新的疾病。

调畅情志：保持心情舒畅。

合理膳食：饮食一定要清淡，避免过多食用油腻厚重的食物，还要针对性地调补脏腑营养。

三、遗精健康指导

（1）养成良好的生活习惯，加强生理卫生教育，树立正确的人生观；戒手淫，加强体育锻炼；注意营养，节制烟酒、厚味。

（2）精神放松，成人未婚或婚后久别 1 ~ 2 周出现一次遗精，遗精后并无不适，这是正常生理现象，千万不要为此忧心忡忡，背上思想包袱，自寻烦恼。

（3）既病之后，不要过分紧张。遗精时不要中途忍精，也不要用手捏住阴茎不使精液流出，以免败精潴留精宫，变生他病。遗精后不要受凉，更不要用冷水洗涤，以防寒邪乘虚而入。

（4）慎起居，不用热水洗澡，睡时宜取屈膝侧卧位，被褥不宜过厚，内裤不宜过紧。

（5）及时调理。遗精发生后，应在调理师指导下进行有关检查，找出致病原因，及时调理。

四、调理案例

1. 情景描述

顾客男，32 岁。

医院诊断：遗精（命门火衰）。

调理：行砭术调理，调理部位以腰部局部和足少阴肾经、督脉、足太阳膀胱经经穴为主。每周调理 2 ~ 3 次。

调理 1 个月后，遗精次数明显减少，诸症状明显减轻，舌淡苔薄，脉象沉。

2. 案例分析

顾客婚后房事无节制，耗伤肾气，由梦遗发展到遗精。肾气日衰，精关不固，进而为滑精，精液不分昼夜地随时淋漓外泄。肾精不足，无以充脑填髓。《灵枢 · 海论篇》说：“脑为髓之海……髓海有余则轻劲多力，自过其度；髓海不足，则脑转耳鸣，胫酸眩冒，目无所见，懈怠安卧。”所以顾客有诸多虚弱症状。脾如釜，命门火如釜底之薪，命门火衰，脾阳不能升发运化，故纳少。食后不消则脘堵、腹胀、肠鸣、大便溏薄。阳虚则肢冷不温，汗自出。舌质淡、脉沉缓无力为肾阳虚之象。结合脉证，故辨为遗精（命门火衰）。调理以温补肾阳为主，兼以补脾。病位主要在肾，肾经穴位可以补肾阳；督脉为“阳脉之海”，选取督脉和足太阳膀胱经行砭术可调节人体阳气。

学习单元4　早 泄 调 理

一、早泄概述

1. 定义

早泄是指性交时间极短，即行射精或一触即泄的病证，严重者早泄发生在性交之前，或正当进入阴道之时。现代医学认为早泄为男性性功能障碍之一，将其分为原发性与继发性两种。

2. 常见病因

（1）精神心理因素：过快的生活节奏、过大的工作压力易使人产生焦虑、压抑的情绪，引起早泄。早泄会使男性失去自信，加重自卑、焦虑等负面情绪，久而久之便形成恶性循环。

（2）器质性因素：获得性早泄的患者往往存在器质性病变，如阴茎的敏感性过高或阴茎神经的兴奋性过高，射精中枢的调控功能失调等。

（3）其他相关疾病：糖尿病、勃起功能障碍、慢性前列腺炎、精囊炎等，可能会诱发或加重早泄。

（4）夫妻关系：新婚夫妻过度紧张，夫妻关系不和谐，也会引发早泄。

3. 表现特点

早泄表现为性交时间短，阴茎插入阴道不足 2 min，常伴有精神紧张或心虚胆怯，心悸烦躁，性欲减退，腰膝酸软等。原发性早泄以首次性生活时发病为特征；继发性早泄则以渐进性或突然发病为特征，发病前可正常射精。根据中医辨证，早泄常见可分为 2 种证型。

心脾两虚证：行房早泄，伴见神疲乏力，夜寐不安，面色无华，头晕健忘，食少纳呆，舌质淡，舌体胖大，脉细弱。

肾气不固证：行房滑精，射精无力，伴见性欲淡漠，腰膝酸软，面色无华，小便清长，舌质淡，苔白，脉沉细。

二、早泄调理方法

1. 砭术方法

点按法：取气海、关元、心俞、胆俞，选用砭锥点按诸穴，以酸痛为度。

刮拭法：选用砭板于顾客小腿内侧对肾经、肝经、脾经、膀胱经进行刮擦，通其经脉，以红晕为度。

2. 操作前准备

顾客体位：一般可采用仰卧位和俯卧位。

调理师在术前要明确疾病情况，准备好砭锥和砭板，调理师手指、手掌及顾客施术部位用 75% 的医用酒精消毒；加强与顾客之间的交流，使其精神放松，解除不必要的顾虑；施砭术前，要使施术部位充分暴露，皮肤保持清洁干燥。

3. 操作步骤

（1）下腹部

顾客取仰卧位，两手置于身体两侧。调理师立于顾客一侧，一手固定其腹部，另一手握持砭具。在下腹部用摩法进行刮拭，一般以 3 min 为宜，此外，在气海、关元穴位处采用点压、按揉法进行重点刮拭，每个穴位刮拭 20 ~ 30 次。

（2）下肢

顾客取仰卧位，双下肢自然伸直。调理师立于顾客一侧，一手将顾客一侧下肢稍向外展并固定，选取合适砭具，采用直线刮法从大腿内、外侧由上向下依次刮拭足太阴脾经、足少阴肾经、足厥阴肝经，采用点压、按揉法重点刮拭三阴交、太冲、太溪，以局部有酸、麻、胀感，皮肤红晕为度。

（3）腰背部

顾客取俯卧位，两手放于身体两侧。调理师立于顾客一侧，一手固定顾客背部，另一手握持砭具，采用直线重刮法刮拭腰部两侧足太阳膀胱经第一侧线，每侧往返操作 3 ~ 5 min，并在心俞、胆俞采用点压、按揉法进行重点刮拭，以局部有酸、麻、胀感为度。

4. 注意事项

术后腠理打开，应避免受风寒，以免外邪乘虚而入；术前禁饮水，术后要禁房事。

三、早泄健康指导

调整情绪，解除精神紧张，进行性生活时做到精神放松；注意生活规律，加强体育锻炼，提高身心素质。

掌握性生活规律和常识，了解正常的性交方法和性交过程。身体处于疲劳状态时不要进行性生活。

如男方偶然出现早泄，女方要更加亲切地关怀和体贴，帮助男方消除心理上的恐惧。

四、调理案例

1. 情景描述

顾客男，32 岁。中医诊断：早泄，脾肾阳虚。

中医治法：调补脾肾，壮阳固精。

调理：选取关元、气海、足三里、三阴交、太溪、脾俞、肾俞，选用砭锥点按诸穴，以酸痛为度。刮拭顾客的膀胱经和督脉，每条经刮拭 30 ~ 40 次。下肢的脾经和肾经采用重刮法进行刮拭，刮拭部位皆以温热舒适为度。

调理 10 次后，顾客上述症状明显改善，由于工作原因，偶见神疲乏力。调理师嘱咐其平时进行自我砭石调理。

2. 案例分析

本案例顾客的病因主要为压力过大，长期熬夜，耗散阳气，脾肾虚衰。关元是元气进出的关键穴位，可以补肾强身。配合气海，培补元气，益肾固精，补益回阳。脾俞、肾俞是脏腑经气输注背部的穴位，通过点法刮拭可激通脏腑经气，进而补脾益肾。点按足三里、三阴交等穴有保健之功。刮膀胱经、督脉、脾、肾经脉，可以疏通相关的经气，补阳的同时引导阳气输布周身，肾脾阳气充足，精气充盛，性功能自然得以恢复。

学习单元 5　视力减退调理

一、视力减退概述

1. 定义

视力减退可见于多种眼病，但主要是指由于用眼不当、用眼过度或者年老体弱等，以致出现近视、远视、散光、视物模糊等。

2. 常见病因

（1）中医常见病因

1）先天禀赋不足：先天禀赋不足，双目发育异常，可导致视力减退。

2）肝经失调：肝开窍于目，肝经循行过目系，肝经功能失调会导致视力减退，影响双目的视物功能。

3）气血两虚：肝血虚不能濡养双目，气血不足，导致各官窍功能失常。

4）肾精亏虚：肝肾同源，肾精亏虚，目失所养，可导致视力减退。

（2）西医常见病因

1）各种类型的屈光不正，包括远视、近视、散光。

2）晶状体混浊、角膜混浊、玻璃体混浊。

3）视神经疾患，如视神经萎缩、视神经炎、球后视神经炎、慢性青光眼及中毒性弱视。

4）偶见于重症尿毒症、视网膜动脉硬化，多为临时性。

5）脉络膜或视网膜的肿瘤及视网膜脱离。

6）各种类型的青光眼。

7）B 族维生素缺乏。

8）学习环境光线不好、读写姿势不正确、用眼习惯不良、阅读时间过长等多种因素。

3. 表现特点

中医主要将视力减退分为肝肾不足型和气血亏虚型。

肝肾不足型：表现为视力减退，眼目干涩，多伴有头晕耳鸣，腰腿酸软，精神不振，苔薄，脉细。

气血两虚型：表现为视力减退，目光无神，伴有神疲乏力，面色萎黄，心悸失眠，胃纳不佳，舌淡，脉细。

二、视力减退调理方法

1. 砭术方法

砭术的刮拭方法总结为“五度一方向”，五度指力度、速度、长度、程度、角度，具体来说，力度是指刮拭时力度要以顾客接受为度，速度应适中，长度要尽量拉长，程度指每个部位施术 20 次左右，角度的范围是 30° ~ 90°。方向应单一，不宜来回。

2. 操作前准备

顾客常用体位：俯卧位、仰卧位、侧卧位、端坐位、俯伏坐位、仰靠坐位。

调理师在操作前要明确疾病情况，制定个性化的操作方案；准备好所需要的砭石工具，在施术部位用 75% 的医用酒精消毒；如果砭石温度较低，可准备温水将其加热，便于顾客接受。如果顾客皮肤娇嫩，也可以准备相应的砭术介质，以免皮肤破损，并加强刮拭效果。

3. 操作步骤

（1）前额部

前额以刮法为主，从额部正中线开始，由上至下，分别向两边刮拭。

（2）眉毛处

用砭石板点按眉毛处攒竹、鱼腰、丝竹空，注意点按时力度要由轻到重，不可突然用力，要以顾客耐受为度。然后用砭石板钝角从眉头到眉梢做抹法，以疏通局部气血。

（3）眼眶周围

首先将砭石板置于睛明处，向内上方提按，使穴位处产生微微发热、发酸、发胀的感觉。然后用砭石板由内向外刮拭上眼眶和下眼眶，到达眼眶外侧后，顺势按揉太阳、瞳子髎，注意力量要适中。最后用砭石板钝角刮拭眼球，力度一定要轻柔。将砭石板置于温水中加热后，放置于眼球处热敷，可使眼球深度放松，有效缓解眼疲劳，改善眼睛视物功能。

（4）颧部

首先用砭石板角部点按承泣、四白，然后分别从鼻根、鼻翼外缘、人中沟处向外侧刮拭，可顺势点按耳前穴位。

（5）前臂处

用砭石板角部点揉养老，以穴位处产生酸胀感为宜。

（6）小腿处

用砭石板角部点揉光明，以穴位处产生酸胀感为宜。调理时间一般为 20 ~ 30 min，每日 1 次或隔日 1 次。可根据顾客实际情况而定。

4. 注意事项

注意面部的刮拭应以不出痧为度；四肢部刮拭可适当加大刺激量；刮拭眼球时力度一定要轻柔，如果眼压过高可省略此步骤；刮拭眼眶周围时应根据眼眶走行的方向，长度尽量拉长，用力均匀适度。

刮拭后腠理打开，应避免受凉受风，以免外邪乘虚而入；刮拭后可饮 1 杯温开水，引邪外出；术后不可立即洗澡，应等到痧退或 8 h 后再洗。

三、视力减退健康指导

如果视力突然减弱，应立即去医院检查，判断视器是否有器质性病变，遵医嘱进行调理；应避免用眼过度，并且纠正错误的用眼习惯。

应注意饮食，适当多吃富含维生素的食物，如菠菜、胡萝卜、木耳、动物内脏等。选用食疗妙方进行保健调理，如养血明目酒、枸杞菊花粥、枸杞炒猪肝等。

积累中医养生保健知识和方法，并应用于日常工作生活中。视觉疲劳时可采取一些措施舒缓眼疲劳，如向远方眺望、做眼保健操、用滴眼液滴眼等。

四、调理案例

1. 情景描述

顾客女，56 岁，退休职员，有糖尿病病史 5 年。主诉：目疾已 10 余年，视力减退加重 10 日。同月做眼底检查发现眼底血管动静脉轻微阻塞，眼压正常，散瞳验光发现视力减退。

刻下症：视力减弱，两目干涩，视物模糊，兼有头晕耳鸣，两胁隐痛，腰腿酸软，精神不振，记忆力减退，纳欠无力，口渴多尿，形体消瘦，舌红苔薄，脉细弱。

调理：治以补益肝肾，益气养阴。行砭术调理，以头面部刮拭结合四肢部位肝经、胆经、胃经穴位点法为主。每周 2 次为 1 个周期，连续调理 7 个周期。

2. 案例分析

肝开窍于目，肝血不足，肝经循行失常，可导致两目干涩，视物功能减退。肝肾同源，肝血与肾精相互为用，肝肾亏虚，目失所养，头窍空虚，可导致头晕目眩。肝阴不足可导致两胁隐痛。肾为先天之本，腰为肾之府，肾气不足，全身功能减退，可导致腰腿酸软，精神不振，记忆力减退，纳欠无力。肝肾阴虚，虚热内生可导致口渴多尿，形体消瘦。以头面部刮拭结合四肢部穴位点法为主。头为精明之府，是阳气聚集的地方，故行头面部砭法可以疏通经络，促进局部气血运行，增强视力，并且有效缓解头晕症状。四肢部穴位选择足厥阴肝经原穴太冲、足少阳胆经络穴光明、足阳明胃经足三里、足少阴肾经原穴太溪。可用砭锥进行较强刺激，激发经气，整体调节，发挥经络的循经远治作用，增强双目视物功能。

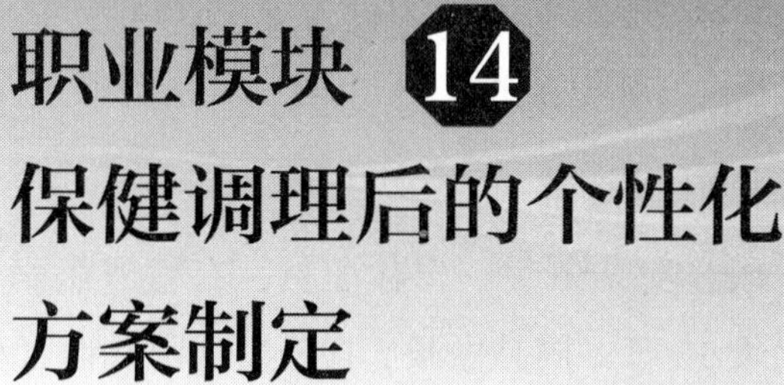

职业模块 14 保健调理后的个性化方案制定

一、运动

阳气为生命之本，运动可升阳，阳气升发，生命力自然旺盛。运动能益五脏：脾主四肢、肌肉；肝主筋；肾藏相火；心主神；肺主气，司呼吸，主动深呼吸能宣畅肺气。运动的最好时节是夏季。夏季阳气在外，毛孔打开，做些汗出淋漓的运动也不要紧。当然，夏季若过度运动也会损伤阳气，同样不利于健康。运动时汗出溱溱，此时阳气自内向外透出，带动汗液排泄。阳浮于外而内阳偏虚，因此切不可喝冷饮。否则最易导致排汗不畅，甚至反引邪入内。

顾客在保健调理后，要循序渐进地进行运动，以有氧运动为主，宜进行慢跑、散步等户外活动，也可选择瑜伽等室内活动，或者锻炼中医传统功法，如八段锦、五禽戏、太极拳等。运动要有度，不可过量，以身体微微出汗为佳，不可令身体大汗淋漓。运动要顺应四时规律，秋冬时节，阳气潜藏，不可进行大量运动，可以选择晴好的日子去公园晒太阳，散步，打太极，做瑜伽等，使周身微微汗出，即为合适的运动。运动也当因人而异，年轻人阳气旺盛，宜稍多些运动，中老年人阳气已虚，运动量要低于年轻人，以运动后精神焕发、身体轻健为度。运动时尽量选择风景秀丽、空气清新的运动场所，要注意避风寒邪气，如出现哮喘、憋闷等现象，应及时停止运动。

二、起居

古人认为，人们的寿命长短与能否合理安排起居作息有着密切的关系，“起居如惊，神气乃浮”，人如果不能顺应自然规律和人体耐受度来安排作息，天长日久则神气衰败，就会出现精神萎靡，生命力衰退，目光呆滞无神等症状。起居作息有规律并且保持良好的生活习惯，能提高人体对自然环境的适应能力，从而避免发生疾病，达到延缓衰老、健康长寿的目的。反之，若“起居无节”，便将“半百而衰也”。

起居方面应遵循“天人相应”的原则，顺应四时，起居有常，保养元气。制定合理的作息制度，保证充足的睡眠时间，居室宜通风良好，生活环境中接触的物品如枕头、棉被、床垫、地毯、窗帘等应经常清洗、日晒。进行适当的活动和锻炼，做到动静结合，避免久卧、久坐、久立、久行。节制性生活，避免恣情纵欲损伤元气。顺应四时、阴阳变化的规律，春季要保护阳气不过分消耗，防止风邪侵袭，夏季不贪凉损害阳气，秋冬时节以食物或药物来填补阴精，使阴精积蓄，才能预防来年春夏阳亢之势，冬季还应早卧晚起，严寒之际尽量不要外出以防“冬伤于寒，春必温病”。

三、饮食

饮食调理在机体代谢功能的运转中扮演着重要的角色。机体功能发生障碍，一方面，对营养物质的消耗大，需要充足的营养供给；另一方面，机体的消化吸收能力下降，因此，更需要做好饮食的调理，既要保证充足的营养，又要有利于消化、吸收、利用。中医认为“谷气助胃”，是说饮食能养胃。中医还认为“食能伤胃”，是说饮食不当能损伤人的胃气。胃气，是人体中最重要的物质，胃气旺盛是疾病康复的重要保证。食物有四气五味之分，各有其补泻功能。中国人的膳食结构主要是“五谷为养，五果为助，五畜为益，五菜为充，气味和而服之，以补精益气”。中医将食物的味道总结为酸、苦、甘、辛、咸五种，统称五味。酸入肝，苦入心，甘入脾，辛入肺，咸入肾，五味调和则有利于人体的健康。食物还有四气之说，即寒、凉、温、热。饮食调理在于利用食物的气味属性功能来协助祛邪扶正，调理阴阳，起到辅助调理的作用，促进疾病的康复。

饮食方面应遵循“三因制宜”的原则，根据每个人的不同体质特点，还有所处的地域、时节，判断哪些食物不宜多吃。主要根据个人体质的寒热虚实、环境的不同、季节的变换及食物的寒热补泄等偏性进行辨证施食。体质偏实兼夹有痰、湿、瘀的人，不宜再补充过度的营养，尤其要减少脂肪的摄入，可以多吃含有丰富膳食纤维的食物，并注意补充维生素和微量元素。体质偏虚者总体来说宜行补，但应辨别阴阳决定补益的性质。阳虚者，以健脾行气、温阳散寒为主，忌食寒凉、生冷食物，不宜过食凉性的瓜果菜肴；阴虚者，以养阴生津为主，忌食温燥伤阴的食物，如葱、姜、蒜、辣椒等辛辣刺激的食物。虚证者不可补益过度，尤其不能多吃肥腻、油煎、干硬等难以消化的食物，而要在补中有疏，以清淡和富含营养为宜。

另外，四季的变换对机体五脏六腑的功能也会产生影响。春季多湿，人体处于升发之时，肝胆气旺，脾胃的消化功能相对较弱，春季饮食应当减酸宜甘，培养脾气，适宜多吃蔬菜和豆类，不宜吃油腻辛辣的食物，以免内生火热。夏季热邪挟湿，使得脾胃受困，消化功能减退，夏季饮食应以甘寒、清淡为主，避免油腻，特别是不要贪食生冷瓜果。秋季燥气当令，燥易伤肺，因此应当滋阴润肺，多食梨、芝麻、蜂蜜、甘蔗及乳制品等柔润食物。冬季万物封藏，寒邪正盛，可多吃羊肉等温热性食物，勿食冷食。

四、精神调摄

精神情志方面，保持淡泊宁静的心态，不见异思迁，不想入非非，思想安定。要树立正确的人生观、价值观。做一个道德高尚，性格豁达、开朗的人。此外，保持乐观的情绪也有助于抗击衰老，舒畅情志。

调理期间配合“音乐疗法”调护。以中国古典音乐、中医五行乐、现代高雅音乐为主，作为砭术施术期间的音乐背景。保健调理后建立视觉精神调摄方案，来增强“视觉调摄”锻炼。通过视觉养生图卡、风景艺术图片、高雅艺术作品等，配以书法、绘画、素描等方式，达到怡情悦性的目的。平时可以诵读文化经典，主要以中医健康养生格言和经典语录为主，通过自我摘录经典语录制作健康经典读本来品鉴。

职业模块 15 培训与指导

培训课程 1 技能培训

一、培训讲义编写

为切实提高学员职业素养、专业操作技能，不断促进培训的针对性与有效性，保证各类培训活动有计划、有组织地开展，逐步建立完善的培训体系，这里对讲义或教案如何编写予以简单介绍。

1. 讲义或教案的编写宗旨

讲义或教案的宗旨是指当下学习阶段培训工作发展的总方向、总要求。明确的宗旨是讲义教案编写的整体方向，能从整体把握培训层次及顺序。以砭石调理为例，讲义或教案的宗旨为推广砭石调理法及最适宜技术，为基层医疗服务助力。

2. 讲义或教案的编写目的

讲义是讲课用的底稿，一般由讲师编写，是讲师对上课内容的重点梳理，能够更好地帮助学员理解知识。讲义目的相对宗旨更为明确，为确保培训高效，需要明确每次课程的目的，即本次课程的核心内容。

3. 讲义或教案的编写原则

培训主要针对人群（学员）的知识储备及知识背景大致一致，培训形式无定式，讲义有准备原则、类化原则。准备原则是指按要求提前准备讲义或教案，类化原则是指根据经验选择性筛选讲义内容，同时在原有讲义大纲基础上，讲师可以根据自己擅长和有特色的领域或根据培训所针对对象的层次来特殊设计，从而保证培训有组织、高效率地进行。

讲义、教案编写需要讲师具有严谨性与系统性，讲师只有在深入学习、持续实践、不断完善资料的过程中深刻体会、了解所教授的内容后，方能将其以有趣、直观的形式展示出来。同时讲义、教案的紧密性、逻辑性需要在培训前进行反复核对与调整，直至最简约、最直观。

4. 讲义或教案基本结构

大纲基本包括所培训项目的名称、本次培训的目的、培训的主要内容等。培训内容以砭石调理为例，在原有大纲基础上，主要涉及调理前对疾病的了解、调理所需工具的介绍、调理部位、调理手法、效果评估及调理后的调养、禁忌证与注意事项等。若培训内容具有特殊性，可根据大纲进行适当调整，从而更适应讲授实际情况。

二、对初、中、高级技能人员进行技能培训

1. 培训教学的基本知识和方法

培训人员需要熟知经络穴位及相关中医知识。基础知识相关材料为通用，只需要把每次教案所需的调理部位或配穴以多种形式展现即可，文字形式配合图片形式最为完整直观，若条件许可，可以录制基础知识讲解视频及实际操作视频，并制作二维码以供大家随时学习。另外，在书本知识之上需要有一定的实践经验拓展，知识为技能服务，调理案例应直观地阐释技法效果及基础知识。

2. 系统性管理知识

培训系统性管理的重点，主要集中在培训内容大纲与实训组织流程的一致性上。培训所用讲义应与实训流程相统一，确保培训的可复制性。

（1）讲义管理

对于每次培训所使用的讲义、教案大纲或 PPT 均采用统一标准进行管理，内容可以在大纲基础之上根据自身情况及授课对象采取不同形式，每次培训材料作为记录留有存底，并附培训实际情况记录表及所需提高的自我反馈登记表。

（2）实训组织流程

实训课与讲义进度匹配，授课过程中基础知识与实际操作穿插进行，确保课堂吸引力，让学员由被动学习转为主动参与。讲师进行实训示范后学员分组练习，讲师由主转为辅，查看每小组实际操作情况并作出指导，实际操作结束后，讲师汇总学生普遍存在的重点问题做统一讲解，同时选出优秀学员，为学员寻找规范榜样，方便学员课下交流学习。

三、经营、培训业务的管理

规范经营、培训业务工作的组织与管理，不断更新学员的业务知识，提高培训课程质量，建立和完善培训管理制度。

1. 经营、培训业务的工作原则

针对性：根据不同的培训范围提供不同类别的培训内容。

层次性：针对不同层次的学员提供不同层次的培训内容。

操作性：强调授课人员的实践经验，强调培训内容的实践性和可操作性。

实效性：每一次培训计划的拟订、实施都要追求实际效果。

2. 经营、培训业务资料管理

（1）培训档案

一次完整的培训必须有培训计划、签到表、培训记录、请假条等原始记录。一次完整培训结束后，要把一切相关原始资料编号入档，保存培训结果、成绩，培训考核等信息。

（2）培训汇总及编制计划

每次培训结束后，培训人员要作出专项培训总结。培训管理人员负责按时间顺序整理，并总结培训工作开展情况，制订详细具体、切实可行的培训计划，明确参训对象、参训人数、培训目的、培训内容。明确培训负责人、讲师、助教，做到分工明确、保障有力。建立规范的培训作业流程，使培训工作程序化、制度化，保证其有计划、有实效地进行。

培训课程 2　业务指导与创新

一、对初、中、高级技能人员进行业务指导

1. 中医基础理论

中医学是在我国古代的朴素唯物论和自然辩证法思想哲学理论的指导下形成和发展起来的。精气学说、阴阳学说和五行学说是我国古代哲学的 3 个重要理论支柱。古代医学大师将它们成功引入医学领域，正确地阐释了人体的生命活动、疾病过程及治疗作用的一般规律，极大推动了中医学的发展，使之形成了独具特色的医学理论体系。古代医者在治疗疾病的实践中，将人体的生理活动和病理变化分为五大系统，并将其分属五脏。同时，用阴阳双方的矛盾运动来阐释机体和脏腑经络的具体功能，用五行之间的生克乘侮来描述五大系统之间的生理、病理联系，用物质性的气、血、津、液解释构成人体和维持人体生命活动的物质基础，从而产生了脏腑理论、经络理论、气血津液理论。砭术是我国人民创造的极其宝贵的科学财富，其科学性和内在的优势是

其经久不衰的根本原因。砭术必须在中医基础理论指导下才能得到很好的发展。

2. 经络理论

经络“内属于腑脏，外络于肢节”，是人体运行气血、沟通内外、贯穿上下的通路。经络功能正常时，气血运行通畅，脏腑器官、体表肌肤及四肢百骸得以濡养。若经络功能失常，气血运行受阻，则会影响人体正常的生理功能，出现病理变化并引起疾病。在发生疾病时，经络就成为传递病邪和反应病变的途径。经络理论能够阐明人体生理功能、病理过程并作为疾病诊断、治疗和调理的原则，有效地指导中医各科的医疗实践，砭术更是如此，各经的“以痛为腧”取穴，循经取穴，上病下治等，始终离不开经络理论。

二、对砭具、介质和技术进行改进创新

1. 砭具

根据病情和疾病的部位选制砭具。传统砭具有砭板、砭锥、砭擀指、砭块、砭梳、砭手镯、砭镰、砭手链、砭佩、砭石腰带、砭帽等。头部疾病佩戴砭帽，肢端疾病可佩戴砭手镯、砭手链，在患病局部可佩戴砭佩等。根据病变部位大小不同，选择合适的砭块或结合了现代加热技术的电热砭，对砭石进行温控，能够有效避免烫伤并提高疗效。“砭贴”是一种砭石粉末穴位贴，是第三代砭石工具。它以泗滨砭石为原材料，采用现代先进的超微粉涂布技术，将砭石粉末与低敏性医用压敏胶融合，使用方便、易操作。电动砭钻是通过打磨砭石形状，把砭石与电钻头物理结合，有效加强砭石按摩刺激频率的一次创新。随着对砭石研究的不断深入，如何利用现代技术进一步增强砭石疗效，成为进一步探索砭石疗法的方向。

2. 砭术介质

砭石具有微晶结构，质地细腻，与人体摩擦能使人感到舒适，可直接作用于机体。根据实际情况，可以用砭术油等介质，起到对皮肤的润滑保护作用和渗透作用。

3. 砭石技法

应根据病情和病变部位表里不同，采用不同的操作技法。砭术的基本技法有按压、点、摩、刺、擦、推、搓、抹、滚、揉、弹、拨、振、叩、刮、划、扭、温凉等。砭石技法是调理疾病的主要手段，其熟练程度及运用得当与否，对调理效果有直接的影响。砭石的技法操作要求持久、有力、柔和、均匀、轻重相间、逐渐加重，从而达到深、透的效果。持久是指砭石的技法操作能按要求持续一定时间。有力是指砭石技法要有一定的力量，这种力量根据顾客的体质、病证和病变部位等不同情况而增减。均

匀是指砭石技法操作时要有节奏性，速度不能时快时慢，压力不能时轻时重。柔和是指砭石技法操作时，要轻而不浮，重而不滞，不可生硬粗暴或使用蛮力，变换动作时要流畅自然。轻重相间、逐渐加重是指砭石技法操作弹拨按压时，先轻然后逐渐加重反复操作，使顾客有一定的适应时间。以上各点相互联系，只有熟练掌握各种技法操作并灵活实践，才能由生而熟乃至得心应手，运用自如，做到如《医宗金鉴》所述："一旦临证，机触于外，巧生于内，技随心转，法从手出。"

4. 专利申请保护

专利权是指国家专利审批机关对提出专利申请的发明创造，经依法审查合格后，向专利申请人授予的、在规定时间内对该项发明创造享有的权利。专利具有独占性、时间性、地域性。专利可以直接申请或委托代理申请，专利人在自己的专利权受到侵犯时，可以向专利管理机关请求处理，或向人民法院提起诉讼，依法维护自己的合法权益。